呼吸器診療のスタンダードとアドバンスをきわめる

呼吸器疾患 診断治療アプローチ

総編集 ● **三嶋理晃**（大阪府済生会野江病院）

編集委員 ● **吾妻安良太**（日本医科大学）

● B5判／並製／4色刷／各300〜400頁／本体予価10,000〜12,000円

シリーズの特長

▶ 呼吸器診療における主要疾患の臨床をサポートする実践書であるとともに，専門医のニーズに応える学術性をも備える．

▶ 診療ガイドラインをふまえたスタンダードのうえに，臨床現場からの新たな提言や最新のエビデンスの紹介など，先進性を併せもつ幅広い情報を提供．

▶ 写真・イラスト・フローチャート・表を多用し，視覚的にも理解しやすい構成．

▶ コラムやサイドノートなどの補足情報を充実させ，呼吸器病学の「面白さ」を伝える．

4 間質性肺炎・肺線維症と類縁疾患

専門編集 ● **吾妻安良太**（日本医科大学）

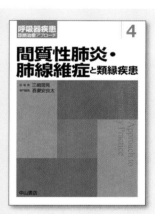

間質性肺炎のなかでも原因が特定できない特発性間質性肺炎は，病態により経過・治療法が異なるため，早期の診断が重要となる．本書では特発性間質性肺炎を中心に，病因・病態論における基礎研究の最新知見，診断の進め方，各種病態およびその管理と治療法について詳述．類縁疾患として慢性過敏性肺炎や膠原病肺等についてもとりあげるほか，さまざまな合併症や併存症についても言及している．

B5判／並製／4色刷／360頁
定価（本体11,000円＋税）
ISBN978-4-521-74528-2

1 気管支喘息

専門編集 ● **井上博雅**（鹿児島大学）

B5判／並製／4色刷／384頁
定価（本体11,000円＋税）
ISBN978-4-521-74525-1

2 呼吸器感染症

専門編集 ● **藤田次郎**（琉球大学）

B5判／並製／4色刷／368頁
定価（本体11,000円＋税）
ISBN978-4-521-74526-8

3 肺癌

専門編集 ● **髙橋和久**（順天堂大学）

B5判／並製／4色刷／376頁
定価（本体11,000円＋税）
ISBN978-4-521-74527-5

［以後続刊］

5 COPD

専門編集 ● **金子　猛**（横浜市立大学）

（2019年刊行予定）

※タイトルは諸事情により変更する場合がございます．

中山書店　〒112-0006　東京都文京区小日向4-2-6　TEL 03-3813-1100　FAX 03-3816-1015
https://www.nakayamashoten.jp/

呼吸器ジャーナル 2018 Vol.66 No.3 CONTENTS

特集

「咳嗽」と「喀痰」を診る

企画：金子　猛（横浜市立大学大学院医学研究科呼吸器病学）

Ⅰ．総論

374　咳嗽診療に必要な基礎知識——発生機序，分類，原因疾患，治療
　　　　　　　　　　　　　　　　　　　　　　　　　　　　　　松瀬厚人

382　喀痰診療の原則　　　　　　　　　　　　　　　　　　　　新海正晴

Ⅱ．咳嗽・喀痰を来す主な疾患

386　急性呼吸器感染症による急性症状としての咳嗽，喀痰の診療
　　　　　　　　　　　　　　　　　　　　　　　　　　　　　　宮下修行

394　遷延性咳嗽の原因としての感染後咳嗽　　　　　　　横山彰仁・松瀬厚人

398　喘息に伴う咳嗽・喀痰の診かた　　　　　　権　寧博・福田麻佐美・丸岡秀一郎

404　誤診も多い咳喘息の診療の基本　　　　　　　　　　　　　　武山　廉

408　アトピー咳嗽からの新展開——喉頭異常感からみた慢性咳嗽の診かた
　　　　　　　　　　　　　　　　　　　　　　　　　　　　　　小川晴彦

418　COPD における咳嗽と喀痰の診かた　　　　　柴田陽光・町田浩祥・井上純人

426　胃食道逆流症に伴う慢性咳嗽の診断と治療　　　　　　　　　新実彰男

434　副鼻腔気管支症候群による咳嗽，喀痰の診断と治療
　　　　　——慢性副鼻腔炎（従来型・好酸球性）による後鼻漏
　　　　　　　　　　　　　　　　　　　　　　藤枝重治・宮本大輔・吉田加奈子

442　気管支拡張症における咳嗽，喀痰の治療の基本　　　　　　　寺田二郎

448　咳嗽，喀痰の原因としての肺結核・非結核性抗酸菌症の診断
　　　　　——Doctor's delay をなくすためには　　　　　　　　玉田　勉

458 咳嗽の原因として見逃してはならない腫瘍

.... 荻野広和・後東久嗣・西岡安彦

466 高齢者の誤嚥に伴う咳嗽・喀痰（嚥下性細気管支炎など）

.... 岩永賢司・東田有智

472 忘れてはならない薬剤の副作用としての咳嗽 .... 尾長谷靖・迎 寛

478 環境・職業に伴う咳嗽，喀痰を診断するためには .... 矢寺和博

484 人工呼吸器使用時の気道分泌管理はどうすべきか .... 倉橋清泰

連載

Dr. 長坂の身体所見でアプローチする呼吸器診療

490 Common Disease の身体所見②

間質性肺炎とその周辺 .... 長坂行雄

500 Common Disease の身体所見③

肺炎か気管支炎か，それとも気管支肺炎か？ .... 長坂行雄

症例で学ぶ非結核性抗酸菌症

510 過敏性肺炎型の肺 MAC 症 .... 八木一馬・他

518 孤立肺結節型の肺非結核性抗酸菌（NTM）症について

.... 朝倉崇徳・他

524 バックナンバーのご案内

525 次号予告

526 奥付

Editorial

特集

「咳嗽」と「喀痰」を診る

　医療機関を受診する患者の主訴のなかで，最も多いのが咳嗽と喀痰である．平成 28 年に厚労省が全国の世帯および世帯員を対象に施行した国民生活基礎調査において，世帯員が有している自覚症状として，「せきやたんが出る」が，「腰痛」「肩こり」に次いで，男性では 3 番目に多かった．これは，慢性に咳嗽と喀痰症状を有しながら生活している国民が非常に多いことを示している．

　喀痰は咳嗽と密接な関係にあり，気道過分泌の病態では，咳嗽と喀痰が生じる．気道過分泌が生じると，粘液線毛クリアランスの処理能力を超え，これを咳クリアランスが代償することで，湿性咳嗽が出現する．したがって呼吸器疾患の病態を理解し，治療戦略を講じる際には，咳嗽と喀痰を切り離して考えることはできない．咳嗽と喀痰は大変身近な症状であるが，一方では，呼吸器疾患における最も重要な症候である．咳嗽と喀痰の背景には多彩な病態が存在しており，そのなかには重症度や緊急性が高い疾患も含まれていることにも注意を要する．

今回，日本呼吸器学会「咳嗽に関するガイドライン第2版」の改訂に際し，咳嗽と密接な関係にある喀痰も一緒に取り扱い，「咳嗽・喀痰の診療ガイドライン2018」として作成されることになったことは，極めて意義深い．咳嗽と喀痰の診療については，呼吸器内科を含む内科全域だけでなく，内科以外の多くの診療科が関わる可能性があり，最も読者の多いガイドラインの一つになると予想される．したがって，幅広い領域の読者がガイドラインの内容を理解し活用するために，咳嗽・喀痰診療のポイントをわかりやすく説明した解説書のニーズも大きいと考えられ，本特集の企画に至った．本書では，ガイドラインの発刊に先立ち，ガイドラインの作成に携わった委員の先生方に，咳嗽・喀痰診療のポイントの解説をお願いした．総論では，咳嗽と喀痰ともに，発生機序，分類と原因疾患，そして治療についての概要をまとめていただいた．さらに，咳嗽・喀痰の原因となる代表的な疾患については，症例を提示しながら，実践で役立つ診療のコツを解説していただいた．

本特集は，「咳嗽・喀痰の診療ガイドライン2018」を理解する一助となり，ガイドラインを効率的に活用できるようになることを目的としている．本特集を先に一読してから，「咳嗽・喀痰の診療ガイドライン2018」を開くことで，ガイドラインを即実践で使いこなせるようになると確信している．本特集が広く，学生や研修医から，コメディカル，非専門医，そして呼吸器専門医の方々まで座右の書として，ガイドラインとともに活用されることを願ってやまない．

横浜市立大学大学院医学研究科呼吸器病学　金子　猛

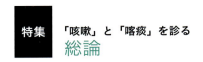

咳嗽診療に必要な基礎知識
発生機序，分類，原因疾患，治療

松瀬厚人

> **Point**
> - 咳嗽は喀痰の有無と持続期間により分類する．
> - 咳喘息は成人の狭義の慢性咳嗽の最も頻度が高い原因疾患である．
> - 慢性咳嗽では詳細な病歴聴取を基に治療前診断を行う．
> - 治療前診断に特異的な診断的治療を行い，咳嗽が改善したら治療後診断として確定する．
> - 治療前診断が困難な場合や診断的治療が無効な場合，専門医への紹介を躊躇してはならない．

はじめに

咳嗽は，呼吸器の専門医のみならず，多くの臨床医が診療現場で遭遇する頻度が極めて高い疾患である．世界中で受診理由として最も頻度が高い症候の一つに挙げられることもある．胸部の聴診やX線で異常が認められる場合の咳嗽の診断や治療は比較的容易な場合もあるが，これらの異常を伴わずに，各種の鎮咳薬が無効で，長く続く咳嗽は，患者自身と診療に当たる医師の両方にとって非常に頭の痛い問題である．咳嗽の診療が難しい理由の一つとして，その原因疾患の多様性から，広範な知識と経験を要求される点が挙げられる．これらの知識や経験を単独で身につけることは容易ではなく，日常診療においては，咳嗽の診療ガイドラインは極めて有用なツールとなる．この点を踏まえて，日本呼吸器学会から「咳嗽に関するガイドライン」「咳嗽に関するガイドライン第2版」[1]に引き続いて，喀痰診療にまで言及した「咳嗽・喀痰の診療ガイドライン2018」を作成中である．すべての咳嗽の原因疾患に対して盲目的に検査や治療を行うことは避けるべきであり，ガイドラインに記載されている咳嗽の発生機序や原因疾患の頻度などを理解して，効率的に診断的診療を行うことが重要である．本稿では咳嗽診療の総論についてまとめてみたい．

咳嗽の発生機序

咳嗽は，気道内に侵入した異物を外界に排除するための生体防御反応であり，原因疾患の部位や重症度によらず，気道内の咳受容体を刺激する因子はすべて咳嗽の原因となりうる．頻度としては，呼吸器・循環器疾患が多いが，消化器疾患や心因も原因となることがある．従来咳嗽は迷走神経を求心路とした不随意の咳嗽反射によって発生すると考えられてきたが，近年の脳イメージング技術の発達に伴

まつせ ひろと　東邦大学医療センター大橋病院呼吸器内科（〒153-8515 東京都目黒区大橋2-22-36）

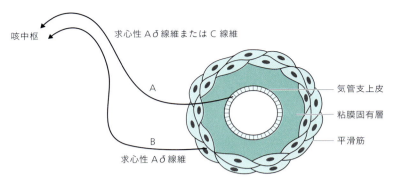

図1 咳嗽反射の求心経路（文献[1]より引用）
A：過剰刺激；湿性咳嗽（気道の過分泌），気道内異物．反応性亢進（咳受容体感受性亢進）；アトピー咳嗽，胃食道逆流による咳嗽，アンジオテンシン変換酵素阻害薬による咳嗽．
B：過剰刺激；気管支喘息．反応性亢進；咳喘息．

い，咳嗽の発生には随意的な咳衝動など大脳も関与する複雑な経路であることが明らかとなっている．

1 ▪ 生理的咳嗽反射

気管支の上皮間や上皮下などの気道壁表層に分布する知覚神経終末（咳受容体：有髄神経である Aδ 線維か無髄神経である C 線維）が気道内に貯留した分泌物や吸い込まれた異物などにより過剰に刺激されると，そのインパルスが迷走神経求心路を介して延髄の孤束核に存在する咳中枢に伝達され，呼吸中枢と連携しながら肋間筋や横隔膜に遠心性の収縮刺激が送られ咳嗽が発生する．咳受容体として，温度，機械刺激，化学物質刺激などに反応する温度感受性 TRP（transient receptor potential）チャネルや ATP により活性化される P2X3 受容体などが鎮咳薬の標的として近年注目されている[2]．

2 ▪ 病的咳嗽反応

気道の炎症によって迷走神経に含まれる無髄神経である C 線維末端が刺激され，C 線維から神経ペプチドと呼ばれる神経伝達物質が放出される（軸索反射）[3]．神経ペプチドはタキキニンやカルシトニン遺伝子関連ペプチド（CGRP）を含んでいるが，なかでもサブスタンス P（SP）が最も主要な働きをもっている[4]．SP が C 線維から放出されて，気道の上皮間や上皮下に SP が増えると迷走神経の有髄神経の伝導に結び付く咳受容体が刺激されて，延髄に存在する咳中枢を刺激して咳嗽反応が誘発される．病的な状態では気道壁表層の咳受容体感受性が亢進しており，弱い刺激が加わっても咳嗽が発生する．自然に，あるいは治療によって咳嗽が軽快すると咳受容体感受性も正常化するのが特徴である．咳受容体は喉頭，気管などのほかに下部食道，胸膜，心外膜，外耳など広く分布しており[5]気道疾患以外でも病的な咳嗽が発生する．

病的咳反応のもう一つの機序として気管支平滑筋の収縮がトリガーとなって Aδ 線維を介した咳嗽反射が発生する[6]（図1）．この咳嗽は平滑筋の収縮を有する気管支喘息や咳喘息に特徴的である．気道壁表層の咳受容体感受性と気道壁深層の気管支平滑筋収縮がトリガーとなる咳嗽はそれぞれ独立した咳嗽である．最も強力な気管支拡張作用をもつ β_2 刺激薬は咳受容体感受性にも咳中枢にも抑制作用をもたず，平滑筋収縮を有さない急性感染性咳嗽には鎮咳効果を示さない．また気管支喘息と咳喘息では，平滑筋収縮による咳嗽反応が異なることも想定されている[7,8]．

3 ▪ 中枢神経の関与

末梢の咳受容体を起点とし延髄咳中枢を介した咳反射は不随意の咳反射であるが，咳中枢と大脳皮質の間にも交通があることが機能的脳イメージングにより証明されている[9]．大脳皮質は随意的な咳嗽のほか，心因性咳嗽・習慣性咳嗽の発生や，近年の新しい概念である chronic cough hypersensitivity syndrome（CHS）など難治性咳嗽の発生への関与

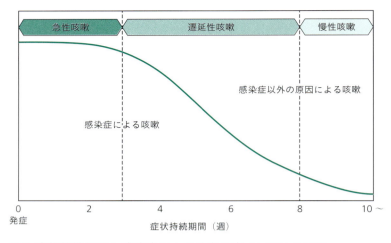

図2 症状持続期間と感染症による咳嗽比率（文献1)より引用）

も示唆されている．

咳嗽の分類

日常診療で重要な咳嗽の分類は，喀痰の有無による分類と持続期間による分類である．

1・喀痰の有無による分類

咳嗽は喀痰の有無によって，喀痰を伴わないか少量の粘液性喀痰のみを伴う乾性咳嗽と，咳嗽のたびに喀痰を伴い，その喀痰を喀出するために生じる湿性咳嗽とに分類される．乾性咳嗽の治療対象が咳嗽そのものであるのに対して，湿性咳嗽の治療対象は気道の過分泌の減少である．特に高齢者においては，過分泌を治療せずに鎮咳のみを行うと気道内に貯留した分泌物により肺炎が発症する．

2・持続期間による分類

咳嗽は持続期間により，3週間未満の急性咳嗽，3週間以上8週間未満の遷延性咳嗽，8週間以上の慢性咳嗽に分類する．このような持続期間を設けることにより，咳嗽の原因疾患がある程度推定できる（図2）．すなわち，急性咳嗽の原因の多くは感冒を含む気道の感染症であり，持続期間が長くなるにつれ感染症の頻度は低下し，慢性咳嗽においては感染症そのものが原因となることは稀である．

咳嗽の原因疾患

成人の急性咳嗽で最も頻度が高い原因疾患は上気道感染，すなわちかぜ症候群である．

遷延性・慢性咳嗽の原因疾患の内訳は国によってかなり異なっているため，外国の論文を読む際には注意を要する．表1に欧米とわが国における慢性咳嗽の原因疾患の頻度を示す[10〜16]．欧米において従来から胸部X線と胸部聴診所見が正常な成人の狭義の慢性咳嗽の原因として頻度が高いとされてきた咳喘息，胃食道逆流症，後鼻漏のうち，後2者の頻度はわが国では慢性咳嗽の原因として欧米ほど高くない．一方，咳喘息は欧米と同様にわが国においても最も頻度の高い成人慢性咳嗽の原因疾患である．

咳嗽治療の原則

1・咳嗽初期診療のポイント

咳嗽は，ほぼすべての呼吸器疾患が原因になりうる．肺炎，肺癌，間質性肺炎，肺結核，肺塞栓症など重篤化しうる疾患の除外のため，1〜2週以上持続する咳嗽患者ではまず胸部X線写真を撮影する．病歴では，発熱，呼吸困難，血痰，胸痛，体重減少などに注意し，血液検査の炎症反応，SpO_2なども参考にする．症状や検査値によっては，発症後数日

表1 欧米とわが国における慢性咳嗽の原因疾患の頻度（%）（文献[1]より引用）

著者（報告年/国）	症例数	咳喘息/喘息	鼻炎/後鼻漏	胃食道逆流症	COPD	アトピー咳嗽	感染後咳嗽	副鼻腔気管支症候群	不明
Poe RH（1989/米国）[10]	45	28	21	4	6		9		12
O'Connell F（1994/英国）[11]	49	10	34	32			10		27
Niimi A（2004/英国）[12]	50	26	17	10					40
Fujimura M（2005/日本）[13]	248	36		2		29		17	
Matsumoto H（2009/日本）[14]	112	55		7		15	6	8	4
Yamasaki A（2010/日本）[15]	54	54		5	15		11	7	9

以内でも胸部X線やCT撮影，気管支鏡検査などを考慮する．成人の慢性咳嗽の原因として頻度が高い喘息を見落とさないことも重要で，喘鳴症状（特に夜間や早朝）に関する丁寧な問診や，肺聴診時には強制呼出を行わせ呼気終末のわずかな喘鳴も捉えるように心掛ける．これらで喘鳴が確認されれば喘息の可能性が高い．

2 ▪ 遷延性・慢性咳嗽の治療前診断

原因診断に，病歴と検査所見から疑い診断（治療前診断）をつけることから始まる．種々の検査が困難な診療所などでは特に病歴の聴取が重要となる．

1）病歴

副鼻腔気管支症候群と喫煙による慢性気管支炎は湿性咳嗽を呈することが多く，その他の疾患は主に乾性咳嗽を呈する．診療の場で特に問題となるのは，胸部X線の異常や喘鳴を呈さない狭義の遷延性・慢性咳嗽であり，乾性咳嗽例が多い．先述したように痰の有無と持続期間から始め，各原因疾患に特徴的な病歴（表2）を基に頻度の高い疾患から鑑別を進めていく．

2）主な臨床検査

採血では，白血球数と分画，CRPは一般的に施行される．末梢血好酸球数は間接的に好酸球性気道炎症を反映し，咳喘息などで高値を呈することがあるが，喀痰好酸球に比べて特異度は低い．総IgE値の上昇や特異的IgE抗体の陽性所見が，咳喘息やアトピー咳嗽でしばしばみられる．マイコプラズマや百日咳など感染症の血清学的診断も頻用される．

湿性咳嗽の患者では喀痰を採取し，一般細菌に加

表2 慢性咳嗽の各原因疾患に特徴的（特異的）な病歴（文献[1]より引用）

- 咳喘息：夜間〜早朝の悪化（特に眠れないほどの咳や起坐呼吸），症状の季節性・変動性
- アトピー咳嗽：症状の季節性，咽喉頭のイガイガ感や瘙痒感，花粉症の合併
- 副鼻腔気管支症候群：慢性副鼻腔炎の既往・症状，膿性痰の存在
- 胃食道逆流症：食道症状（胸灼けなど）の存在，会話時・食後・起床直後・就寝直後・上半身前屈時の悪化，体重増加に伴う悪化，亀背の存在
- 感染後咳嗽：上気道炎が先行，徐々にでも自然軽快傾向（持続期間が短いほど感染後咳嗽の可能性が高くなる）
- 慢性気管支炎：現喫煙者の湿性咳嗽
- ACE阻害薬による咳：服薬開始後の咳

えて，抗酸菌塗抹・培養，細胞診（悪性細胞の有無，細胞分画）を行うことが望ましい．

画像診断としては，胸部単純X線検査は成人の慢性咳嗽では必須であり，症例によっては胸部や副鼻腔CTまで行う．

生理学的検査として，咳喘息ではスパイロメトリーで軽度の閉塞性障害やβ刺激薬による可逆性を認めることがある．末梢気道閉塞を反映するフローボリューム曲線の下降脚が下に凸になる所見は，喫煙歴がなければ咳喘息を示唆する有力な所見である．気道過敏性検査は限られた施設でのみ施行される．

呼気中NO濃度が30 ppb前後以上の上昇は咳喘息に特異度の高い所見であるが，感度は高くない（低値例が少なくない）ことに留意する[17]．

胃食道逆流症による咳嗽が疑われる症例では上部消化管内視鏡検査を行う．

表 3 慢性咳嗽の各原因疾患の特異的治療薬（文献[1] より引用）

- 咳喘息：気管支拡張薬
- 胃食道逆流症：プロトンポンプ阻害薬またはヒスタミン H_2 受容体拮抗薬
- 副鼻腔気管支症候群：マクロライド系抗菌薬
- アトピー咳嗽：ヒスタミン H_1 受容体拮抗薬 *
- 慢性気管支炎：禁煙
- ACE 阻害薬による咳：薬剤中止

* ヒスタミン H_1 受容体拮抗薬は非特異的鎮咳作用を有するが，アトピー咳嗽で著効例が多いことも事実であり，表 3 ではアトピー咳嗽の特異的治療薬として挙げた．

表 4 咳嗽治療薬の分類（文献[1] より引用）

中枢に作用（中枢性鎮咳薬）＝非特異的治療薬
　麻薬性
　非麻薬性

末梢に作用
　特異的治療薬…疾患，病態に応じた治療
　非特異的治療薬
　　去痰薬
　　漢方薬
　　トローチ，含嗽薬
　　局所麻酔薬

3 ▪ 遷延性・慢性咳嗽の治療後診断

病歴と可能な範囲で行った検査結果に基づく治療前診断に対する特異的な治療を行い，奏効したら治療後診断が確定する．主要な原因疾患において診断的治療に用いる特異的治療を**表 3**に示す．

治療前診断が難しい症例では，頻度が高く気道のリモデリングや典型的喘息への移行の可能性がある咳喘息の気管支拡張薬による診断的治療や，吸入ステロイド治療の導入を考慮する．

診断的治療が「有効」か「無効」かを判定する明確な基準はなく，「有効」の判断が主観的になってしまう点や，自然軽快や偽薬効果との判別などの問題がある．妥当性が確立された咳の重症度評価ツールがルーチンで用いられるようになることが望ましい．

4 ▪ 治療前診断に基づく治療が無効か，効果が部分的な場合

治療前診断が誤っているか複数の原因があると考え，再度病歴聴取や検査を行う．特に他疾患に合併しやすい胃食道逆流症の存在に留意する．それでも原因が不明なら，呼吸器内科専門医への紹介を躊躇してはならない．

咳嗽治療薬総論

1 ▪ 咳嗽治療の基本事項

咳嗽治療薬は中枢性鎮咳薬（麻薬性・非麻薬性）と末梢性鎮咳薬に分類される（**表 4**）．現在使用できる疾患特異的な治療薬はすべて末梢性に作用する．去痰薬は湿性咳嗽での痰の喀出を改善して咳を緩和する．一方原因とは無関係に非特異的に中枢レベルで咳を抑制する中枢性鎮咳薬には，気道に侵入する異物や病原体などを排除する生体防御機構として「必要な咳」も抑制してしまうおそれや便秘や眠気などの副作用発生の問題がある．したがって，可能な限り原因疾患に特異的治療を選択する努力を怠らないことが大切である．患者の消耗や QOL 低下をもたらす病的な咳の制御は重要であり，進行肺癌など基礎疾患の有効な治療がない状況では非特異的治療は必要であるが，少なくとも外来レベルでは初診時からの中枢性鎮咳薬の使用は明らかな上気道炎〜感染後咳嗽や，胸痛・肋骨骨折・咳失神などの合併症を伴う乾性咳嗽例に留めるべきであろう．脳血管障害の合併が多い高齢者では誤嚥のリスクを高めるため特に注意する．湿性咳嗽では痰の排出を障害し感染症の悪化や，喘息や COPD では気流閉塞悪化の懸念があり，原則禁忌である．

表 5 には本邦で使用可能な成人咳嗽治療薬の一覧を示す．

おわりに

ガイドラインは，咳嗽患者の診療を種々の側面で支援することを目的に作成された指標であり，咳嗽の診断法や治療法を制限したり強制したりするものではない．ガイドラインの記載は発表されたエビデンスに基づくものであり，実臨床においてはエビデ

表5 成人の咳嗽治療薬（ジェネリック医薬品は含まず）*（文献[1]より引用）

分類		代表的薬剤	特異的に使用される疾患
中枢性鎮咳薬	麻薬性	コデインリン酸（リン酸コデイン），ジヒドロコデインリン酸塩	非特異的
	非麻薬性	メジコン，アスベリン，アストミン，レスプレン，フラベリック，フスタゾール，コルドリン	
気管支拡張薬	テオフィリン薬	テオドール，テオロング，スロービッド，ユニフィル，ユニコン	咳喘息
	β_2 刺激薬	メプチン（経口・吸入），スピロペント（経口），サルタノール（吸入），ホクナリンテープ（貼付），セレベント（長時間作用性吸入）	
	吸入抗コリン薬	アトロベント（短時間作用性），スピリーバ・レスピマット（長時間作用性）	
ステロイド薬		プレドニン（経口），リンデロン（経口），フルタイド（吸入），パルミコート（吸入），キュバール（吸入），オルベスコ（吸入），アズマネックス（吸入）	咳喘息，アトピー咳嗽
吸入用ステロイド薬・長時間作用性β_2刺激薬配合剤		アドエア，シムビコート，フルティフォーム，レルベア	咳喘息
抗菌薬	レスピラトリーキノロン**	オゼックス，シプロキサン，クラビット，アベロックス，ジェニナック，グレースビット	マイコプラズマ，クラミジア感染症，百日咳
	14員環・15員環系マクロライド薬	エリスロシン，クラリス，クラリシッド，ルリッド，ジスロマック	副鼻腔気管支症候群
	その他の抗菌薬	略	各種呼吸器感染症
去痰薬		ビソルボン（粘液溶解薬），ムコダイン（粘液修復薬），ムコソルバン（粘膜潤滑薬），クリアナール，スペリア（分泌細胞正常化薬），ムコフィリン（気道粘液溶解薬）	各種湿性咳嗽
漢方薬		麦門冬湯，柴朴湯，小青竜湯，清肺湯，滋陰降火湯，半夏厚朴湯	非特異的
		六君子湯	胃食道逆流症による咳嗽
抗アレルギー薬	ヒスタミンH_1受容体拮抗薬	アゼプチン，アレロック，ジルテック，セルテクト，アレジオン，アレグラ，クラリチン，エバステル，レミカット，ダレン，タリオン，ザイザル，ビラノア，デザレックス	アトピー咳嗽，感染後咳嗽（非特異的）
	ロイコトリエン拮抗薬	オノン，シングレア，キプレス	咳喘息
	トロンボキサン阻害薬**	ドメナン，ベガ，ブロニカ，バイナス	
	Th2サイトカイン阻害薬	アイピーディ	
消化性潰瘍治療薬	ヒスタミンH_2受容体拮抗薬	ガスター，ザンタック，タガメット，プロテカジン，アシノン，ニザチジン，アルタット	胃食道逆流症による咳嗽
	プロトンポンプ阻害薬	タケプロン，オメプラール，オメプラゾン，パリエット，ネキシウム，タケキャブ	

*：小児では適応となっていないもの，適応年齢が制限されているものがあるので使用の際には注意が必要.
（例）ロイコトリエン拮抗薬のうち，オノンドライシロップは2歳以上，シングレア，キプレスのチュアブル錠は6歳以上が適応.
**：小児に対する使用は禁忌.

ンスはなくても優れた経験的診断法や治療法が存在するかもしれない．ガイドラインは出版された時から既に古いものとなり，次々に新しい知見が蓄積されてゆく．今後発行されるガイドラインを多くの先生方に実臨床で使用していただき，ご意見をいただくことでより実践的で有用なガイドラインへと育てていただくとともに，咳で苦しむ患者さんの症状改善に少しでもお役に立てることを願ってやまない．

文献

1) 日本呼吸器学会　咳嗽に関するガイドライン第2版作成委員会（編）：咳嗽関するガイドライン第2版．メディカルレビュー社，東京，2012
2) Dicpinigaitis PV, Morice AH, Birring SS, et al : Antitussive drugs past, present, and future. Pharmacol Rev 66 : 468-512, 2014
3) Sekizawa K, Jia YX, Ebihara T, et al : Role of substance P in cough. Pulm Pharmacol 9 : 323-328, 1996
4) Nakagawa T, Ohrui T, Sekizawa K, et al : Sputum substance P in aspiration pneumonia. Lancet 345 : 1447, 1995
5) Chung KF, Pavord ID : Prevalence, pathogenesis, and causes of chronic

cough. Lancet 371 : 1364-1374, 2008
6) Ohkura N, Fujimura M, Hara J, et al : Bronchoconstriction-triggered cough in conscious guinea pigs. Exp Lung Res 35 : 296-306, 2009
7) Ohkura N, Fujimura M, Tokuda A, et al : Bronchoconstriction-triggered cough is impaired in typical asthmatics J Asthma 47 : 51-54, 2010
8) Ohkura N, Fujimura M, Nakade Y, et al : Heightened cough response to bronchoconstriction in cough variant asthma. Respirology 17 : 964-968, 2012
9) Ando A, Smallwood D, McMahon M, et al : Neural correlates of cough hypersensitivity in humans : evidence for central sensitisation and dysfunctional inhibitory control. Thorax 71 : 323-329, 2016
10) Poe RH, Harder RV, Israel RH, et al : Chronic persistent cough. Experience in diagnosis and outcome using an anatomic diagnostic protocol. Chest 95 : 723-728, 1989
11) O'Connell F, Thomas VE, Pride NB, et al : Capsicin cough sensitivity decreases with successful treatment of chronic cough. Am O Respir Crit Care Med 150 : 374-380, 1994
12) Niimi A, Nguyen LT, Usmani O, et al : Reduced pH and chloride levels in exhaled breath condensate of patients with chronic cough. Thorax 59 : 608-612, 2004
13) Fujimura M, Abo M, Ogawa H, et al : Importance of atopic cough, cough variant asthma and sinobronchial syndrome as causes of chronic cough in the Hokuriku area of Japan. Respirology 10 : 201-207, 2005
14) Matsumoto H, Niimi A, Takemura M, et al : Prevalence and clinical manifestations of gastro-oesophageal reflux-associated chronic cough in the Japanese population. Cough 3 : 1-4, 2007
15) Yamasaki A, Hanaki K, Tomita K, et al : Cough and asthma diagnosis : physicians' diagnosis and treatment of patients complaining of acute, subacute and chronic cough in rural area of Japan. Int J Gen Med 3 : 101-107, 2010
16) Niimi A, Ohbayashi H, Sagara H, et al : Cough variant and cough-predominant asthma are major causes of persistent cough : a multicenter study in Japan. J Asthma 50 : 932-937, 2013
17) Asano T, Takemura M, Fukumitsu K, et al : Diagnostic utility of fractional exhaled nitric oxide in prolonged and chronic cough according to atopic status. Allergol Int 66 : 344-350, 2017

本誌の複製利用について

日頃より本誌をご購読いただき誠にありがとうございます.
　ご承知のとおり，出版物の複製は著作権法の規定により原則として禁止されており，出版物を複製利用する場合は著作権者の許諾が必要とされています．弊社は，本誌の複製利用の管理を，一般社団法人出版者著作権管理機構（JCOPY）に委託しております．
本誌を複製される皆様におかれましては，複製のつど事前にJCOPYから許諾を得るか，JCOPYと年間の許諾契約を締結の上，ご利用いただきますよう，お願い致します.
　ご不明点がございましたら，弊社もしくは下記JCOPYまでお問い合わせください．

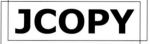

一般社団法人　出版者著作権管理機構（JCOPY）
URL http://jcopy.or.jp　　e-mail info@jcopy.or.jp　　Tel. 03-3513-6969

　著作権法は著作権者の許諾なしに複製できる場合として，個人的にまたは家庭内その他これに準ずる限られた範囲で使用すること，あるいは政令で定められた図書館等において著作物（雑誌にあっては掲載されている個々の文献）の一部分を一人について一部提供すること，等を定めています．これらの条件に当てはまる場合には許諾は不要とされていますが，それ以外の場合，つまり企業内（政令で定められていない企業等の図書室，資料室等も含む），研究施設内等で複製利用する場合や，図書館等で雑誌論文を文献単位で複製する場合等については原則として全て許諾が必要です．
　複製許諾手続の詳細についてはJCOPYにお問い合わせください．なお，複製利用単価を各論文の第1頁に，ISSN番号と共に表示しております．

㈱医学書院

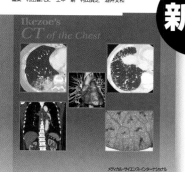

胸部のCT 第4版

新刊

胸部CT診断の基準となる包括的テキストのベスト＆ロングセラー、7年ぶりの改訂。
胸部領域の新しい疾患概念や、肺癌のTMN分類や組織分類、癌取り扱い規約の改訂などを踏まえ、画像、記述内容ともに全面的にアップデート。臨床の現場で役立つ教科書を目指し、より疾患の解説に重点を置く構成となった。放射線科のみならず、呼吸器内科・外科、一般内科の医師にとっての必読・必備書。

胸部CTのバイブル、全面改訂！

編集
- 村田喜代史　滋賀医科大学医学部放射線医学講座 教授
- 上甲　剛　近畿中央病院放射線診断科 部長
- 村山貞之　琉球大学大学院医学研究科放射線診断治療学 教授
- 酒井文和　埼玉医科大学国際医療センター画像診断科 教授

● 定価：本体 15,000 円＋税
● B5　頁904
　写真1540・原色図219・色図50
　2018年
● ISBN978-4-8157-0118-5

目次
- Ⅰ．検査法と適応
- Ⅱ．胸部の正常解剖と CT 像
- Ⅲ．肺標本のマイクロ CT による解析
- Ⅳ．肺腫瘤性病変
- Ⅴ．縦隔腫瘍
- Ⅵ．肺感染症
- Ⅶ．びまん性肺疾患 1
- Ⅷ．びまん性肺疾患 2
- Ⅸ．血管性病変
- Ⅹ．胸膜・胸壁疾患
- Ⅺ．胸部外傷
- Ⅻ．先天異常

好評関連書

腹部のCT 第3版

腹部CT診断の必須知識を余すところなく解説した定番テキストが、日常臨床で活用できる本としての特長を一層強化。

編集
陣崎雅弘　慶應義塾大学医学部放射線科学（診断）教授

● 定価：本体13,000 円＋税
● B5　頁704　図142・写真1491　2017年
● ISBN978-4-89592-877-9

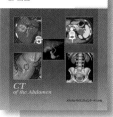

肝胆膵のCT・MRI
編集　本田 浩・角谷眞澄・吉満研吾・蒲田敏文・入江裕之
定価：本体12,000 円＋税

腹部のMRI 第3版
編集　荒木 力
定価：本体13,000 円＋税

関節のMRI 第2版
編集　福田国彦・杉本英治・上谷雅孝・江原 茂
定価：本体15,000 円＋税

頭頸部のCT・MRI 第2版
監修　多田信平
編集　尾尻博也・酒井 修
定価：本体14,000 円＋税

脳のMRI
編集　細矢貴亮・興梠征典・三木幸雄・山田 惠
定価：本体15,000 円＋税

顎・口腔のCT・MRI
編集　酒井 修・金田 隆
定価：本体8,200 円＋税

MEDSi　メディカル・サイエンス・インターナショナル
113-0033　東京都文京区本郷1-28-36
TEL 03-5804-6051　FAX 03-5804-6055
http://www.medsi.co.jp
E-mail info@medsi.co.jp

特集 「咳嗽」と「喀痰」を診る
総論

喀痰診療の原則

新海正晴

Point

- 喀痰とは下気道から気道外に喀出された気道分泌物の総称であり，気道内に貯留した分泌物が咳嗽により気道外に排除される，生体防御反応の結果である．
- 喀痰は，気道や肺の病態を反映する，非侵襲的に得られる臨床検体である．
- 喀痰診療は，詳細な問診と喀痰の評価によって，喀痰の原因となる病態や疾患を明らかにすることから始まる．
- 喀痰を用いた検査としては，細菌検査と細胞診検査が重要である．前者について，結核が少しでも疑われる場合は，一般細菌に加えて抗酸菌検査を実施する．
- 治療の原則は，喀痰の原因となっている病態や疾患に対する治療を優先させることであり，それでも喀痰症状が残る場合は，喀痰治療薬を考慮する．
- 喀痰治療薬としては，喀痰調整薬が最も頻用されている．喀痰の原因となっている病態や疾患，そして喀痰の性状によって使い分けることでより高い効果が期待できる．

喀痰診療の原則を**図1**にまとめた．

喀痰診療は，問診により，慢性呼吸器疾患などの基礎疾患や鼻・副鼻腔炎などの病歴を確認する．喀痰については，発現時期，色調，臭い，性状，量，喀出困難度，経時的変化などの情報を得る．喀痰を採取し，肉眼・嗅覚的および物理学的特性（レオロ

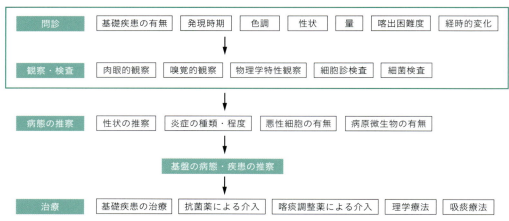

図1 喀痰診療の原則

しんかい まさはる 東京品川病院呼吸器内科（〒140-8522 東京都品川区東大井6-3-22）

ジー）の観察を経て，細胞診・細菌検査を実施する．1日の喀痰量，色調，それらの経時的変化を評価する．細菌検査により，気道感染の有無，原因微生物の同定，感染の程度の評価に努め，細胞診検査により，呼吸器悪性疾患の確定診断，炎症細胞の種類・程度の観察から炎症の程度を把握し，喀痰検査は，経過や基盤の病態・疾患の推察に寄与する．その診断をもとに，基礎疾患の治療，抗菌薬による介入，喀痰調整薬による介入，排痰の理学療法，吸痰療法を施行する．

気道分泌に関連する用語の定義

本稿で用いる気道分泌に関連する用語の定義を以下に示す．

気道粘液：粘液性分泌細胞（粘液下腺の粘液細胞，気道上皮の杯細胞）の分泌物の総称．ムチンが主成分であるため，その同義語として用いられる．

気道液：気道表面を被覆する液性成分の総称．2層性に存在し，下層（ゾル層）は水分，上層（ゲル層）は気道粘液である．一部漏出した血漿も含まれる．

気道分泌物：狭義には気道分泌細胞（粘液下腺，気道上皮分泌細胞）の分泌物を指す．広義には気道腔内に貯留物として存在している液性成分を表現する単語として用いる．

喀痰：下気道から気道外に喀出された気道分泌物の総称．

喀痰の発生機序

喀痰とは下気道から気道外に喀出された気道分泌物の総称であり，下気道分泌の異常な増加により生理的処理能力を超えて気道内に貯留した分泌物が咳嗽により気道外に排除されるという生体防御反応の結果である．

生理的気道液産生の経路は，気道上皮細胞のイオン移動に伴って二次的に移動した水分と，粘膜下腺と気道表面の杯細胞から産生されたムチンが主成分となり，これに少量のタンパク質，脂質，電解質，

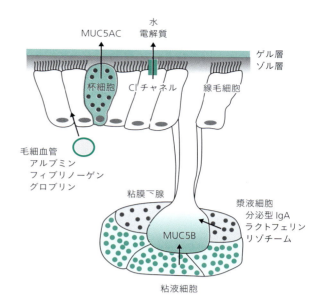

図2 下気道における粘液線毛輸送系（東京女子医科大学 武山廉先生による作図）

および漏出された組織液が取り込まれて産生される．気道上皮杯細胞，粘膜下腺粘液細胞から産生されるムチンと気道上皮細胞から受動的に拡散する水分に，少量の非ムチンタンパク質，脂質，灰分が取り込まれて産生される．

病的気道分泌物産生の経路は，分泌細胞からのムチンおよびその他成分の分泌過剰，血漿成分の滲出・漏出，上皮からの水・電解質の分泌異常により，物理・化学的性状が変化した分泌物が増加する．

下気道における粘液線毛輸送系を図2（東京女子医科大学 武山廉先生による作図）に示す．

喀痰の性状と原因疾患

喀痰を来す呼吸器疾患は多く，その性状から診断はできないが，原因疾患や病態の推定の参考になる．一般に喀痰はその外観から漿液性，粘液性，膿性に大きく分類する．漿液性は，無色透明で，水のようにさらさらしており，粘液性は，白色で，粘性があり，膿性は黄色で，白血球を多く含んでいる．粘液性喀痰を来す呼吸器疾患は，気管支炎，慢性閉塞性肺疾患（COPD），気管支喘息，漿液性喀痰を来す呼吸器疾患は，ARDS，肺水腫などがある．膿

表 1 Miller & Jones の分類

M1 唾液，完全な粘性痰
M2 粘性痰だが少量の膿性痰が含まれる
P1 膿性痰が 1/3 以下
P2 膿性痰が 1/3〜2/3
P3 膿性痰が 2/3 以上

表 2 Geckler 分類

G	細胞数		Geckler らの判定
	上皮細胞	好中球	
1	>25	<10	−
2	>25	10〜25	−
3	>25	>25	−
4	10〜25	>25	＋
5	<10	>25	＋＋
6	<25	<25	−〜＋＋

＋＋：培養の意義あり　−：培養の意義なし

表 3 喀痰治療薬

		作用	代表的な治療薬	性状と効果	
				漿液性喀痰	粘液性喀痰
分泌物産生・分泌の抑制	杯細胞過形成の抑制	杯細胞化生・過形成を抑制し，気道粘液産生を抑制する	マクロライド系抗菌薬，クリアナール®，スペリア®		◎
	自律神経系の抑制	コリン作動性神経である迷走神経のアセチルコリンを阻害することで主に粘液分泌を抑制する	抗コリン薬	◎	◎
	化学伝達物質の抑制	活性酵素，プロテアーゼ，脂質メディエーター，サイトカインを制御することで，粘液の産生や分泌を制御する	抗ヒスタミン薬，抗ロイコトリエン薬，コルチコステロイド	○	○
分泌物排除の促進	粘液溶解	気道分泌物のジスルフィド結合を開裂し，粘稠度を低下させる	ビソルボン®，ムコフィリン®，ペクタイト®，チスタニン®，プルモザイム®		◎
	粘液修復	気道粘液成分を正常化させる	ムコダイン®	◎	◎
	粘液潤滑	肺サーファクタントの分泌亢進作用により気道分泌物と気道粘膜表面と粘着性を低下させる	ムコソルバン®，ムコソルバン®L，ムコサール®–L	○	○
	線毛運動賦活	線毛運動を賦活化させることで粘液線毛クリアランスを促進する	β_2 刺激薬，ムコソルバン®，ムコソルバン®L，ムコサール®–L	○	○
	上皮細胞からの水分過剰分泌の抑制	気道上皮細胞のクロライドチャネルを介する水分の過剰分泌を抑制し，線毛運動に適したゾル層の厚さに調節する	マクロライド系抗菌薬 利尿薬	○	○
	咳嗽誘発	咳嗽反射を亢進させる	ACE 阻害薬	○	○

＊：各薬剤の添付文書に基づいて判断した．
◎：効果が期待される，○：効果の可能性がある，空欄：効果は明らかでない，あるいは期待できない．

性痰の多くは細菌感染を示唆する．

喀痰の分類

喀痰の分類には，肉眼的分類に Miller & Jones 分類（表1），顕微鏡的分類に Geckler 分類（表2）がある．Miller & Jones 分類は，喀痰中に混在する膿性部分の量を半定量で数値化したもので，Geckler 分類は，グラム染色標本を 100 倍の顕微鏡下に，唾液に多い口腔粘膜由来の扁平上皮や白血球数により 6 段階評価する．

微生物検査に適した喀痰

生物検査に適した喀痰は，Miller & Jones 分類では P2，P3 であり，Geckler 分類では 4，5 である．

喀痰治療薬

喀痰治療薬を表3にまとめた.

喀痰治療薬には，気道分泌物の産生・分泌を抑制するものとその分泌物の排除を促進するものがある．前者には，気道杯細胞化生・過形成を改善し，粘液産生を抑制するもの，コリン作動性神経である迷走神経のアセチルコリンを阻害することで主に粘液分泌を抑制するもの，活性酸素・プロテアーゼ・脂質メディエーター・サイトカインなど化学伝達物質を制御することで，粘液の産生や分泌を抑制する治療薬などがある．後者には，気道分泌物の粘稠度，粘着性を調整することにより，気道分泌物クリアランスを改善させ，喀痰の減少，喀痰の切れ，咳嗽の減少，気道粘液による気道閉塞感などを改善する治療薬がある．ほかに，線毛運動を賦活化させるもの，気道上皮細胞の能動イオン輸送により水分分泌を調節させるもの，咳嗽反射を亢進させる治療薬が存在する.

喀痰調整薬には，気道杯細胞過形成の抑制（気道杯細胞正常化）作用，粘液溶解作用，粘液修復作用，粘液潤滑作用など作用に違いがあるため，喀痰のレオロジーや生化学的成分など総合的な性状を判断し，喀痰調整薬を適切に使い分けることで喀痰症状の改善が期待できる．粘液性喀痰に対しては，杯細胞の過形成抑制作用のある気道分泌細胞正常化薬（クリアナール® など），喀痰溶解薬（ビソルボン® など），粘液修復薬（ムコダイン®），あるいは粘液潤滑薬（ムコソルバン® など）を基本的には1剤から投与し，効果が乏しい場合は他剤に変更，または併用を検討する．漿液性喀痰に対しては，粘液修復薬（ムコダイン®）や粘液潤滑薬（ムコソルバン® など）が用いられる．臨床的には，喀痰の量，粘稠度，喀出のしやすさ，また，咳嗽や気道閉塞感などを指標にして効果を判定する.

死前喘鳴における喀痰治療

臨床現場においては，適切に症例を選択し使用することにより抗コリン薬が有効なこともある.

排痰の理学療法

物理的な気道粘液の排出法として，理学療法が用いられる．ラトリング（手掌振動）や聴診，胸部X線写真所見などに基づいて，排痰手技を選択する．排痰手技には，体位ドレナージ，呼吸介助（スクイージングも含む），ACBT（自動周期呼吸：active cycle of breathing techniques）法，喀痰吸引療法がある.

MEDICAL BOOK INFORMATION ——— 医学書院

帰してはいけない小児外来患者2　子どもの症状別　診断へのアプローチ

編集　東京都立小児総合医療センター

● A5　頁272　2018年
　定価：本体3,800円＋税
　[ISBN978-4-260-03592-7]

『帰してはいけない小児外来患者』に続編が登場！　泣き止まない、哺乳不良、発熱、嘔吐、下痢、腹痛、頭痛、咳、咽頭痛、歩行障害……、多様な主訴で外来を訪れる患者の中に、帰してはいけない子どもが紛れていないか？　判断に悩みがちな17症状のレッド＆イエローフラッグ、診断へのアプローチ、そして帰宅の判断（グリーンフラッグ）をまとめた。臨場感あふれる症例も掲載。危ない症状に気づけるようになる、実践的な1冊。

特集 「咳嗽」と「喀痰」を診る
咳嗽・喀痰を来す主な疾患

急性呼吸器感染症による急性症状としての咳嗽，喀痰の診療

宮下修行

Point

- 普通感冒による咳嗽は2週間以内に軽快することが多く，感染後に2週間以上続く，または増強する咳嗽の場合はウイルス以外の微生物を考慮する．
- 慢性咳嗽の原因疾患の咳嗽が感染を契機に誘発または顕性化することが多いため，急性咳嗽の診療では感染症を含めたすべての咳嗽疾患を考慮する必要がある．

症例提示（症例1）

【症　例】42歳，女性，小学校の教師．

【主　訴】咳嗽．

【既往歴】特記すべき事項なし．

【喫煙歴】なし．

【ペット飼育】なし．

【現病歴】11月中旬に息子が感冒に罹患していた．12月1日から鼻汁と咽頭痛が出現し，微熱も伴うようになった．その後，咳嗽と喀痰も出現したため，12月4日近医を受診し総合感冒薬を処方された．薬剤服用後，鼻汁と咽頭痛は改善したが，咳嗽だけが残存するため12月9日，呼吸器内科医に相談に来た．咳嗽出現に好発時間はなく，咳嗽は持続しているがピークは越えたとのこと．

【身体診察所見】血圧108/62 mmHg，脈拍64/分，体温36.1℃，呼吸数16/分，SpO₂ 97%．咽頭は軽度発赤していたが扁桃の腫大なく，表在リンパ節は触知せず．胸部聴診では副雑音を聴取せず，呼吸音は正常であった．また強制呼出でも狭窄音は聴取しなかった．その他，腹部・神経系には異常を認めなかった．

解説（症例1）

1 • ガイドラインに基づく急性咳嗽の診断

実地医家を受診する患者の多くは急性咳嗽で，その最も一般的な原因は感染症で普通感冒や気管支炎がその大半を占める[1]．急性咳嗽患者で以下のような所見がみられれば，感染性咳嗽を疑うこととしている[1]．

①先行する感冒様症状がある．

②自然軽快傾向である．

③周囲に同様の症状の人がいる．

④経過中に膿性度の変化する痰がみられる．

急性期，特に1週間以内に来院した患者では，所見②と④を評価することは困難で，実臨床では所見①と③で疑うことが多い．本症例は①と③が存在することから感染性咳嗽と診断でき，随伴症状から

みやした なおゆき　川崎医科大学総合内科学1（〒700-8505 岡山県岡山市北区中山下2-1-80）

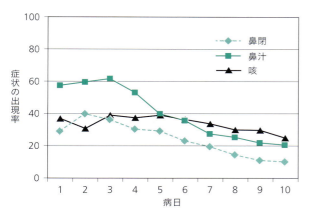

図1 ライノウイルスによるかぜに罹患した健常成人の各病日における症状の出現率（%）（文献[4]より引用）

普通感冒に伴う咳嗽が疑われる．

2 ▪ 感染性咳嗽の典型的な経過

普通感冒の最も頻度の高い微生物はライノウイルスである[2,3]．古い研究ではあるが，ライノウイルスによるかぜ症候群の各症状の頻度と持続期間をみた報告では，鼻汁の頻度が最も高く約20%で，発症10日目には約20%に減少する．鼻閉は約40%にみられ，10日目には約10%に減少する．咳嗽の頻度は鼻汁よりも低いが最も長く続く症状で，発症後3〜5日をピークとして10日目にも20%以上の患者で継続してみられる（図1）[4]．本症例はライノウイルス感染症による典型的な経過と考えられる．一方，学童期の小児における，かぜ症候群の自然経過を観察した研究では，咳嗽症状の出現頻度は成人よりも高率で，発症10日目でも30%以上の患児で継続してみられる[5]．

3 ▪ 感染性咳嗽の治療方針

3週間以内に消失する感染性咳嗽の多くは呼吸器ウイルスが原因で，インフルエンザを除くと特異的な治療が存在しない．抗菌薬が有効な感染性咳嗽の原因微生物は，マイコプラズマ，百日咳菌および肺炎クラミジアである．これら3菌種の特徴は家族内や保育園，幼稚園，学校，職場などでの集団感染の原因となり，百日咳はワクチン未接種の乳児へ感染した場合は重篤化することである．すなわち，①周囲への感染力が強い，②感染することによって宿主によっては重症化する，③有効な治療薬が存在する，場合には抗菌薬の適応となる[1]．本症例は普通感冒の自然経過を辿っており，咳嗽もピークを過ぎていることから抗菌薬は必要とせず，対症療法が基本となる．

4 ▪ 重要ポイント
―咳嗽の原因となる併存病態の把握

実地医療で重要な点は，遷延性・慢性咳嗽の原因疾患の咳嗽が感染を契機に誘発または顕性化することが多いため，急性咳嗽の診療では感染症を含めたすべての咳嗽疾患を考慮する必要がある．特に過去に感冒後の長引く咳嗽を経験していた場合，咳嗽の原因となる基礎疾患を保有している可能性が大きい．初期治療に反応しない場合，または1〜2週間を過ぎても自然治癒傾向がない場合（咳嗽の強度がピークを過ぎていない場合）は胸部X線写真を撮影し，異常がなければ遷延性・慢性咳嗽の原因疾患を考慮する必要がある．このため各疾患に特徴的（特異的）な病歴[1]や咳嗽の誘発因子[6]（表1）を熟知し，頻度の高い疾患から問診と必要に応じて検査で鑑別を進める．なかでも咳喘息，喘息は頻度の高い疾患であり，本症例のように強制呼気での狭窄音

表1 慢性咳嗽の各原因疾患に特徴的（特異的）な病歴

咳喘息	夜間〜早朝の悪化（特に眠れないほどの咳や起座呼吸），症状の季節性・変動性 ストレス，疲労，冷気，タバコの煙，香水の香りなどで誘発
アトピー咳嗽	症状の季節性，咽喉頭のイガイガ感や掻痒感，アレルギー疾患の合併（特に花粉症）
副鼻腔気管支症候群	慢性副鼻腔炎の既往・症状，膿性痰の存在
胃食道逆流	食道症状の存在，会話時・食後・起床直後・上半身前屈時の悪化，体重増加に伴う悪化，亀背の存在
感染後咳嗽	上気道炎が先行，徐々にでも自然軽快傾向（持続期間が短いほど感染後咳嗽の可能性が高くなる）
慢性気管支炎	現喫煙者の湿性咳嗽
ACE阻害薬による咳	服薬開始後の咳

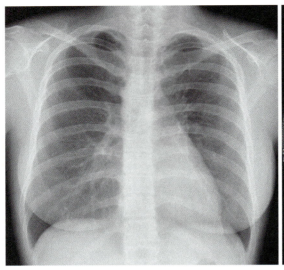
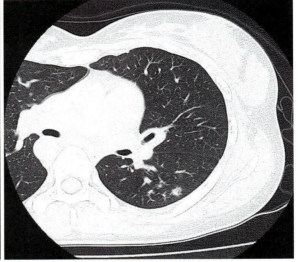

図2 2週間以上遷延する咳嗽を主訴に来院した21歳の女性：胸部単純X線写真（左），胸部CT写真（右）

症例提示（症例2）

【症　例】21歳，女性，大学生．
【主　訴】咳嗽．
【既往歴】特記すべき事項なし．
【喫煙歴】なし．
【ペット飼育】なし．

【現病歴】7月1日から咳嗽が出現し持続するため，7月4日に近医耳鼻科を受診した．鎮咳薬を処方されたが改善せず，次第に喀痰と咽頭痛も伴ってきたため，7月8日に同院を再診した．喉頭ファイバーを施行されたが，咽頭の軽度の発赤のみで，咽頭炎の診断で消炎鎮痛薬と去痰薬が処方された．その後，咽頭痛は改善したものの咳嗽が増強してきたため7月13日，内科医院を受診した．胸部X線検査を施行されたが異常所見はなく，バイタルも安定していたため，総合感冒薬とセフェム系の経口抗菌薬を処方された．しかし，その後も咳嗽が増強し，夜間に咳嗽で覚醒するため7月17日に呼吸器内科外来を受診した．

【身体診察所見】血圧112/58 mmHg，脈拍78/分，体温37.1℃，呼吸数18/分，SpO₂ 97%．結膜に貧血，黄疸はなく，表在リンパ節は触知せず．胸部聴診では副雑音を聴取せず，呼吸音は正常であった．また強制呼出でも狭窄音は聴取しなかった．その他，腹部・神経系には異常を認めなかった．

【検査成績】末梢血：赤血球 418×10⁴/mm³，Hb 13.2 g/dl，Ht 39.9%，血小板 16.2×10⁴/mm³，白血球 6,200/mm³（Neutro 70%，Eosino 1%，Mono 3%，Lymph 26%）．

【血清生化学】TP 7.8 g/dl，Glu 104 mg/dl，Alb 4.2 g/dl，Glb 3.6 g/dl，T.Bil 0.5 mg/dl，AlP 188 IU/L，T-Cho 162 mg/dl，γGTP 18 IU/L，LDH 220 IU/L，ALT 42 IU/L，AST 48 IU/L，ChE 418 IU/L，BUN 14 mg/dl，Cre 0.69 mg/dl，尿酸 6.1 mg/dl，Na 139 mEq/L，K 3.7 mEq/L，Cl 101 mEq/L，CRP 0.61 mg/dl．

解説（症例2）

1 ■ ガイドラインに基づく急性咳嗽の診断

本症例は咳嗽出現17日目の急性咳嗽症例であるが，前述の感染性咳嗽を疑う所見がない．本症例のように咳嗽が2週間以上遷延している場合や増強している場合には，胸部X線写真を撮影し，肺炎や結核，肺癌，間質性肺炎，肺血栓塞栓症などの重篤な疾患を除外することとしている[1]．本症例は，

表2 マイコプラズマによる気道感染症の臨床像（文献[11]より引用）

	初発症状			経過中にみられた症状		
	マイコプラズマ (n＝55)	非マイコプラズマ (n＝346)	p-value	マイコプラズマ (n＝55)	非マイコプラズマ (n＝346)	p-value
年齢, 平均（歳）	36.1（16〜64）	38.6（16〜56）	0.2228	36.1（16〜64）	38.6（16〜56）	0.2228
男：女	24：31	145：201	0.8833	24：31	145：201	0.8833
臨床症状, n（%）						
咳嗽	24（43.6）	61（17.6）	＜0.0001	54（98.1）	247（71.3）	＜0.0001
咽頭痛	31（56.3）	119（34.3）	0.0025	34（61.8）	128（36.9）	0.0006
鼻症状	0	225（65.0）	＜0.0001	5（9.0）	245（70.8）	＜0.0001
喀痰	9（16.3）	27（7.8）	0.0700	37（67.2）	113（32.6）	＜0.0001
胸痛	0	0	＞0.9999	14（25.4）	72（20.8）	0.4793
呼吸困難感	0	0	＞0.9999	10（18.1）	38（10.9）	0.1760
頭痛	3（5.4）	30（8.6）	0.5984	9（16.3）	68（19.6）	0.7127
関節痛	0	11（3.1）	0.3740	0	37（10.6）	0.0049
発熱（≧37℃）	2（3.6）		0.0185	24（43.6）	118（34.1）	0.1751

当院でも胸部X線写真を撮影したが異常は認められなかった（**図2左**）．また，問診と身体診察所見では前述の遷延性・慢性咳嗽の原因疾患を疑う所見はなく，呼気中一酸化窒素（FeNO）濃度，末梢血好酸球数は正常であった．次にすべき検査は？

2 ▪ 感染性咳嗽診療の pit fall その①

本症例では，胸部CT検査を施行したところ，気管支血管周囲間質肥厚や小葉中心性あるいは細葉中心性粒状影が散見された（**図2右**）．21歳の女性で頑固な急性咳嗽があり，本画像所見を呈する疾患としては，マイコプラズマが代表疾患に挙がる．外来でマイコプラズマ迅速抗原検査を施行し，マイコプラズマが検出されたため，マイコプラズマ性気管支肺炎と診断した．マイコプラズマ肺炎は，臨床的に画像所見と日本呼吸器学会の鑑別表を組み合わせることで診断可能である．逆に粒状陰影が主体の肺炎の初期像は，胸部単純X線写真では検出できない症例も多く存在する[7]．マイコプラズマ肺炎以外でも不顕性誤嚥性肺炎症例では，背側，下肺野に陰影が出現しやすく，胸部X線写真のみでは陰影が判定できない場合が多い[8]．すなわち，胸部X線写真が正常と判断された場合でも，肺内に病変がないとは断定できない．

3 ▪ 感染性咳嗽診療の pit fall その②

普通感冒による咳嗽は2週間以内に軽快することが多く，本症例のように感染後に2週間以上続く，または増強する咳嗽の場合はウイルス以外の微生物―百日咳，マイコプラズマ，クラミジア―を考慮する必要がある[1,9,10]．重要なことは，咳嗽の出現が微生物によって異なる場合のあることである．本症例は咳嗽に先行する上気道炎症状がなく，診断基準から感染性咳嗽を疑うことができなかった．

咳嗽を主訴に来院しウイルスが検出された感染性咳嗽患者52例の検討では，咳嗽に先行する上気道炎症状が86.5％，37℃以上の発熱が36.5％でみられ，インフルエンザを除きウイルスに特異的な所見はなかった[10]．少数ではあるが，上気道炎症状の先行しないウイルス性気道感染症も存在することを知っておく必要がある．

逆にマイコプラズマによる気道感染症では，初発症状に咳嗽と咽頭痛が非マイコプラズマ症例と比較して有意に多くみられ，鼻汁，くしゃみ，鼻閉などの鼻症状は非マイコプラズマ症例に有意に多くみられた（**表2**）[11]．経過中に，ほとんどのマイコプラズマ性気道感染症例に咳嗽を認めたが，鼻症状の少ない点が特徴と考えられた[11]．ただし，流行株による症状出現に相違のある可能性があるため，今後の検討が必要である．

気道感染症症例		PCR 法		計
		陽性	陰性	
リボテスト®	陽性	33	36	69
	陰性	13	319	332
計		46	355	401

感　度　71.7%（33/46）
特異度　89.8%（319/355）
一致率　87.7%（352/401）

肺炎症例		PCR 法		計
		陽性	陰性	
リボテスト®	陽性	5	7	12
	陰性	3	53	56
計		8	60	68

感　度　62.5%（5/8）
特異度　88.3%（53/60）
一致率　86.7%（58/68）

図 3　マイコプラズマ感染症におけるリボテスト® と PCR 法との比較
気道感染症症例でも肺炎症例でも良好な感度を示している.

4 ▪ 病原体検査法の進歩と注意点

病原体の診断方法として最も確実なのは菌の分離であるが, 百日咳, マイコプラズマ, 肺炎クラミジアの培養陽性率は低い. また百日咳と肺炎クラミジアは, 鼻咽頭での菌量が少なく遺伝子診断でも陽性率は高くないため, 血清診断が主である[12, 13]. 一方マイコプラズマは, 鼻咽腔での菌量がある程度確保されることから, 抗原検出法の応用が可能で, 2017 年 12 月の時点で 8 つの迅速抗原検査キットが使用可能である.

いずれの検査も免疫クロマトグラフィ法を使用しているが, 標的抗原が異なるため, 感度と特異度に差はある. 特殊な機械を必要としない簡便検査法のなかでも, リボテスト® は核酸増幅法と比較してマイコプラズマ検出感度が 70% と良好であり（図3）, さらに改良が進められている[11, 14]. さらに 2016 年 10 月には銀増幅イムノクロマトグラフィ法が使用可能となり, 特殊な機械を必要とするものの感度が遺伝子診断法とほぼ同程度になっている.

5 ▪ 咳嗽に対して抗菌薬は有効か？

長引く咳嗽は微生物による気道上皮の傷害に起因するため, 微生物が排除されても後遺症として咳嗽は残る. このような場合, 抗菌薬自体は咳嗽そのものの治療にはならないが, 病早期の適切な治療で罹病期間を短縮できる場合もある. 成人マイコプラズマ気道感染症に対するクラリスロマイシンの効果を検証した全国調査では, 全例で投与開始時に比べ投与終了時および投与終了 1～2 週間後に有意に（p＜0.001）に咳嗽は消失した（図4）[15]. また, 咳嗽以外の感染症症状（鼻汁, 喀痰, ラ音, 咽頭痛）も速やかに改善した（図5）[15].

6 ▪ 抗菌薬不応時の考え方

マイコプラズマのマクロライド耐性株が 2000 年以降に日本各地で分離されるようになり, 小児を中心に急速に拡大した[16]. 全国規模で実施している耐性率に関する 2008～2012 年の疫学データでは, 地域差がみられているものの小児科領域では約 80% にも及んだ. その後の全国調査では, 2012 年の 82% をピークに 2013 年 67%, 2014 年 60%, 2015 年 42% と減少し, 大阪府立公衆衛生研究所や神奈川県衛生研究所からも同様の報告がされている[17].

耐性株の 23SrRNA ドメイン V の遺伝子変異を解析した結果, 2063 番目のアデニンがグアニンに置換（A2063G）したものが最も多く, いずれも 14 と 15 員環 MLs に高度耐性を示していた[18, 19]. 最小発育阻止濃度値はいずれの薬剤も 64 μg/ml 以上で, 抗マイコプラズマ作用はない. またマクロライド系薬以外の薬剤では, リンコマイシンに耐性であるがテトラサイクリン系薬やニューキノロン系薬には感受性を示している.

マクロライド耐性マイコプラズマ肺炎に対する各種抗菌薬の臨床効果は, *in vitro* 抗菌活性をよく反映し, マクロライド系薬はミノサイクリンやトスフロキサシンと比較し有意に劣っている[18, 19]. ただし, マクロライド系薬治療群では有熱期間や咳などの臨床症状が長引くものの, 最終的には治癒してい

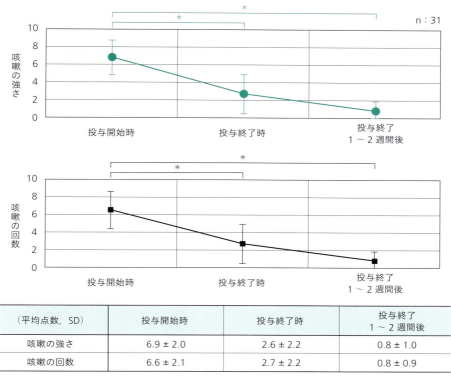

図4 成人マイコプラズマ気道感染症に対するクラリスロマイシンの効果―咳嗽（Numerical Rating Scale）の推移（文献[15]より引用）

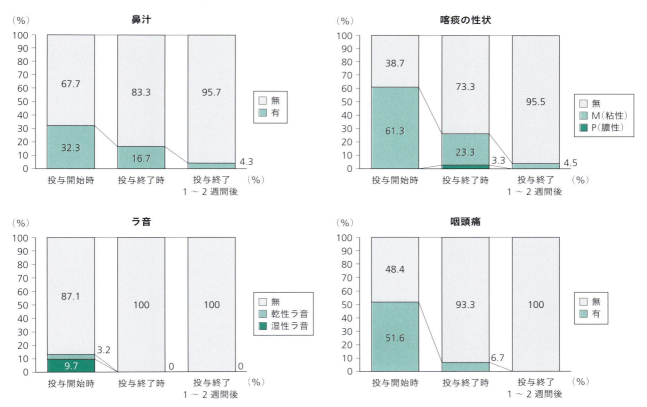

図5 成人マイコプラズマ気道感染症に対するクラリスロマイシンの効果―咳嗽以外の感染症症状の推移（文献[15]より引用）

る．マイコプラズマによって引き起こされる炎症は，菌体の病原因子による直接障害より，IL-8 や IL-18 などによる細胞性免疫反応が主体である[20]．したがって，*in vitro* の成績に反し，マクロライドの免疫修飾作用が治療効果に反映しているものと推測されている．マイコプラズマ病変の多くが宿主の免疫反応であることを考えると，殺菌効果が弱くても宿主免疫反応を抑制することにより肺炎を改善する方向に導くと考えられるため，日本マイコプラズマ学会ではマクロライド系薬を第一選択薬に推奨している[17]．マクロライド系薬に効果が乏しい場合（投与後 48～72 時間で解熱しない場合）は，マクロライド耐性マイコプラズマ感染症を疑い，テトラサイクリン系，ニューキノロン系抗菌薬に変更することを推奨している[17]．

おわりに

実地医家に受診する咳嗽患者（≒急性咳嗽）を診察する際にはすべての咳嗽疾患を考慮して鑑別しなければならない．日常診療で遭遇する頻度の高い咳嗽疾患は感染症とアレルギー疾患（咳喘息，気管支喘息など）であり，初診時の問診が重要である．

文献

1) 日本呼吸器学会咳嗽・喀痰の診療ガイドライン 2018 作成委員会：咳嗽・喀痰の診療ガイドライン 2018．日本呼吸器学会，作成中
2) Heikkinen T, Jarvinen A : The common cold. Lnacet 361 : 51-59, 2003
3) Makela MJ, Puhaka T, Ruuskanen O, et al : Viruses and bacteria in etiology of the common cold. J Clin Microbiol 36 : 539-542, 1998
4) Gwaltney JM Jr, Hendley JO, Simon G, Jordan WS Jr : Rhinovirus infections in an industrial population. JAMA 202 : 494-500, 1967
5) Pappas DE, Hendley JO, Hayden FG, Winther B : Symptom profile of common colds in school-aged children. Pediatr Infect Dis J 27 : 8-11, 2008

6) Matsumoto H, Tabuena RP, Niimi A, et al : Cough triggers and their pathophysiology in patients with prolonged or chronic cough. Allergol Int 61 : 123-132, 2012
7) Miyashita N, Akaike H, Teranishi H, et al : Chest computed tomography for the diagnosis of *Mycoplasma pneumoniae* infection. Respirology 19 : 144-145, 2014
8) Miyashita N, Kawai Y, Tanaka T, et al : Detection failure rate of chest radiography for the identification of nursing and healthcare-associated pneumonia. J Infect Chemother 21 : 492-496, 2015
9) Miyashita N, Fukano H, Yoshida K, et al : *Chalmydia pneumoniae* infection in adult patients with persistent cough. J Med Microbiol 52 : 265-269, 2003
10) Miyashita N, Akaike H, Teranishi H, et al : Diagnostic value of symptoms and laboratory data for pertussis in adolescent and adult patients. BMC Infect Dis 13 : 129, 2013
11) Miyashita N, Kawai Y, Kato T, et al : Rapid diagnostic method for the identification of *Mycoplasma pneumoniae* respiratory tract infection. J Infect Chemother 22 : 327-330, 2016
12) Miyashita N, Kawai Y, Yamaguchi T, Ouchi K : Evaluation of serological tests for diagnosis of *Bordetella pertussis* infection in adolescents and adults. Respirology 16 : 1189-1195, 2011
13) Miyashita N, Kawai Y, Tanaka T, et al : Antibody responses of *Chlamydophila pneumoniae* pneumonia : why is the diagnosis of *C. pneumoniae* pneumonia difficult? J Infect Chemother 21 : 497-501, 2015
14) Miyashita N, Kawai Y, Tanaka T, et al : Diagnostic sensitivity of a rapid antigen test for the detection of *Mycoplasma pneumoniae* : comparison with real-time PCR. J Infect Chemother 21 : 473-475, 2015
15) 河野 茂，門田淳一，田中裕士，他：成人肺炎マイコプラズマ感染症に対するクラリスロマイシンの有効性の検討．日呼吸会誌 5 : 64-70, 2016
16) Miyashita N, Kawai Y, Akaike H, et al : Macrolide-resistant *Mycoplasma pneumoniae* in adolescents with community-acquired pneumonia. BMC Infect Dis 12 : 126, 2012
17) 肺炎マイコプラズマ肺炎に対する治療指針策定委員会：肺炎マイコプラズマ肺炎に対する治療指針．日本マイコプラズマ学会，英語版，pp 1-48, 2016
18) Kawai Y, Miyashita N, Kubo M, et al : Therapeutic efficacy of macrolides, minocycline, and tosufloxacin against macrolide-resistant *Mycoplasma pneumoniae* pneumonia in pediatric patients. Antimicrob Agents Chemother 57 : 2252-2258, 2013
19) Miyashita N, Akaike H, Teranishi H, et al : Macrolide-resistant *Mycoplasma pneumoniae* pneumonia in adolescents and adults : clinical findings, drug susceptibility and therapeutic efficacy. Antimicrob Agents Chemother 57 : 2252-2258, 2013
20) Miyashita N, Kawai Y, Inamura N, et al : Setting a standard for the initiation of steroid therapy in refractory or severe *Mycoplasma pneumoniae* pneumonia in adolescents and adults. J Infect Chemother 21 : 153-160, 2015

MEDICAL BOOK INFORMATION ——————————————————— 医学書院

専門医が教える
研修医のための診療基本手技

編集　大村和弘・川村哲也・武田　聡

●B5　頁304　2018年
定価：本体5,000円＋税
[ISBN978-4-260-03026-7]

ジェネラリストの養成に注目が集まっている現在，これからの臨床医には一定水準の診察，基本検査，救急を含めた手技の習得が欠かせない．本書は各領域のより確実な診察，基本検査，手技について，研修医が躓きやすいポイントを踏まえつつ，専門医ならではのコツを解説したもの．豊富な写真とシェーマにより，明日から使える基本診察法，ベッドサイドの手技が確実に学べる．

カリスマ臨床医，気鋭の若手指導医らによる感染症診断の極意とパール！

病歴と診察で診断する感染症
System1 と System2

編集

志水太郎
獨協医科大学病院・総合診療科診療部長／
総合診療教育センターセンター長

忽那賢志
国立国際医療研究センター国際感染症センター
国際感染症対策室医長／国際診療部副部長

近年、感染症診断法の進歩はめざましい。しかし、検査が充実すればするほど、臨床現場では「病歴」と「診察」が軽視されているように感じなくもない。本来、感染症の診断で最も重要なのは、感染臓器・病原微生物を突きつめることである。そしてこれは、病歴と診察で可能なかぎり検査前確率を高めることによってなされるべきである。「病歴」と「診察」にこだわった執筆陣による"匠の技"を伝授したい。

- B5　頁240　2018年
  定価：本体4,200円＋税
  [ISBN 978-4-260-03538-5]

contents

Introduction
System 1 電光石火の感染症 Snap Diagnosis
System 2 理詰めで追い詰める感染症
読んでおきたい One More Question

医学書院　〒113-8719　東京都文京区本郷1-28-23　［WEBサイト］http://www.igaku-shoin.co.jp
［販売・PR部］TEL：03-3817-5650　FAX：03-3815-7804　E-mail：sd@igaku-shoin.co.jp

特集 「咳嗽」と「喀痰」を診る
咳嗽・喀痰を来す主な疾患

遷延性咳嗽の原因としての
感染後咳嗽

横山彰仁／松瀬厚人

Point

- 感染後咳嗽は，かぜ症候群が先行し，遷延性咳嗽あるいは慢性咳嗽を生じる他疾患が除外できる，自然軽快傾向がある疾患である．
- 自然治癒を期待できるが，咳が強い場合は患者指導とともに中枢性鎮咳薬などによる非特異的治療を行う．

はじめに

咳は外来診療で最も頻度の高い主訴の一つであり，米国では呼吸器診療エフォートの40％を占めるといわれている．一般に咳は持続期間により，3週間未満の急性咳嗽，3週間以上8週間未満の遷延性咳嗽，8週間以上の慢性咳嗽に分類する．持続期間が長くなるにつれ原因としての感染症の頻度は低下することが，このような分類の意義である．遷延性咳嗽は慢性咳嗽と同列に述べられることも多いが，感染による咳嗽は慢性期にほとんどなく，感染後咳嗽は急性期ないし遷延期にみられることが多い．

本来，「咳嗽」という言葉は一般に使用されていないため，「咳」とするほうが良いと考えられるが，ここではガイドラインの記載通り「咳嗽」という言葉を用いる．本稿では遷延性咳嗽のうち，感染後咳嗽に注目して述べる．

症例提示

症例は51歳女性．

現病歴：X年2月下旬から乾性咳があり，咽頭痛，37.5℃の発熱を伴っていた．2月26日にA医院を受診，かぜ薬（抗菌薬なし）を処方された．しかしながら，発熱は治まったが咳症状は継続し，さらに悪化してきたとのことで，3月10日にB病院を受診し，やはりかぜの悪化との診断で以下の処方を受けた．クロルフェニラミンマレイン酸塩，デキストロメトルファン臭化水素酸塩，塩酸メチルエフェドリン，レバミピド，クロペラスチン塩酸塩，デカリニウム塩化物トローチ，クラリスロマイシン400 mg．しかし，3月13日になっても咳が止まらず，25年前にマイコプラズマ肺炎で入院したときと似ていると思い，心配になり当院紹介を希望され，3月16日受診した．

咳は一日中出るが，夜間の悪化は特になく，息苦しさもない．胸焼け，げっぷ，胸痛もなく，食事の影響もない．これまで，季節性に咳が生じたり変動することもない．咳が出始めた2月下旬頃はイン

よこやま あきひと　高知大学医学部血液・呼吸器内科学（〒 783-8505 高知県南国市岡豊町小蓮）
まつせ ひろと　東邦大学医療センター大橋病院呼吸器内科

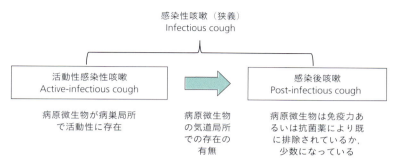

図1 感染後咳嗽の概念と感染性咳嗽との関係

フルエンザBが職場で流行し，近くに感染者がいたという．

家族歴：父が肺癌で死亡，結核の家族歴なし．喫煙歴：never smoker．飲酒歴：ビール250 ml/日．常用薬：レバミピド，目のサプリメント．アレルギー：なし．花粉症はない．身体所見：咽頭・扁桃所見；特記事項なし．表在リンパ節腫大なし．呼吸音ラ音なし．胸部X線写真：異常所見は認めない．検査所見：WBC 4,490/μl（好酸球1%），CRP 0.04 mg/dl．マイコプラズマ抗原定性（POCT）：陰性．

本例は咳が3〜4週間継続しており，遷延性咳嗽と判断される．原因については，喘息や胃食道逆流による咳は考えにくく，マイコプラズマ感染の可能性もあるが，既にクラリスロマイシンを10日以上服用しており，肺炎なく炎症所見も陰性であるため，職場でのインフルエンザ感染後の咳嗽を疑った．本例では種々の薬剤が試みられており，自然治癒を期待して経過観察とした．なお，2週間後，他科を受診した際には咳がほぼ消失していた．

感染後咳嗽の定義と発現機序

感染後咳嗽とは，「呼吸器感染症（特にかぜ症候群）の後に続く，胸部X線写真で肺炎などの異常所見を示さず，通常，自然に軽快する遷延性ないし慢性咳嗽」と定義される[1]．概念的には，図1のように，原因微生物が生体側の免疫力や抗菌薬の投与によって既に排除されているか，菌量が少ないために細菌学的に証明できない病態で，咳嗽が後遺症状として残っている状態を「感染後」咳嗽とする．原因となっている微生物を病巣局所から細菌学的に証明できる活動性の病態は「感染性」咳嗽として区別できる．すなわち，一般には，原因微生物が気道から排除され抗菌治療の適応がない感染の後遺症としての咳嗽を感染後咳嗽としている[1]．

もちろん，かぜを引いた後，咳だけが長引くことはよく経験されるが，そのなかには基礎疾患があり，湿性ないし乾性咳嗽が続くこともある．このような場合は基礎疾患の増悪であり，感染後咳嗽とはしない．また，マイコプラズマや百日咳などは3週間以降でも気道中に原因微生物の生菌が存在することがあり，咳の持続期間だけに着目する定義では感染後咳嗽ともいえるが，診断がつけられればマイコプラズマあるいは百日咳感染症とするべきであろう．

かぜ症候群の原因ウイルスが気道から排除され，気道炎症が改善した後に咳嗽が遷延する機序は不明であるが，咳嗽反応の神経経路の活性化であると考えられる．ウイルス感染により気道局所で炎症性メディエーターが産生され，咳受容体に直接作用することで咳反射を介した急性咳嗽が発生する．一方で，ウイルスは咳受容体に直接感染することで咳反射の神経経路を持続的に活性化し，この活性化はウイルスが排除された後もしばらく持続する．咳反射の末梢神経経路の活性化は咳中枢の上位にある大脳皮質にも影響し，中枢神経系も一部関与した咳感受性の亢進状態が持続すると考えられている[2]．

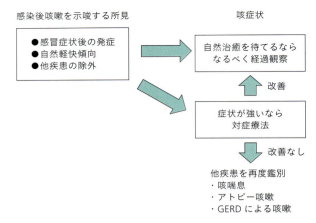

図2 感染後咳嗽の治療方針

感染後咳嗽の診断

感染後咳嗽は成人の遷延性咳嗽の原因として頻度が高く,臨床的に診断される.すなわち,感染後咳嗽は,上記定義に基づき,以下の特徴から診断する[1)].

1. かぜ症候群が先行していること
2. 遷延性咳嗽あるいは慢性咳嗽を生じる他疾患が除外できること
3. 自然軽快傾向があること

湿性咳嗽が遷延する場合の原因の大部分は,副鼻腔気管支症候群である.一方,感染後咳嗽は通常乾性咳嗽であり,主要な原因病原体はかぜウイルスである.マイコプラズマ,クラミジア,百日咳菌をこのなかに含める場合もある.感染後咳嗽の特徴として,中高年者や女性に多い(慢性の咳嗽も女性に多い)こと,咳嗽の発現時間帯として就寝前～夜間,朝が中心であることなどが報告されている[3)].

いずれにしても除外診断であり,本邦における遷延性・慢性乾性咳嗽の大きな原因である,咳喘息,アトピー咳嗽,胃食道逆流による咳嗽を除外することが重要である.鑑別のために,病歴聴取と身体所見により膿性痰の存在,後鼻漏,喘息,GERD,薬剤摂取歴(ACE阻害薬の有無),免疫低下状態の有無などを知ることが重要である.また,胸部X線写真や胸部CT写真,肺機能検査は必要に応じて行うが,鑑別診断上,重要な情報が得られる.

成人の遷延性咳嗽に占める感染後咳嗽の頻度に関する報告はばらつきが多いが,韓国からの報告[4)]では48％とされている.わが国では石田[5)]らが前向きに検討した遷延性咳嗽188例のうち,感染後咳嗽と考えられたのは35.8％であり,うちマイコプラズマ気管支炎4.3％,肺炎クラミジア気管支炎が3.8％,百日咳が9.8％であり,残りは普通感冒後の咳嗽であったという.

感染後咳嗽の治療

本稿で与えられたテーマは遷延性咳嗽,特に感染後咳嗽の治療であるが,感染後咳嗽は通常,自然軽快するのが特徴である[4)].したがって,患者指導とともに,自然治癒を待つことが可能である.患者指導としては,自然治癒するであろうことをよく指導し,禁煙やマスクの着用によって咳嗽発生の刺激を避けること,飲水や飴玉により喉を湿潤させることなどが有用であることを啓発する.咳嗽がピークを過ぎており,全身状態が良好で,遷延性～慢性咳嗽の誘因となる疾患が除外できていれば,無用な薬剤(抗菌薬や喘息治療薬)を服用せずに,自然治癒を待つように指導するのがよい.

しかし,咳は体力を消耗させ,QOLを低下させるため,咳が強い場合は薬物治療が必要となることもある.この場合の薬物としては,活性化した咳嗽の神経経路に特異的に作用する薬剤は存在しないため,中枢性鎮咳薬などによる非特異的治療が主体となる[6)].まず検討する薬物は中枢性鎮咳薬で,咳中枢に作用すると考えられる薬剤である.デキストロメトルファンは非オピオイドであり,副作用が少なく,まず考慮すべき中枢性鎮咳薬である.次にコデインリン酸塩などが考慮される.

また,対症療法として,感染後の咳でも後鼻漏(upper airway cough syndrome ; UACS)による場合があり,抗コリン作用を利用した抗ヒスタミン薬の投与が有用の場合がある[7)].抗コリン作用は,第一世代抗ヒスタミン薬に多く,第二世代抗ヒスタミン薬では少ない.したがって,第一世代抗ヒスタミン薬は,緑内障患者や,前立腺肥大など,下部尿路に閉塞性疾患のある患者には投与を避ける.

短時間作用型抗コリン吸入薬は咳反射の遠心性経路を遮断する可能性や，粘液変化による咳受容体刺激を軽減する可能性が指摘されている[8]．実際に感染後咳嗽に有効であるとの報告もみられる．一方では無効との報告もあるが，難渋するときには使用を検討してもよいと考えられる．また，長時間作用型抗コリン薬のチオトロピラム臭化物水和物が本来の薬理作用であるムスカリン受容体拮抗作用以外に，迷走神経末端のTRPV1のカプサイシン刺激による活性化を抑制することが実験動物で示されており[9]，感染後咳嗽への効果が期待されるが，ヒトの感染後咳嗽に対する臨床効果は示されていない．

感染後に気道過敏性亢進がみられる場合もあり，この場合は咳喘息と同様に治療するべきである．その他，本邦では麦門冬湯などの漢方薬もよく用いられ，有効である．

成人感染後咳嗽におけるロイコトリエン受容体拮抗薬の鎮咳効果を評価した臨床試験では，プラセボ群に比較してモンテルカストで有意な改善は認められず[10]，喘息を有さない成人の感染後咳嗽にロイコトリエン受容体拮抗薬は推奨されない．また，吸入ステロイド薬は非喘息患者の咳にも有効との報告もあるが，非喘息患者でも好酸球性気管支炎あるいはアトピー咳嗽のみに有効である可能性もあり，一般的には使用すべきではない．

■ おわりに

咳の治療は最もよく経験し，難渋することもしばしばある．本稿では遷延性咳嗽の代表として感染後咳嗽とその治療について概説した．理論的には感染性咳嗽を活動性の有無で活動性感染性咳嗽と感染後咳嗽に分けることができ，前者では病原体に対する治療が重要となるが，実際に分離することは困難であることも多い．しかし，かぜウイルス感染に対する治療は今のところないし，マイコプラズマや肺炎クラミジアなどにおいても，3週以上症状が遷延している場合はあまり問題にならないと考えられる．感染後咳嗽の理解と症状の緩和に本稿が多少なりとも役立てば幸いである．

文献

1) 日本呼吸器学会咳嗽に関するガイドライン作成委員会：咳嗽に関するガイドライン第2版．日本呼吸器学会，東京，2012
2) Undem BJ, Zaccone E, McGarvey L, et al：Neural dysfunction following respiratory viral infection as a cause of chronic cough hypersensitivity. Pharmacol Ther 33：52-56, 2015
3) 藤森勝也，鈴木栄一，荒川正昭：かぜ症候群の慢性咳嗽の臨床像．アレルギー 46：420-425, 1997
4) Kwon NH, Oh MJ, Min TH, et al：Causes and clinical features of subacute cough. Chest 129：1142-1147, 2006
5) 石田　直，横山俊秀，岩破将博，他：成人遷延性咳嗽患者における感染後咳嗽の臨床的検討．日呼吸会誌 48：179-185, 2010
6) 藤森勝也，嶋津芳典，鈴木栄一，他：かぜ症候群咳嗽に対する麦門冬湯，オキサトミド，デキストロメトルファンの併用療法―予備的検討―．日呼吸会誌 36：338-341, 1998
7) Weinberger SE, Silvestri RC：Treatment of subacute and chronic cough in adults. UpToDate. UpToDate Inc., Accessed April 1, 2018
8) Braman SS：Postinfectious cough：ACCP evidence-based clinical practice guidelines. Chest 129（Suppl）：138S-146S, 2006
9) Birrell MA, Bonvini SJ, Dubuis E, et al：Tiotropium modulates transient receptor potential V1（TRPV1）in airway sensory nerves：a beneficial off-target effect? J Allergy Clin Immunol 133：679-687, 2014
10) Wang K, Birring SS, Taylor K, et al：Montelukast for postinfectious cough in adults：a double-blind randomised placebo-controlled trial. Lancet Respir Med 2：35-43, 2014

MEDICAL BOOK INFORMATION ——————— 医学書院

＜ジェネラリストBOOKS＞
外来でよく診る
病気スレスレな症例への生活処方箋
エビデンスとバリューに基づく対応策

浦島充佳

● A5　頁212　2018年
定価：本体3,600円＋税
[ISBN978-4-260-03593-4]

一般内科外来には，ガイドラインでグレー（治療適応かどうかギリギリ）な症例も多く来院し，医師にとっては対応が難しいケースとなっている．しかし，そんなグレーな症例も，エビデンスとバリュー（患者の価値観）を基盤としたアプローチにより診療の幅は広がり，患者の満足度は上がる．外来で多く出会う生活習慣病の症例を中心に，「生活処方箋」というあらたな武器を示しながら，生活習慣病の新しい診療戦略をわかりやすく示す．

特集 「咳嗽」と「喀痰」を診る
咳嗽・喀痰を来す主な疾患

喘息に伴う咳嗽・喀痰の診かた

権 寧博／福田麻佐美／丸岡秀一郎

Point

- 咳喘息は，喘鳴や呼吸困難を伴わず，慢性咳嗽のみの症状を呈し，呼吸機能がほぼ正常で気管支拡張薬が有効な病態と定義される．
- 経過中に成人では 30～40% が典型的喘息に移行するが，咳喘息の治療は ICS が第一選択薬で，ICS の使用により典型的喘息への移行が低下する．
- 喀痰好酸球の評価は，喘息のフェノタイプを同定するのに役立ち，治療への反応性を予測し，より精度の高い治療選択を可能にする．
- 持続型喘息患者へのアジスロマイシンの追加治療は，増悪のみならず，咳嗽および喀痰症状を改善する．

症例提示（症例 1）

【症例 1】26 歳，女性．

【主訴】乾性咳嗽．

【既往歴】特記事項なし．

【家族歴】特記事項なし．

【生活歴】喫煙なし．ペットなし．

【アレルギー歴】なし．

【現病歴】3 カ月前から乾性咳嗽出現し，市販薬を服用したが，軽快しないため近医を受診した．気管支炎の診断でマクロライド系抗菌薬，鎮咳薬などの投薬を受けたが軽快がみられなかったため当院を受診した．咳は夜間から明け方に起き，日中に生じることもあり，睡眠障害や咳嗽による胸痛で日常生活に支障が生じている．

【初診時現症】身長 153 cm，体重 60 kg，体温 36.3℃．胸部聴診上，呼吸音，心音に特に異常を認めない．その他も特に異常を認めない．

【胸部 X 線所見】特に異常を認めない．

【検査所見】白血球数（WBC）6,400/μl（好酸球 6%），CRP 0.3 mg/dl と炎症反応を認めなかった．血清 IgE（RIST 法）189 IU/ml．

【肺機能所見】一般肺機能検査は，% 肺活量（%VC）130.5%，一秒率（FEV$_{1.0}$%）83.2% と閉塞性障害を認めなかったが，アストグラフでは Dmin 1.523 U，Cmin 0.811 mg/dl と気道過敏性の亢進を認めた．

【臨床経過】約 1 週間ブデソニド 320 μg/day，ホルモテロール 9 μg/day を使用し，2 週間程度継続したところ症状が完全に消失した．

解説（症例 1）

1・咳喘息とは

咳喘息は，気管支喘息の特徴的な症状である喘鳴や呼吸困難を伴わず，慢性咳嗽が唯一の症状であり，呼吸機能がほぼ正常で，慢性咳嗽に対して気管

ごん やすひろ・ふくだ まさみ・まるおか しゅういちろう　日本大学医学部内科学系呼吸器内科学分野（〒 177-0041 東京都板橋区大谷口上町 30-1）

支拡張薬が有効な病態と定義され，気管支喘息の一つのフェノタイプと考えられる[1]．その病態に外因性抗原への I 型アレルギーが少なくとも一部の患者では関与すると考えられるが，本症例のように，個々の吸入抗原に対する特異的 IgE 抗体の陽性率，陽性抗原数，総 IgE 値は典型的喘息に比して低い傾向がある[2]．また，1 秒量（$FEV_{1.0}$），PEF（ピークフロー）などの気道閉塞指標も本症例同様に，正常範囲内のことが多い[3~5]．PEF の日内変動は，典型的喘息と比較して成人では軽度である[6]．気道攣縮が咳（Aδ）受容体を刺激して咳を生じると考えられている[7]．典型的喘息に比較して，軽度の気道攣縮に対する咳嗽反応が亢進していることを本症の基本病態とする報告がある[8]．気道過敏性は，典型的喘息に比して軽度あるいは同等であるとされる[4,5,9]．

咳嗽は，本症例のように，就寝時，深夜あるいは早朝に悪化しやすいが，昼間にのみ咳を認める患者も存在する．症状の季節性がしばしば認められるため，この点を問診する必要がある．喀痰を伴わないことが多いが，湿性咳嗽の場合も少なくない．この場合の痰は通常は少量で非膿性であるため透明または白色となる．喘鳴は認めず，強制呼出時にも聴取されない．上気道炎，冷気，運動，受動喫煙を含む喫煙，雨天，湿度の上昇，花粉や黄砂の飛散などが増悪因子となる[10]．

2 • 咳喘息の診断はどのようにするのか

本邦ガイドラインにおける診断基準を**表 1** に示す[1]．気道過敏性検査は診断に有用であるが感度，特異度は 100% ではないことに留意が必要である．吸入 $β_2$ 刺激薬が咳に有効であることが咳喘息に特異的な所見であることから，気管支拡張薬で咳嗽が改善すれば咳喘息と診断できる[11]．ただし COPD の咳に有効とのエビデンスもあり[12]，喫煙者では留意が必要で，気流閉塞のみられる症例においては，咳喘息を診断するのは極めて困難である．筆者は，テオフィリン製剤を診断に使用することは推奨せず，β 刺激薬の使用を推奨する．ただし，実臨床においては気管支拡張薬の効果の有無確認を待てない状況もあり，本症例のように吸入ステロイド（ICS）/

表 1 咳喘息の診断基準（本邦ガイドライン）（文献[1]より引用）

咳喘息の診断（下記の 1～2 のすべてを満たす）
1. 喘鳴を伴わない咳嗽が 8 週間（3 週間）以上持続
   聴診上も wheeze を認めない
2. 気管支拡張薬（β 刺激薬またはテオフィリン製剤）が有効

参考所見
1) 末梢血・喀痰好酸球増多，呼気 NO 濃度高値を認めることがある
2) 気道過敏性が亢進している
3) 咳症状にはしばしば季節性や日差があり，夜間～早朝優位のことが多い

短時間作動型 $β_2$ 刺激薬（SABA）で治療を開始せざるを得ない場合も多い．ただし，長期治療の必要性が異なるアトピー咳嗽との鑑別が困難になることから，ガイドラインでは気管支拡張薬の効果を確認することが推奨されている．喀痰好酸球の増多や呼気中 NO 濃度上昇は補助診断として有用である[13~16]．

咳喘息の治療は，典型的喘息と基本的には同様であり，ICS が第一選択薬となる．軽症例では，中用量の ICS 単剤で加療するが，ロイコトリエン受容体拮抗薬や $β_2$ 刺激薬の貼付剤を代替薬として用いる場合もある．中等症以上では，中～高用量 ICS を中心に，必要に応じて長時間作動型 $β_2$ 刺激薬（LABA），ロイコトリエン受容体拮抗薬，長時間作動型抗コリン薬，徐放性テオフィリン製剤を併用し，ICS の増量も考慮する[1]．

経過中に成人では 30～40%，小児ではさらに高頻度で喘鳴が出現し，典型的喘息に移行することが報告されている．また，ICS の診断時からの使用により典型的喘息への移行率が低下することが報告されている．ICS を中心とする治療で大多数の症例で咳嗽は速やかに軽快し，薬剤を減量できるが，治療中止によりしばしば再燃がみられる．難治例，症状持続例では必然的に長期の治療継続が必要であり，患者のアドヒアランスも比較的保たれる．

本症例では，いつまで ICS を継続するのがよいのか．治療開始後短期間で症状が軽快，消失した患者にいつまで治療を続ける必要があるのかについてのエビデンスはない．専門的施設では喘息で推奨される客観的指標（呼吸機能や気道炎症マーカー）に基

づく長期治療が望まれるが，過去 1 年以上治療を行い，ICS が最低量まで減量できて無症状であれば，ICS の中止を考慮してもよい[1]．ただし，再燃の可能性とその際の早期受診を指導しておくことが重要である．

症例提示（症例 2）

【症例 2】47 歳，女性．
【主訴】呼吸困難．
【既往歴】特記事項なし．
【家族歴】特記事項なし．
【生活歴】喫煙，なし．飲酒，機会飲酒．ペット，なし．職業，主婦．
【アレルギー歴】なし．
【現病歴】40 歳時に他院において気管支喘息と診断され加療開始された．アドヒアランスは良好であったが喘息発作による頻回の入院歴がある．呼吸機能検査では肺活量（FVC）1.81 L，予測率 83.4%，一秒量（$FEV_{1.0}$）1.02 L，予測率 69.8%，一秒率（$FEV_{1.0}$%）56.2% であり閉塞性換気障害を認める．フルチカゾンプロピオン酸エステル 800 μg/day，およびサルメテロールキシナホ酸塩 100 μg/day 吸入していたが，ほぼ毎日息切れ，咳嗽などの呼吸器症状を認め，週に 4～5 回程度 SABA を必要とし，週 2～3 回程度の夜間，早朝の痰がらみ，咳嗽，喘鳴を主とした喘息症状を認めた．WBC 12,400/μl（Stab 4.0%，Seg 59.5%，Lymph 18.5%，Mono 3.0%，Eosino 14.5%）と好酸球優位の白血球の上昇を認めた．胸部単純 X 線写真および胸部 CT では異常を認めなかった．喀痰検査では，喀痰中に好酸球が認められ（＞3%），好酸球性重症喘息と診断し，IL-5 についての生物学的製剤を選択した．

解説（症例 2）

▪ 喀痰検査による喘息の評価

喀痰検査は喘息における気道炎症の存在を診断する有力な手段となる[17]．高張食塩水の吸入は喀痰誘発作用があり[18]，非侵襲的であることから気道炎症の評価法として用いられている．誘発喀痰中の炎症細胞比率は，肺胞洗浄液（BALF）および気道粘膜の生検組織と相関がみられ[19~21]，信頼性や再現性などの点で，確立された気道炎症の評価方法となっている[22]．

喘息における喀痰中の細胞分画は，健常者と喘息患者で明らかに異なる[23~28]．健常非喫煙者における好酸球の正常値は 0.3～0.6% で[29~33]，健常者の喀痰中の好酸球比率は 2.2～2.4% を超えないとされている[29, 30, 34]．一方，喘息患者における喀痰中の好酸球数の範囲は，0～90% まで幅が広いが[22, 32, 33, 35]，ICS および経口ステロイド未使用の患者の約 80%，治療中の患者の約 50% で喀痰中の好酸球比率が 3% 以上であると報告されている[36, 37]．喘息の特徴の一つである好酸球性気道炎症を診断するための喀痰好酸球比率のカットオフ値は決められていないが，臨床試験などでは 2%，あるいは 3% としているものが多い[38, 39]．

喀痰好酸球の測定は，喘息の診断や病態の理解において信頼できる指標であるが，高張食塩水吸入は喘息発作を誘発する危険性もあり，実施に当たっては注意が必要である[40]．コントロール不良の喘息患者では，良好な患者に比べて喀痰中の好酸球比率が高い[41]．喀痰好酸球は，喘息コントロール不良を予測する因子であり[42]，また，喘息患者の治療反応性を予測する指標として有用となる[43~45]．一方，喀痰好酸球比率が低い患者は，ICS に対する反応性が低いことが示されている[46]．2 つのランダム化試験において，喀痰好酸球増多を指標とした治療の喘息コントロールにおける有用性が実証されている[47, 48]．同様の結果は，他の臨床研究でも示されており[48~51]，費用対効果における優越性も示されている[52]．さらに，喀痰好酸球レベルは，ICS のステップダウンの成否を予測する有用な因子となる[53]．よって，喀痰好酸球の測定は，ICS による喘息治療の有用な指標となりうる．

重症喘息はその臨床的特徴から複数の病型に分けられる．臨床的特徴から分類されるフェノタイプや，病態生理学的なメカニズムに基づいた病型であ

るエンドタイプに重症喘息を分類することにより[54]，治療への反応性や予後をあらかじめ予想し，より精度の高い治療選択を可能にすることが期待されている．喀痰中の炎症細胞数や比率は，このような喘息のフェノタイプを同定するのに役立つ[55, 56]．抗 IL-5 抗体治療薬であるメポリズマブの効果についての臨床試験では，治療により血中好酸球がほぼゼロになることが確認されている．喀痰好酸球 3%以上が確認された重症喘息患者 61 例で行われた臨床試験では，メポリズマブはプラセボと比較して増悪を有意に減少させた[57]．また，高用量の吸入ステロイドおよび 1 カ月以上のプレドニゾン投与にもかかわらず，喀痰好酸球 3% 以上がみられる喘息患者 20 例で検討した臨床試験では，プレドニゾロン減量効果と，臨床転帰の改善が確認された[58]．以上のことは，喀痰好酸球増多が，メポリズマブの有用性を予測する一つの指標となることを示している．

症例提示（症例 3）

【症例 3】66 歳，男性．
【主訴】呼吸困難．
【既往歴】特記事項なし．
【家族歴】特記事項なし．
【喫煙歴】20 本/日×12 年間．
【アレルギー歴】なし．
【現病歴】35 歳時に気管支喘息と診断され ICS/LABA で治療していたが，アドヒアランスは良好であったが喘息発作による頻回の入院歴があった．呼吸機能検査では肺活量（FVC）2.15 L，予測率 86.7%，一秒量（FEV$_{1.0}$）1.40 L，予測率 76.9%，一秒率（FEV$_{1.0}$%）52.6% であり閉塞性換気障害を認める．フルチカゾンプロピオン酸エステル 800 μg/day，およびサルメテロールキシナホ酸塩 100 μg/day 吸入しており，最近はほぼ毎日，黄色の喀痰を伴う咳嗽を認め，週に 4～5 回程度 SABA を必要とし，週 2～3 回程度の夜間，早朝の痰がらみ，咳嗽，喘鳴を主とした喘息症状を認めた．WBC 8,400/μl（Stab 4.3%，Seg 69.5%，Lymph 18.5%，Mono 3.0%，Eosino 1.5%），胸部単純 X 線写真および胸部 CT では異常を認めなかった．FeNO 18 bbp，血清 IgE 25 IU/ml．血清 IgE 低値で，血中好酸球も低く，生物学的製剤の効果があまり期待できないこと，さらに，増悪時に膿性痰がみられることから，アジスロマイシン水和物（AZM）を週 3 日，1 カ月間使用したところ症状の改善が得られた．

解説（症例 3）

▪ 喘息における咳嗽，喀痰のコントロールにおけるマクロライドの有用性

マクロライドは杯細胞において MUC-5A や MUC-5B の産生を抑制し[59]，*in vitro* において IL-13 による杯細胞過形成を抑制することが確認されていることから[60]，従来治療でも症状がみられる喘息患者の喀痰の減少効果が期待されてきた．持続型喘息患者の従来治療に AZM を 48 週にわたって追加使用したランダム化試験では，AZM による有意な QOL と増悪の改善がみられている[61]．また，AZM はこれら喘息患者の喀痰産生を有意に抑制したことが報告されており，ICS/LABA によってもコントロールできない喘息患者の喀痰産生に AZM の追加治療は有効と考えられる．一方，AZM の長期使用には，QT 延長がみられる患者には使用しないことや，副作用の出現など安全性への配慮が必要となる[61]．本症例においても，AZM の使用が喘息増悪に有効であったが，AZM の効果判定をどのタイミングで行うべきか，また，いつまで継続する必要があるかなど，実臨床における本療法の具体的な使用方法については検討が必要である．

文献

1) 日本呼吸器学会咳嗽に関するガイドライン作成委員会：咳嗽に関するガイドライン第 2 版．日本呼吸器学会，東京，2012
2) Takemura M, Niimi A, Matsumoto H, et al : Atopic features of cough variant asthma and classic asthma with wheezing. Clin Exp Allergy 37 : 1833-1839, 2007
3) Corrao WM, Braman SS, Irwin RS : Chronic cough as the sole

presenting manifestation of bronchial asthma. N Engl J Med 300 : 633-637, 1979

4) Niimi A, Amitani R, Suzuki K, et al : Eosinophilic inflammation in cough variant asthma. Eur Respir J 11 : 1064-1069, 1998

5) Matsumoto H, Niimi A, Takemura M, et al : Features of cough variant asthma and classic asthma during methacholine-induced brochoconstriction : a cross-sectional study. Cough 5 : 3, 2009

6) Sano T, Ueda H, Bando H : A preliminary study of PEFR monitoring in patients with chronic cough. Lung 182 : 285-295, 2004

7) Ohkura N, Fujimura M, Hara J, et al : Bronchoconstriction-triggered cough in conscious guinea pigs. Exp Lung Res 35 : 296-306, 2009

8) Ohkura N, Fujimura M, Nakade Y, et al : Heightened cough response to bronchoconstriction in cough variant asthma. Respirology 17 : 964-968, 2012

9) Tokuyama K, Shigeta M, Maeda S, et al : Diurnal variation of peak expiratory flow in children with cough variant asthma. J Asthma 35 : 225-229, 1998

10) Fujimura M, Kamio Y, Hashimoto T, Matsuda T : Cough receptor sensitivity and bronchial responsiveness in patients with only chronic nonproductive cough : In view of effect of bronchodilator therapy. J Asthma 31 : 463-472, 1994

11) Irwin RS, French CT, Smyrnios NA, et al : Interpretation of positive results of a methacholine inhalation challenge and 1 week of inhaled bronchodilator use in diagnosing and treating cough-variant asthma. Arch Intern Med 157 : 1981-1987, 1997

12) Campbell M, Eliraz A, Johansson G, et al : Formoterol for maintenance and as-needed treatment of chronic obstructive pulmonary disease. Respir Med 99 : 1511-1520, 2005

13) Fujimura M, Songur N, Kamio Y, et al : Detection of eosinophils in hypertonic saline-induced sputum in patients with chronic nonproductive cough. J Asthma 34 : 119-126, 1997

14) Chatkin JM, Ansarin K, Silkoff PE, et al : Exhaled nitric oxide as a noninvasive assessment of chronic cough. Am J Respir Crit Care Med 159 : 1810-1813, 1999

15) Fujimura M, Ohkura N, Abo M, et al : Exhaled nitric oxide levels in patients with atopic cough and cough variant asthma. Respirology 13 : 359-364, 2008

16) Sato S, Saito J, Sato Y, et al : Clinical usefulness of fractional exhaled nitric oxide for diagnosing prolonged cough. Respir Med 102 : 1452-1459, 2008

17) 一般社団法人日本アレルギー学会喘息ガイドライン専門部会監修：喘息予防・管理ガイドライン 2015. 協和企画，東京，2015

18) Ojha AR, Mathema S, Sah S, Aryal UR : A comparative study on use of 3% saline versus 0.9% saline nebulization in children with bronchiolitis. J Nepal Health Res Counc 12 : 39-43, 2014

19) Maestrelli P, Saetta M, Di Stefano A, et al : Comparison of leukocyte counts in sputum, bronchial biopsies, and bronchoalveolar lavage. Am J Respir Crit Care Med. 152 : 1926-1931, 1995

20) Grootendorst DC, Sont JK, Willems LN, et al : Comparison of inflammatory cell counts in asthma : induced sputum vs bronchoalveolar lavage and bronchial biopsies. Clin Exp Allergy 27 : 769-779, 1997

21) Keatings VM, Evans DJ, O'Connor BJ, Barnes PJ : Cellular profiles in asthmatic airways : a comparison of induced sputum, bronchial washings, and bronchoalveolar lavage fluid. Thorax 52 : 372-374, 1997

22) Pizzichini E, Pizzichini MM, Efthimiadis A, et al : Indices of airway inflammation in induced sputum : reproducibility and validity of cell and fluid-phase measurements. Am J Respir Crit Care Med 154 : 308-317, 1996

23) Pin I, Gibson PG, Kolendowicz R, et al : Use of induced sputum cell counts to investigate airway inflammation in asthma. Thorax 47 : 25-29, 1992

24) Fahy JV, Liu J, Wong H, Boushey HA : Cellular and biochemical analysis of induced sputum from asthmatic and from healthy subjects. Am Rev Respir Dis 147 : 1126-1131, 1993

25) Keatings VM, Collins PD, Scott DM, Barnes PJ : Differences in interleukin-8 and tumor necrosis factor-alpha in induced sputum from patients with chronic obstructive pulmonary disease or asthma. Am J Respir Crit Care Med 153 : 530-534, 1996

26) Chodosh S : Examination of sputum cells. N Engl J Med 282 : 854-857, 1970

27) Gibson PG, Girgis-Gabardo A, Morris MM, et al : Cellular characteristics of sputum from patients with asthma and chronic bronchitis. Thorax 44 : 693-699, 1989

28) Maestrelli P, Saetta M, Di Stefano A, et al : Comparison of leukocyte counts in sputum, bronchial biopsies, and bronchoalveolar lavage. Am J Respir Crit Care Med 152 : 1926-1931, 1995

29) Belda J, Leigh R, Parameswaran K, et al : Induced sputum cell counts in healthy adults. Am J Respir Crit Care Med 161 : 475-478, 2000

30) Spanevello A, Confalonieri M, Sulotto F, et al : Induced sputum cellularity. Reference values and distribution in normal volunteers. Am J Respir Crit Care Med 162 : 1172-1174, 2000

31) Spanevello A, Migliori GB, Sharara A, et al : Induced sputum to assess airway inflammation : a study of reproducibility. Clin Exp Allergy 27 : 1138-1144, 1997

32) Louis R, Lau LC, Bron AO, et al : The relationship between airways inflammation and asthma severity. Am J Respir Crit Care Med 161 : 9-16, 2000

33) Pizzichini E, Pizzichini MM, Efthimiadis A, et al : Measuring airway inflammation in asthma : eosinophils and eosinophilic cationic protein in induced sputum compared with peripheral blood. J Allergy Clin Immunol 99 : 539-544, 1997

34) Park JW, Whang YW, Kim CW, et al : Eosinophil count and eosinophil cationic protein concentration of induced sputum in the diagnosis and assessment of airway inflammation in bronchial asthma. Allergy Asthma Proc 19 : 61-67, 1998

35) Ronchi MC, Piragino C, Rosi E, et al : Do sputum eosinophils and ECP relate to the severity of asthma? Eur Respir J 10 : 1809-1813, 1997

36) Pavord ID, Pizzichini MM, Pizzichini E, Hargreave FE : The use of induced sputum to investigate airway inflammation. Thorax 52 : 498-501, 1997

37) Fahy JV, Kim KW, Liu J, Boushey HA : Prominent neutrophilic inflammation in sputum from subjects with asthma exacerbation. J Allergy Clin Immunol 95 : 843-852, 1995

38) Bakakos P, Schleich F, Alchanatis M, Louis R : Induced sputum in asthma : from bench to bedside. Curr Med Chem 18 : 1415-1422, 2011

39) McGrath KW, Icitovic N, Boushey HA, et al ; Asthma Clinical Research Network of the National Heart, Lung, and Blood Institute : A large subgroup of mild-to-moderate asthma is persistently noneosinophilic. Am J Respir Crit Care Med 185 : 612-619, 2012

40) Schoeffel RE, Anderson SD, Altounyan RE : Bronchial hyperreactivity in response to inhalation of ultrasonically nebulised solutions of distilled water and saline. Br Med J（Clin Res Ed）283 : 1285-1287, 1981

41) Quaedvlieg V, Sele J, Henket M, Louis R : Association between asthma control and bronchial hyperresponsiveness and airways inflammation : a cross-sectional study in daily practice. Clin Exp Allergy 39 : 1822-1829, 2009

42) Jatakanon A, Lim S, Barnes PJ : Changes in sputum eosinophils predict loss of asthma control. Am J Respir Crit Care Med 161 : 64-72, 2000

43) Duong M, Subbarao P, Adelroth E, et al : Sputum eosinophils and the response of exercise-induced bronchoconstriction to corticosteroid in asthma. Chest 133 : 404-411, 2008

44) Cowan DC, Cowan JO, Palmay R, et al : Effects of steroid therapy on inflammatory cell subtypes in asthma. Thorax 65 : 384-390, 2010

45) Deykin A, Lazarus SC, Fahy JV, et al ; Asthma Clinical Research

Network, National Heart, Lung, and Blood Institute/NIH : Sputum eosinophil counts predict asthma control after discontinuation of inhaled corticosteroids. J Allergy Clin Immunol 115 : 720-727, 2005
46) Bacci E, Cianchetti S, Bartoli M, et al : Low sputum eosinophils predict the lack of response to beclomethasone in symptomatic asthmatic patients. Chest 129 : 565-572, 2006
47) Green RH, Brightling CE, McKenna S, et al : Asthma exacerbations and sputum eosinophil counts : a randomised controlled trial. Lancet 360 : 1715-1721, 2002
48) Jayaram L, Pizzichini MM, Cook RJ, et al : Determining asthma treatment by monitoring sputum cell counts : effect on exacerbations. Eur Respir J 27 : 483-494, 2006
49) Chlumský J, Striz I, Terl M, Vondracek J : Strategy aimed at reduction of sputum eosinophils decreases exacerbation rate in patients with asthma. J Int Med Res 34 : 129-139, 2006
50) Aziz-Ur-Rehman, Dasgupta A, Kjarsgaard M, et al : Sputum cell counts to manage prednisone-dependent asthma : effects on FEV1 and eosinophilic exacerbations. Allergy Asthma Clin Immunol 13 : 17, 2017
51) Petsky HL, Cates CJ, Lasserson TJ, et al : A systematic review and meta-analysis : tailoring asthma treatment on eosinophilic markers (exhaled nitric oxide or sputum eosinophils). Thorax 67 : 199-208, 2012
52) D'silva L, Gafni A, Thabane L, et al : Cost analysis of monitoring asthma treatment using sputum cell counts. Can Respir J 15 : 370-374, 2008
53) Leuppi JD, Salome CM, Jenkins CR, et al : Predictive markers of asthma exacerbation during stepwise dose reduction of inhaled corticosteroids. Am J Respir Crit Care Med 163 : 406-412, 2001
54) Lotvall J, Akdis CA, Bacharier LB, et al : Asthma endotypes : a new approach to classification of disease entities within the asthma syndrome. J Allergy Clin Immunol 127 : 355-360, 2011
55) Hinks TS, Brown T, Lau LC, et al : Multidimensional endotyping in patients with severe asthma reveals inflammatory heterogeneity in matrix metalloproteinases and chitinase 3-like protein 1. J Allergy Clin Immunol 138 : 61-75, 2016
56) Konno S, Taniguchi N, Makita H, et al ; Hi-CARAT Investigators : Distinct Phenotypes of Cigarette Smokers Identified by Cluster Analysis of Patients with Severe Asthma. Ann Am Thorac Soc 12 : 1771-1780, 2015
57) Haldar P, Brightling CE, Hargadon B, et al : Mepolizumab and exacerbations of refractory eosinophilic asthma. N Engl J Med 360 : 973-984, 2009
58) Nair P, Pizzichini MM, Kjarsgaard M, et al : Mepolizumab for prednisone-dependent asthma with sputum eosinophilia. N Engl J Med 360 : 985-993, 2009
59) Shimizu T, Shimizu S, Hattori R, et al : In vivo and in vitro effects of macrolide antibiotics on mucus secretion in airway epithelial cells. Am J Respir Crit Care Med 168 : 581-587, 2003
60) Tanabe T, Kanoh S, Tsushima K, et al : Clarithromycin inhibits interleukin-13-induced goblet cell hyperplasia in human airway cells. Am J Respir Cell Mol Biol 45 : 1075-1083, 2011
61) Gibson PG, Yang IA, Upham JW, et al : Effect of azithromycin on asthma exacerbations and quality of life in adults with persistent uncontrolled asthma (AMAZES) : a randomised, double-blind, placebo-controlled trial. Lancet 390 : 659-668, 2017

呼吸器ジャーナル

▶ 2018年5月号 [Vol.66 No.2　ISBN978-4-260-02889-9]

1部定価：本体4,000円＋税
年間購読 好評受付中！
電子版もお選びいただけます

特集　**症例から考える難治性びまん性肺疾患**──病態と最新治療戦略

企画：本間　栄
（東邦大学医学部内科学講座呼吸器内科学分野（大森））

主要目次
■I．総論
肺線維症の概念と今後の展望／本間　栄
画像からみる特発性間質性肺炎の分類／田口善夫
■II．特発性間質性肺炎
1）特発性肺線維症
（1）慢性安定期
　特発性肺線維症をどう考えるか／増尾昌宏、宮崎泰成、稲瀬直彦
　ピルフェニドン単独療法／坂東政司、佐野照拡
　ニンテダニブ単独療法／豊田優子、西岡安彦
　薬物併用療法（ピルフェニドン＋NAC吸入も含めて）／坂本　晋
　酸素療法／坪井永保
　リハビリテーション／海老原賢人、海老原　覚
（2）急性増悪期
　急性増悪期の病態／片岡健介、近藤康博
　ステロイド、免疫抑制薬／海老名雅仁

特発性肺線維症の急性増悪に対してリコンビナントトロンボモジュリンは有効か？／一色琢磨、坂本　晋、本間　栄
（3）肺癌合併
　外科療法の適応と術後増悪の予防／伊達洋至
　化学療法の適応と限界／髙橋由以、岸　一馬
2）その他の特発性間質性肺炎
　NSIP、分類不能型特発性間質性肺炎／田畑恵里奈、小倉高志
■III．その他の難治性びまん性肺疾患
上葉優位型肺線維症（PPFE）の病態と治療戦略／渡辺憲太朗
難治性肺サルコイドーシスの病態と治療戦略／四十坊典晴
リンパ脈管筋腫症の病態と治療戦略／吉川仁美、光石陽一郎、瀬山邦明
肺胞蛋白症の病態と治療戦略／井上義一
肺胞微石症の病態と治療戦略／萩原弘一
ヘルマンスキー・パドラック症候群合併間質性肺炎の病態と治療戦略／海老名雅仁
閉塞性細気管支炎の病態と治療戦略／橋本直純、長谷川好規
●Dr.長坂の身体所見でアプローチする呼吸器診療
Common Diseaseの身体所見(1) 喘息とCOPD／長坂行雄
●症例で学ぶ非結核性抗酸菌症
肺非結核性抗酸菌症に合併する気胸について／朝倉崇徳、他

医学書院
〒113-8719　東京都文京区本郷1-28-23　[WEBサイト] http://www.igaku-shoin.co.jp
[販売・PR部] TEL：03-3817-5650　FAX：03-3815-7804　E-mail：sd@igaku-shoin.co.jp

特集　「咳嗽」と「喀痰」を診る
咳嗽・喀痰を来す主な疾患

誤診も多い咳喘息の診療の基本

武山 廉

Point

- 咳喘息は咳を唯一の症状とする喘息であり，わが国の狭義の成人慢性咳嗽の原因として最も頻度が高い.
- 気道には好酸球性気道炎症やリモデリングがみられ，軽度の気道攣縮により咳が惹起される.
- 咳嗽の持続期間が 8 週間未満で咳喘息を診断する場合，感染後咳嗽の鑑別が重要である.
- 気管支拡張薬が有効であり，長期管理には吸入ステロイドによる抗炎症治療を行う.

はじめに

　咳嗽は外来受診動機として最も頻度の高い症状である．咳嗽の持続期間が 3 週間未満の急性咳嗽では，上気道炎に伴う狭義の活動性感染性咳嗽がその多くを占める．一方，持続期間が 3 週間を超える遷延性咳嗽（3〜8 週）において，上気道炎のエピソードがあればまず，感染後咳嗽（原因微生物が既に排除され抗菌薬治療の適応がなく，咳嗽が後遺症として残っている状態）を考える必要がある．さらに，咳嗽持続期間が 8 週間以上に至った場合，胸部 X 線写真で異常を認めない，すなわち狭義の慢性咳嗽においてわが国で最も頻度の高い疾患が咳喘息である．近年，咳喘息の認知度が高まったことに伴い，過剰診断，過剰診療の傾向が危惧されている．本稿では咳喘息の診療の基本を概説したい.

疾患概念と定義

　1970 年代米国において，喘鳴を呈さず，咳嗽を主徴とする喘息症例群が報告された[1]．これらの症例は気管支拡張薬（イソプロテレノール）に対する反応性が良好であったことから気道平滑筋の収縮が主な病態と考えられ，cough variant asthma と呼称されるようになった．わが国では同様の症例群を咳喘息と呼び，喘鳴や呼吸困難を伴わない慢性咳嗽が唯一の症状で，呼吸機能ほぼ正常，気道過敏性軽度亢進，気管支拡張薬が有効であることがその特徴として示されている．**表 1** にわが国の診断基準を示す．咳喘息の診断は 8 週間以上の慢性咳嗽につい

表 1 咳喘息の診断基準

以下の 1.〜2. の全てを満たす
1. 喘鳴を伴わない咳嗽が 8 週間（3 週間）以上持続
　　聴診上も wheeze を認めない
2. 気管支拡張薬（β 刺激薬またはテオフィリン製剤）が有効

参考所見
1）末梢血・喀痰好酸球増多，呼気中 NO 濃度高値を認めることがある（特に後 2 者は有用）
2）気道過敏性が亢進している
3）咳症状にはしばしば季節性や日差があり，夜間〜早朝優位のことが多い

たけやま きよし　東京女子医科大学内科学第一講座（〒 162-8666 東京都新宿区河田町 8-1）

て行うことが基本となり，3〜8週間の遷延性咳嗽に対しても診断はできるが3週間未満の急性咳嗽では原則として診断しないこと，効果確認に使用する気管支拡張薬は原則としてβ_2刺激薬を用いることが推奨される．

病態と臨床像

咳喘息では気道攣縮に対する咳嗽反応が亢進しており，気道攣縮による咳（Aδ）受容体の刺激が咳嗽発生の機序であると考えられている[2]．咳喘息はあくまで気管支喘息の亜型であるため，その病態にはアレルギーとの関連性が認められる．すなわち，喀痰，気管支肺胞洗浄液，気管支生検組織では好酸球の増加がみられ，炎症が持続すれば気道リモデリングを呈するようになり[3,4]，このような重症例ではFEV₁の経年低下が顕著となるケースもみられる[5]．特異的IgE抗体の陽性率や総IgE値は高値を呈することが多いが，典型的喘息と比較すると低値である[6]．咳嗽の特徴は典型的な喘息と同様で，就寝時，深夜あるいは早朝に悪化しやすく，季節性の変動がしばしば認められる．また，ウイルス感染（上気道炎），冷気曝露，運動，喫煙，受動喫煙，湿度の上昇，花粉・黄砂への曝露などが咳嗽症状の増悪因子である[7]．喀痰は伴わないか少量の場合が多く，ほとんどが無色透明の粘稠痰である．典型的な喘息との最大の鑑別点は，自・他覚的に喘鳴を認めないことである．的確な鑑別のためには強制呼気を行っても気道狭窄音が聴取されないことを確認することが重要である．

診断のポイント

咳喘息は狭義の慢性咳嗽であるため，胸部X線写真に異常所見を認めないことを前提に，診断基準を満たすことが必要である．すなわち，喘鳴を伴わない（聴診で強制呼気時にもwheezeを聴取しない）咳嗽が8週間以上続いており，この症状が気管支拡張薬の投与により改善すれば診断できる．慢性咳嗽の症例で外来受診時に咳嗽症状が認められた場合，短時間作用性β_2刺激薬（SABA）の吸入により効果判定が可能である．β_2刺激薬はCOPDの咳嗽症状にも有効であるため[8]，喫煙歴を有する場合には鑑別が必要である．このほか外来受診時に即座に確認できるポイントとして，咳症状の季節性，日内差（夜間〜早朝に優位）の有無，呼気中一酸化窒素濃度（FeNO）[9]などが挙げられる．FeNOは咳喘息では高値を示すことが多いとされるが，低値を示す場合は冷気曝露，会話が咳嗽の誘因になりやすいと報告されている[10]．欧米では気道過敏性の亢進が重要視されているが，わが国では検査可能な施設が限定的であり，実際の診療では施行は困難である．

症例呈示

症例：38歳　男性．
主訴：咳嗽．
現病歴：昨年末に37℃台の発熱，咽頭痛，咳嗽，喀痰を認め近医を受診，上気道炎の診断で消炎鎮痛薬，去痰薬を処方された．内服開始後数日で解熱がみられ咽頭痛も改善したが，少量の喀痰を伴う咳嗽が持続していた．同様の症状が1カ月経っても改善しないため近医を再診した．

既往歴：特になし，花粉症なし，小児喘息なし．職業：カメラマン．喫煙歴：なし．粉塵曝露歴：なし．ペット飼育歴：なし．胸部聴診：crackles，wheezesを聴取せず．SpO₂ 98%．胸部X線写真：活動性病変なし．

▪ 経過1：

外来にて咳喘息が疑われ，吸入ステロイド薬/長時間作用性β_2刺激薬配合剤（ICS/LABA）が処方された．2週間後再診時に咳嗽の改善がみられていた．ICS/LABAは効果ありと判断され，咳喘息の診断で同剤にて治療継続となった．

▪ 経過2：

外来にて感染後咳嗽が疑われ，鎮咳薬と去痰薬が処方された．2週間後再診時に咳嗽の改善がみられ

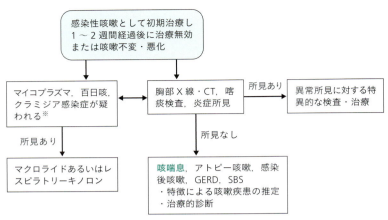

図1 感染性咳嗽治療後の診療フローチャート

ており，終診となった．

■ 経過3：

咳嗽精査のため大学病院に紹介された．FeNO 18 ppb，血液検査所見，呼吸機能検査には明らかな異常所見を認めなかった．咳嗽時にSABAの吸入を試すように指示された．2週間後に再診し，SABA吸入時には咳嗽症状が著明に改善することが確認された．IgE 282，ハウスダスト2＋，ダニ2＋，スギ3＋であり，喀痰は透明な粘稠痰であり，好酸球（＋）であった．以上の臨床経過および検査結果より咳喘息と診断，長期管理薬としてICSが処方され，咳嗽時にレリーバーとしてSABAを吸入するように指導された．1カ月後の再診時には咳嗽症状の著明な改善がみられ，レリーバーは2週間以上使用していない．

本症例のポイントは，ウイルス感染後の咳嗽をどう診療するかである．経過1では初期治療としてICS/LABAが用いられ，症状が軽快したことから咳喘息と診断され，維持療法が施行されることとなった．しかしながら本症例では咳嗽の持続期間が4週間程度であり，経過2のように感染後咳嗽であった可能性を否定することができない．本症例において感染後咳嗽と咳喘息を鑑別するためには，経過3のようにいったんSABAの効果を確認しつつ，咳嗽がさらに持続するかを慎重に見極めることが必要である．感染性咳嗽として初期治療後の診療フローチャートを図1に示す．

治療

咳喘息は喘息の亜型であるため，治療方針は通常の喘息と基本的には同様である．重症度に応じた治療指針は表2の通りである．未治療例では症状の強さによって初期治療の内容を決定する．β_2刺激薬への反応性は良好であるが，この単剤による長期管理は禁忌である．中用量のICSが第一選択薬であり，治療反応性が悪い場合にはLABA，ロイコトリエン受容体拮抗薬（LTRA），長時間作用性抗コリン薬（LAMA），テオフィリン徐放製剤などの長期管理薬の追加およびICSの増量を考慮する．近年喘息治療でも行われているブデソニド/ホルモテロール配合薬を長期管理薬および発作時のレリーバーとして使用する治療法も有効である[11]．高用量ICS＋LABAに治療抵抗性の咳嗽症状に対しては，抗メディエーター薬（抗トロンボキサン薬など）が著効することがあり，またチオトロピウム併用の有用性も報告されている[12]．ウイルス感染などによる急性増悪時には短期間の経口ステロイド薬投与（プレドニゾロン20～30 mg，3～7日間）が有効である．

表2 咳喘息の治療開始前の重症度と，重症度別治療指針

治療前重症度		軽症	中等症以上
症　状		症状は毎日ではない 日常生活や睡眠への妨げは週1回未満 夜間症状は週1回未満	症状が毎日ある 日常生活や睡眠への妨げが週1回以上 夜間症状は週1回以上
治療	長期管理薬	中用量吸入ステロイド薬 （使用できない場合 LTRA）	中〜高用量吸入ステロイド薬＋LABA または LTRA，LAMA，テオフィリン徐放製剤（LABA は配合剤の使用可） 2剤以上の追加や LTRA 以外の抗アレルギー薬 の併用も考慮してよい
	発作治療薬	吸入 SABA 頓用 効果不十分なら短期経口ステロイド薬	吸入 SABA 頓用 中用量 BFC の maintenance and reliever 療法 効果不十分なら経口ステロイド薬（症状に応じ て治療開始時から数日間併用）

SABA：短時間作用性 β_2 刺激薬，LABA：長時間作用性 β_2 刺激薬，LAMA：長時間作用性抗コリン薬，LTRA：ロイコトリエン受容体拮抗薬，BFC：ブデソニド・ホルモテロール配合薬

予後と患者教育

　治療が不十分な場合，成人症例の 30〜40％，小児ではさらに高頻度で喘鳴が出現し，気管支喘息に移行するため[13]，症状改善後も ICS による長期管理が必要である．診断時から ICS を長期管理薬として使用することで典型的な喘息への移行が抑制されることが後方視的に示されている．また喘息への移行は特異的 IgE 抗体陽性率や陽性抗原数と相関があり，生活環境で感作抗原を回避するよう指導することも重要である[2]．いつ治療を中止したらよいかについては明確なエビデンスはなく，喘息同様に治療をステップダウンしてゆき，低用量の ICS で無症状であればいったん治療中止を考慮してもよい．治療中止時には，咳嗽症状の再燃がしばしば認められることを説明しておくことが肝心である．

文献

1) McFadden ER Jr : Exertional dyspnea and cough as preludes to acute attacks of bronchial asthma. N Engl J Med 292 : 555-559, 1975
2) Ohkura N, Fujimura M, Hara J, et al : Bronchoconstriction-triggered cough in conscious guinea pigs. Exp Lung Res 35 : 296-306, 2009
3) Niimi A, Matsumoto H, Minakuchi M, et al : Airway remodelling in cough-variant asthma. Lancet 356 : 564-565, 2000
4) Matsumoto H, Niimi A, Tabuena R, et al : Airway wall thickening in patients with cough variant asthma and nonasthmatic chronic cough. Chest 131 : 1042-1049, 2007
5) Niimi A, Matsumoto H, Mishima M : Eosinophilic airway disorders associated with chronic cough. Pulm Pharmacol Ther 22 : 114-120, 2009
6) Takemura M, Niimi A, Matsumoto H, et al : Atopic features of cough variant asthma and classic asthma with wheezing. Clin Exp Allergy 37 : 1833-1839, 2007
7) Fujimura M, Kamio Y, Hashimoto T, Matsuda T : Cough receptor sensitivity and bronchial responsiveness in patients with only chronic nonproductive cough : In view of effect of bronchodilator therapy. J Asthma 31 : 463-472, 1994
8) Campbell M, Eliraz A, Johansson G, et al : Formoterol for maintenance and as-needed treatment of chronic obstructive pulmonary disease. Respir Med 99 : 1511-1520, 2005
9) Fujimura M, Ohkura N, Abo M, et al : Exhaled nitric oxide levels in patients with atopic cough and cough variant asthma. Respirology 13 : 359-364, 2008
10) Kanemitsu Y, Matsumoto H, Osman N, et al : "Cold air" and/or "talking" as cough triggers, a sign for the diagnosis of cough variant asthma. Respir Investig 54 : 413-418, 2016
11) 放生雅章：咳喘息患者に対する早期 SMART 療法導入治療について．アレルギーの臨床 37 : 368-372, 2017
12) Fukumitsu K, Kanemitsu Y, Asano T, et al : Tiotropium Attenuates Refractory Cough and Capsaicin Cough Reflex Sensitivity in Patients with Asthma. J Allergy Clin Immunol Pract S2213-2198 : 30043-30046, 2018
13) Fujimura M, Ogawa H, Nishizawa Y, et al : Comparison of atopic cough with cough variant asthma : is atopic cough a precursor of asthma? Thorax 58 : 14-18, 2003

特集 「咳嗽」と「喀痰」を診る
咳嗽・喀痰を来す主な疾患

アトピー咳嗽からの新展開
喉頭異常感からみた慢性咳嗽の診かた

小川晴彦

Point

- アトピー咳嗽は，喉頭異常感の有無を問わない慢性咳嗽の原因疾患である．一方，喉頭アレルギーは，喉頭粘膜における I 型アレルギーで，アナフィラキシーを呈する急性型とそれ以外の慢性型に分類される．咳症状を伴うとは限らない喉頭異常感を主体とした疾患概念である．
- 難治性咳嗽には，慢性咳嗽の原因・増悪因子として重要な担子菌に対する治療管理により改善できる可能性を残している症例が存在する．経口ステロイド薬，中枢性作動薬の使用を考える際には専門病院との連携が望まれる．
- 喉頭異常感を根拠に，慢性咳嗽の原因疾患を特定することはできないが，存在している咳疾患を推測することは可能かもしれない．慢性咳嗽の substantial control は，咳嗽症状と咳関連喉頭異常感の双方が十分に改善して初めて達成される．ニューキャッスル喉頭過敏質問票の日本語版（小川，新実版）と，レスター咳質問票との併用は total management に有用と考えられる．

アトピー咳嗽研究発祥の背景

慢性咳嗽に気管支拡張薬が有効．咳喘息（cough variant asthma ; CVA)[1]の登場により，咳嗽診療に大きな進歩がもたらされると思われた．しかし，実際には 30% 程度の成功率．気管支拡張薬を中心としたいわゆる喘息や咳喘息の治療に反応しない患者と真摯に向き合うなかでようやく見えてきたのがアトピー咳嗽（atopic cough ; AC)[2]であった．今から約 20 年前のことである．

AC の病態を明らかにするうえで，常に CVA との対比があった．今でこそ，アレルギー性気道炎症において one airway one disease が謳われている

が，当時，好酸球炎症の主座という観点から，表出されるそれぞれの疾患の咳症状を解明しようとした試みは斬新であった．

CVA や気管支喘息（bronchial asthma ; BA）に比べて，AC の炎症の場はより中枢側に違いない．AC 患者の訴えに傾聴すれば既にそこに答えがあったとしても，初の気管生検を指示した指揮官の vision は卓越していた．

病理レポートには「気管粘膜．特記すべき所見なし」．しかし，きっとあるはずと覗き込んだ顕微鏡下に広がる気管粘膜の大パノラマ．繰り返し捜索活動を行うなかで，ついに赤い目をした炎症細胞を発見．好酸球性気管炎の発見につながった．

おがわ はるひこ　石川県済生会金沢病院内科（〒920–0353 石川県金沢市赤土町ニ 13-6）

CVA は本当に喘息か？

　一方，CVA といえば，生理学的にも病理学的にも喘息の軽症型であることが明らかになればなるほど，一つの疾患概念としての存在価値を失ってゆくことになる．咳型喘息，軽症喘息，そしてセンセーショナルな登場をとげた CVA も日常臨床においては，ただの喘息の気だったというのが顛末らしい．

　確かに CVA は，病理学的には気管支喘息の軽症型である[3]が，藤村らは，CVA にまったく BA とは異なる病態的側面を見出した．すなわち気管支平滑筋が収縮した際に惹起される咳反応は，BA や AC で減弱しているが，CVA では増強しているというものである[4]．軽症喘息と結論されつつあった CVA のなかに，BA と全く別の病態を見出したのである．CVA の本質を気道過敏性にではなく，気道収縮に対し強い咳反応を示す特性に求めた，すなわち CVA は単なる軽症喘息ではないという立場だ．その CVA は，メサコリン気道過敏性やカプサイシン咳閾値とは無関係であり，少なくとも BA とは異なる咳である．

　Corrao らが提唱した当時の CVA はいったいどちらなのだろうか．あくまで，一般に理解されやすいという理由で，〈CVA は軽症喘息であるという立場〉を選び，喘息の気として日常臨床に埋没させることはいとわない．しかし，その選択は，気道収縮に対し過敏な咳反応を呈する気道上皮の咳過敏症（epithelial cough hypersensitivity【仮】）に新規疾患概念としての道を譲る覚悟が求められるかもしれない．

咳喘息，アトピー咳嗽はガイドラインでどのように扱われてきたか

　咳嗽に関するガイドライン第 1 版に示された〈治療的診断のフローチャート〉では，なるべく早い段階で，気管支拡張薬の反応性を確認し，CVA を見落とさないことが本来意図するところであったが，患者の主観を根拠として気管支拡張薬が"少しでも効いた"と判断される（すなわち，"全く効かな

かった"と言い切れる場合を除く）と，AC の診断に至る前に次々と CVA と診断されることとなった．CVA の診断に固執しながらも，症状の改善が不十分であることを理由に種々の治療薬が上乗せされ，追加された治療薬の有効性から〈CVA＋他疾患の合併〉という診断が増え続けると，AC を診断できない施設が増加した現象もうなずける．

　耳新しい"咳喘息"という診断名は，専門医を受診したという患者心をくすぐったに違いないが，単に喘息の気があると言われたにすぎない．

　咳嗽に関するガイドライン第 2 版の治療的診断のフローチャートでは，AC を CVA と誤認しないシステムがどのように盛り込まれるか大いに期待が膨らんだ．アルゴリズムはシンプルであるべきだが安易であってはならない．

　ふたを開けてみると，AC も CVA も好酸球性気管支炎（eosinophilic bronchitis；EB）なのだから吸入ステロイド薬（inhaled corticosteroid；ICS）を用いればよいという海外の情勢をいち早くとりいれ，先人たちの苦悩をよそに好酸球性気道疾患をひとまとめにして ICS を推奨するフローチャートを前面に押し出したガイドラインに仕上がっていた．

好酸球性気道炎症に ICS は幻想か⁉

　CVA は軽症の喘息だから早めに ICS を導入すべきだという意見と，CVA も AC もどちらも EB だから ICS だという机上の論理に導かれた，フローチャートは見事に面倒な議論にふたをする．しかも，ハードルが高かった喀痰中好酸球のカウントも FeNO 測定器なる新兵器が解決してくれる．時代の寵児 FeNO の台頭は，慢性咳嗽患者において ICS の対象とすべき EB の pick up に大いに役立ち，慢性咳嗽のアルゴリズムは大いに機能するはずであった．

　確かに，FeNO は満を持して登場した文明の利器ではあるが，FeNO 高値でひっかけられるのは BA と CVA の一部くらいであり，AC さえ拾い上げることができないことがわかってくると[5]，そのアルゴリズムは慢性咳嗽患者のなかから軽症喘息を拾い

上げ ICS を用いることを推奨するというありきたりのメッセージになっていないか検討が必要となるであろう．

初期治療としての ICS の使用の正当性は？

慢性咳嗽の初期治療として，まず気管支拡張薬を 2 週間用い，次に H_1 受容体拮抗薬を 2 週間用い，その治療反応性から AC らしいか CVA らしいかを判断し次のステップに入るという煩わしさは，初めから ICS を用いることで解消されたのであろうか？　そもそも CVA の咳に ICS は有効というのは本当か？　CVA の咳症状に速やかなる効果を呈するのは ICS ではなく気管支拡張薬である．ICS は AC の reliever であり，CVA の controller（維持薬）であるが，CVA の reliever ではない[6]．つまり，CVA 患者が咳発作を起こしているときに ICS を吸入しても咳はおさまらないのである．初期治療としての ICS の使用が善か悪かどうかには，様々な見解があるのは理解できるが，少なくとも CVA と AC の鑑別に使えるのは ICS ではなく気管支拡張薬である．

吸入薬剤の反応性を良く知り，気管支拡張薬とステロイド薬をネブライザーで実際に吸入してみることで，外来でもある程度治療的診断に迫れることも記載しておく．

コンポーネントとしての AC と CVA

AC は一つの独立した疾患概念である．厳しい診断基準では他の疾患を除外できることが前提となっている．もちろん AC を確定診断することは，臨床研究の対象患者を選出する場合に必須であるが，中枢気道に波及したアレルギー炎症によって咳閾値が亢進した状態を広く〈AC コンポーネント〉と考えると，副鼻腔気管支症候群や BA など様々な呼吸器疾患のなかに AC コンポーネントを見出すことができる．

小規模の研究ではあるが，喉のイガイガ感は，カプサイシン咳閾値の亢進と関連の深い喉頭異常感であることが示された[7]．"イガイガ刺激のある感

じ"，"ムズムズくすぐったい感じ"，そして"のどがかゆい感じ"は AC に随伴しやすい喉頭異常感である．それらの喉頭異常感をたよりに AC コンポーネントを見つけ出し，H_1 受容体拮抗薬の上乗せ効果を狙うことは，日常臨床において福音となるであろう．

一方，CVA は咳閾値の亢進を伴わない．また治療により咳が改善しても咳閾値とは無関係である[8]．好酸球の炎症の主座が異なる CVA と AC とは合併しうる．CVA における咳閾値の亢進は，多くの場合，合併した AC コンポーネントで説明可能であり，CVA の亜型と考える必要はない．

大切なことは，AC に罹患したという既往は過去形として完結しうるが，気管支拡張薬が有効な咳嗽を経験したという既往は，今後，感染などを契機に BA に移行する可能性がある[9]という体質を認識することであり臨床医のセンスとして貴重である．

したがって，CVA と AC は慎重に鑑別されなければならない．CVA を AC と誤認した場合，H_1 受容体拮抗薬，ICS だけでは治療効果は不十分であろう．この場合次のステップに進めばよい．問題なのは，AC を CVA と誤認した場合である．本来 H_1 受容体拮抗薬＋ICS で治療を終了できるはずの AC 患者が，軽症喘息もしくは BA 前段階というレッテルを貼られ，年余にわたって ICS の使用を強いられ，生命保険の加入に条件をつけてしまう．その責任は計り知れない．

CVA に関しては，CVA コンポーネントという概念は不適切もしくは無責任であり，否定しきれない場合にかぎって，CVA と厳しく診断することを目指したい．患者は「CVA ではない，喘息ではない，ICS の維持療法は不要である」という診断を待っている．

AC か喉頭アレルギーか

喉頭アレルギー（laryngeal allergy；LA）は喉頭粘膜における I 型アレルギーで，重篤な声門浮腫を主体とする全身アナフィラキシーの一部分症としての急性型と，それ以外の慢性型に分類される．慢性

喉頭アレルギーは花粉などによる"季節性"と，抗原が確定されない"通年性"に分けられるが，通年性の多くは慢性喉頭炎として診断されてきた．

つまり，LA の二大症状は，"喉頭異常感"と"慢性咳嗽"とされているが，LA 患者が訴える慢性咳嗽に関する研究が本格化したのは，日本咳嗽研究会やアトピー咳嗽研究会で，藤村政樹先生の企画により耳鼻科と呼吸器内科とが同じ土俵の上で，既に市民権を得ていた AC との異同が議論されるようになってからである．

内藤ら[10]は，AC との鑑別のため喉頭ファイバーを用い LA 患者の喉頭披裂部で生検を行ったが，約半数にしか好酸球や肥満細胞を検出できなかったことを示し，LA と診断した患者の約半数は AC であったかもしれないと報告した．彼らの研究では下気道での生検が実施されなかった．一方，われわれが実施した AC 患者に対する研究では，中枢気道をターゲットとして従来の気管支生検に初めて気管生検を実施し"好酸球性気管炎"を証明したが，喉頭生検は実施しなかった．このように双方の研究結果を直接対比できなかった経緯が，AC と LA の鑑別を難しくしているともいえるが，両疾患に組織学的境界線を見出す意義は微妙である．

組織学的にオーバーラップするということと，疾患概念として存在する意義は別のものである．AC は喉頭異常感の有無を問わない慢性咳嗽の原因疾患として，LA は慢性咳嗽の有無にかかわらず喉頭異常感の原因疾患として，それぞれが存在し続けなければならない．咳を伴う症例も伴わない症例も併せもつ LA が慢性咳嗽の原因疾患として国際舞台に名乗りを上げるためにはハードルは高そうである．

重症〜難治性 AC，それでも AC なのか？

AC は，中枢性好酸球性気管気管支炎であるが，好酸球（Eo）の浸潤は極めて軽微で，FeNO の上昇はない．H_1 受容体拮抗薬もしくはそれに ICS を上乗せして治癒できるのが典型的 AC である．重症 AC にはプレドニゾロン 20〜30 mg を 1〜3 week となっているが，このような症例は本当に AC なのだ

ろうか．

アレルギー性疾患で症状の改善が得られないとき，やむを得ず経口ステロイド薬を用いることがあるかもしれないが，それが最終兵器であってよいはずがない．難治性アレルギー性疾患に対峙するときこそ原因抗原追究が病態解明の突破口になる．われわれは，難治性 AC 患者の気道検体から検出される真菌に注目し，一連の研究から，慢性咳嗽の原因や増悪因子となる重要な担子菌を明らかにした．

深在性真菌感染症に関しては，診断も治療も既にガイドラインが版を重ねて久しいが，アレルギー学における真菌の関与は，皮内反応さえ同意書の取得が難しい時世でもあり，血清検査で既知の真菌抗原を測定することに終始する．もちろん，気道検体から原因真菌を検索しようという試みが軽視されてきたわけではないが，取りざたされるのはもっぱら *Aspergillus* などの感染症領域の悪役達に決まっていた．そんななかで弱々しくまた遠慮がちに遅れて生えてくる白色カビなど，誰が重要な病原菌と考えたであろうか．顕微鏡学的にはただの菌糸．早々とMycelia（菌糸体）として分類され年余にわたって舞台の袖に追いやられてきたのもうなずける[11]．

金沢は AC 研究発祥の地である．難治性の AC 患者の気道検体から検出されてくる「無胞子性白色カビ」に目が留まらないはずがなかった．これはなんというカビなのだろうか．アレルゲンなのだろうか．抗真菌薬で除菌できるのであろうか．除菌すれば咳が止まるのであろうか．感染症を扱う学者からすれば取るに足らない雑菌が，アレルギー性気道疾患の field においては，「Basidiomycetes（担子菌）」に名を変えて発掘されることになった．

真菌関連慢性咳嗽とヤケイロタケ（*Bjerkandera adusta*）

2009 年，われわれはアトピー咳嗽の気道検体から分離培養した環境真菌に関する一連の研究から，糸状担子菌（filamentous-basidiomycetes；f-BM）の重要性に注目し真菌関連慢性咳嗽（fungus-associated chronic cough；FACC）を報告した[12]．こ

の新規疾患概念は①慢性咳嗽，②喀痰から環境真菌，特に f-BM が検出される，③少量の抗真菌薬が有効，である．これが 9 年の歳月を経て，日本呼吸器学会から発刊される「咳嗽・喀痰の診療ガイドライン 2018」で紹介されることとなった．

FACC 患者の咳症状には一般的な咳嗽治療薬が無効であることが一因になっていると推測されるが，喀痰中 f-BM の陽性率は，難治性咳嗽（chronic refractory cough ; CRC）患者群では，既存の治療薬によって改善した患者群に対し有意に高かった[13]．

FACC に関する一連の研究から，ヤケイロタケ（Bjerkandera adusta）は慢性咳嗽と関連が深い f-BM の一種であることがわかってきた[7]．当初，30,000 種以上ある BM のなかで，8 例の FACC 患者から立て続けに B. adusta が検出されたが一時的な現象にとどまらず，その後も年余にわたって他の f-BM よりも高頻度で検出され続けている[14]．後に，同真菌が 4〜37℃ で asexual に分節分生子を作りうることが観察されたが，これが B. adusta が冬場でも人体の気道内に colonize し抗原性を発揮できる理由の一つと考えられた[15]．

また，B. adusta は，屋外環境における第 5 位，室内環境における第 3 位の高頻度で検出される環境真菌であることが報告された[16]が，近年，B. adusta が黄砂にも含まれること，さらに同真菌抗原をマウスに作用させると気管支肺胞洗浄液（BALF）中の Eo の集積が増強すること[17]などが報告された．このように B. adusta はアレルギー性気道疾患を取り巻く主要な環境真菌抗原の一つとして注目されている．

慢性咳嗽における B. adusta colonization と B. adusta sensitization

慢性咳嗽患者において，ヤケイロタケが喀痰から検出される患者群（B. adusta colonizer）は，検出されない患者群（non-colonizer）と比較して有意にカプサイシン咳感受性が亢進していた[18]．

一方，B. adusta が喀痰から検出される慢性咳嗽患者には，同真菌粗抗原に対する即時型皮内テスト

陽性もしくはリンパ球刺激試験が陽性，すなわち B. adusta に感作された "アレルギー性真菌性咳嗽患者（allergic fungal cough ; AFC）" なる患者群が存在することが明らかになったが，日本からの発信でもあり「ヤケイロタケ咳嗽（YAKEIROTAKE COUGH）」と命名した[19]．

B. adusta 感作咳嗽患者群（B. adusta sensitizer）は非感作群（non-sensitizer）より，咳嗽症状の寛解までの期間，再発率，抗真菌薬の使用量が多かったため[20]，B. adusta は咳嗽の難治化に重要な因子であると考えられた．また再発例では，一度除菌された BM が再び喀痰から検出され，居住環境からも BM が検出された．このように B. adusta は colonization によっても sensitization によっても慢性咳嗽の臨床像を修飾するが，特に疾患管理においては同真菌の曝露（exposure）を制御するための〈清浄環境の提供〉は避けては通れない課題となりそうである．

治療抵抗性の慢性咳嗽患者

どんなに初期診断が正しくても初期治療が正しくても，BM colonization が評価され対応されなければ，咳症状が改善しない可能性を知らなくてはならない．初期診断に固執しすぎると，患者の訴えに傾聴できなくなる．咳関連 QOL を評価するためのツールとしてレスター咳質問票（Leicester cough questionnaire ; LCQ）が国際的に使用されている[21]が，日本語バージョン（Japanese version of Leicester cough questionnaire ; J-LCQ）【新実・小川版】が入手可能になった[22]．

臨床的に有意な改善といえる最小スコア（minimal important difference ; MID）が報告されている[23]．2 カ月程度の治療にもかかわらず J-LCQ の MID をクリアできなければ，いったん原因のわからない慢性咳嗽患者（unexplained chronic cough ; UCC）として診断し直す，もしくは専門病院へ紹介すべきである．正しく診断されたはずの患者が，次のクリニックを探していることを知ることのできる医師は一部の人格者に限られる．

近年，UCC 患者に対するガバペンチン（ガバペン®）やプレガバリン（リリカ®）などの中枢作動薬（central suppressants；CS）の有効性に関する報告が相次いでいる．咳をしたい感じ（咳衝動：urge-to cough）は確かに cough hypersensitivity syndrome（CHS）と関連の深い sensation であるが，様々な咳疾患に伴いやすい sensation であり，urge-to cough に heterogeneity があることを認識することで，CS を用いるべき状況が体得できそうである．

本来 FACC と診断されるべき f-BM colonizer を UCC 患者と誤認した場合，CS が用いられる可能性が高まるが，本当に担子菌が気道に絡みついた UCC 患者にも CS は有効なのだろうか．CS の本来のポテンシャルを引き出すためには f-BM colonization の検索は避けて通れないことが早くも明らかになりつつある[24]．完成予定の担子菌選択培地（FACS-JAPAN https:// facsjapan7676.wixsite.com/ facs）は，担子菌関連気道疾患の一般化のために極めて重要な weapon として期待される．

咽喉頭異常感から真菌 colonizer を探し出せるか？

数ある喉頭異常感のなかでも"喉に痰が絡みつく感じ（a sensation of mucus in the throat；SMIT）"は，喀痰から真菌が分離培養されること，すなわち真菌の colonization と関連の深い喉頭異常感である[25]．季節性，地域性も考慮しなければならないが，われわれのデーターでは SMIT 症状を伴う慢性咳嗽患者の 50.6% に喀痰真菌培養で何らかの真菌を検出した．日常診療において，咳，痰の有無とともに，SMIT の有無を問診することは，FACC を探し出す有力な手がかりとなるかもしれない．

筆者の所属する済生会金沢病院では，2014 年より SMIT 外来を設置し全国から受診される SMIT を伴う慢性咳嗽患者の診療に当たってきたが，喀痰から担子菌が検出される患者は全国に広く存在していた．

慢性咳嗽患者は喉頭異常感のかたまりである

喉のイガイガは AC の重要な異常感．SMIT は FACC の重要な異常感．喉頭異常感からある程度関連疾患を推測できるかを検討するうえで，2012 年 8 月〜11 月末までに慢性咳嗽を主訴に当院を受診した 31 名の患者において，喉頭異常感を調査した．日本呼吸器学会の診断基準に基づいて診断した患者の内訳は副鼻腔気管支症候群（sinobronchial syndrome；SBS），CVA は 6 名（19.4%），AC は 8 名（25.8%），胃食道逆流に伴う咳嗽〔gastroesophageal reflux（GER）-associated cough〕は 2 名（6.5%）そして FACC は 9 名（29.0%）であった．患者は，11 種の喉頭異常感に対し，それぞれ 1〜5 のスコアで（1＝全く感じない，2＝感じない，3＝あまり感じない，4＝感じる，5＝強く感じる）その程度を記載した．初診時の咳関連喉頭異常感の中央値を表に示した（**表 1**）．

31 名すべての患者が 2〜11 種類の喉頭異常感を種々の程度に認めた．最も頻度の高かった喉頭異常感は，SBS で"咳払い"，CVA では"イガイガ"と"喉が狭い感じ"，AC では"イガイガ"，GER 関連咳嗽では"咳払い"，そして FACC では"SMIT"であった．喉頭異常感を根拠に，慢性咳嗽の原因疾患を特定することはできないが，存在している咳疾患を推測することは可能かもしれない．

喉頭異常感評価の標準化 Newcastle laryngeal hypersensitivity questionnaire（NLHQ）日本語版の完成

慢性咳嗽の total control は，咳嗽症状と咳関連喉頭異常感（cough-related laryngeal sensations：c-LS）の双方が十分に改善して初めて達成される[26]．咳嗽に関する QOL は Japanese version of Leicester cough questionnaire（J-LCQ）を用いることで評価が可能になったが，c-LS を的確に評価できるツールが望まれていた．おりしも，CHS の概念が導入され，難治性咳嗽が，感染性あるいはア

表 1 2012 年 8 月～11 月末までに慢性咳嗽を主訴に当院を受診した 31 名の患者が訴えた喉頭異常感の程度

患者は，11 種の喉頭異常感に対し，それぞれ 1 から 5 のスコアでその程度を記載した．すべての患者が 2～11 種類の喉頭異常感を種々の程度に伴っていた．最も頻度の高かった喉頭異常感は，SBS で "咳払い"，CVA では "イガイガ" と "喉が狭い感じ"，AC では "イガイガ"，GER 関連咳では "咳払い"，そして FACC では "SMIT" であった．

	SBS	CVA	AC	GER-associated cough	FACC
Number of patients	6	6	8	2	9
Gender	F 5, M 1	F 1, M 5	F 7, M 1	F 2, M 0	F 6, M 3
Age（Median）	49.5（30～65）	33.5（21～76）	65.5（30～75）	73.5（72～75）	60.0（24～72）
Mean（SD）					
Eo（%）	4.0（2.4）	3.4（2.4）	1.8（0.9）	1.3（0.5）	3.4（2.3）
IgE（IU/ml）	272.4（454.2）	143.2（117.6）	124.7（161.5）	N.D.	134.8（183.4）
%FVC	127.2（20.1）	101.9（15.8）	116.9（22.4）	114.5（0.0）	108.4（17.8）
%FEV$_1$	115.7（17.7）	91.1（13.8）	117.2（14.6）	125.4（3.7）	106.5（12.9）
FEV$_1$%	80.3（9.5）	75.9（3.8）	80.9（5.7）	80.2（0.5）	82.1（6.3）
bronchial reversibility against bronchodilator（%）	0.03（3.3）	8.9（2.1）	2.4（4.4）	4.7（1.2）	0.9（3.1）
Number of patients experienced Urge to cough（%）	5（83）	5（83）	6（75）	2（100.0）	7（78）
The mean scores for Urge to cough, Median	2.5（0～5）	3（0～4）	1.5（0～5）	3.5（3～4）	2（0～4）
The mean scores for C-LSQ, Median					
1）Throat clearing	**4（1～5）**	2（0～4）	2（0～4）	**3.5（3～4）**	2（0～4）
2）Tickle in the throat	0（0～4）	1.5（0～2）	2（1～3）	3（2～4）	1（0～3）
3）Itchy throat	0（0～4）	0.5（0～3）	0（0～5）	1.5（0～3）	0（0～4）
4）Dry throat	2.5（0～4）	0.5（0～3）	0.5（0～3）	2.5（2～3）	2（0～4）
5）Irritation in the throat	1.5（0～4）	**3（1～5）**	**3（1～5）**	2.5（2～3）	3（0～4）
6）Blocked nose	0（0～5）	0.5（0～2）	0（0～0）	0（0～0）	0（0～1）
7）Runny nose	0（0～5）	0.5（0～3）	0（0～2）	0（0～0）	0（0～2）
8）Throat tightness	0（0～2）	**3（0～4）**	0（0～0）	0（0～0）	0（0～3）
9）Pain in throat	1（0～1）	1（0～3）	0（0～2）	2.5（0～5）	0（0～3）
10）Sensation of mucus in the throat（SMIT）	3.5（2～5）	1（0～2）	0.5（0～3）	1.5（0～3）	**4（2～5）**
The numbers of types of C-LS, Mean（SD）	5.3（2.4）	6.3（3.0）	4.4（1.2）	5.5（0.7）	5.2（1.9）

SBS : sinobronchial syndrome, CVA : cough variant asthma, AC : atopic cough, GER : gastroesophageal reflux, FACC : fungus-associated chronic cough
SD : standard deviation

レルギー性炎症による神経障害に起因するという考えが報告されたが，PG. Gibson らによる Newcastle laryngeal hypersensitivity questionnaire（NLHQ）は[27]，慢性咳嗽，vocal cord dysfunction，muscle tension dysphonia，globus pharyngeus など，種々の疾患でみられる喉頭異常感を，CHS の部分像と考え，それを喉頭神経障害として評価する簡単で non invasive なツールとして開発された．

NLHQ は，obstruction，pain/thermal，irritation の 3 つのドメインから構成され，14 の items からなる．各 item は 1（worst）～7（best）でスコア化され，トータルスコアは，各ドメインの平均値の和，3（worst）～21（best）で表される．健常人の NLHQ は 19.2（SD＝0.7）で，17.1 が正常な喉頭状態を示すカットオフ値である．なお，臨床症状の有意な改善を示す，最小変化値（minimal important difference）は total 1.75，obstruction 0.9，irritation 0.9，pain/thermal 0.5 である．

NLHQ の日本語 version の作成に当たっては，われわれの日本語訳を業者に委託して reverse translation したものを，さらに原著者 PG. Gibson に査読いただき，品質保証を受けるとともに使用許可を得るという process をとった．一般的な文章ではなくイガイガ，コソコソ，ムズムズといったいわゆる

オノマトペの翻訳は，達成感のある作業となったのはいうまでもない．

この Japanese version of Newcastle laryngeal hypersensitivity questionnaire（J-NLHQ）は慢性咳嗽に特化したものではないが，J-LCQ と併用することにより，慢性咳嗽の total management に役立つと考えられる．使用に当たっては，質問表の変更は許されないが，【小川，新実版】として言及いただくことで自由に利用できるものとして完成した[28]．

的確な除菌と清浄環境の提供

担子菌関連アレルギー性呼吸器疾患に取り組むと，やがて行き当たる壁がある．居住環境に担子菌が存在し続ける限り，再発を繰り返しながら疾患は進展するということである[29]．気道検体や居住環境から，キノコの菌糸がこれでもかと言わんばかりに検出されてくると，とてもステロイド薬や CS を処方しようという気にはなれない．ならば，難治性咳嗽には抗真菌薬かと．治療的診断もここまでくるともはや無法地帯である．根拠なき抗真菌薬の投与は，真菌の ecology を認識すること，疾患進展の予防，同居家族の健康への配慮の機会を失わせるため慎まなければならない．気道検体から的確に BM などの環境真菌を分離培養，同定ができる専門病院や特殊研究機関への紹介が望ましい．

clean air が謳われ，空気清浄機に寄せる期待が高まる．担子菌を除菌できたとしても，清浄環境の提供なくしては疾患コントロールが達成できないからである．産学連携はまさしくこれから進むべき道ともいえるが，既存の空気清浄機では環境真菌を捕獲したフィルター上にホットスポットを作ってしまい手に負えないモンスターを生み出してしまうかもしれない．空気清浄機の導入に際しては医学的根拠に裏打ちされた機器だけが専門家によって選ばれなくてはならない．

これからの咳嗽診療

年余にわたって BA として治療された患者が，

FACC の診断を得て 2 週間で改善する．今までの治療はなんだったのだろう．そんな情報がメディアにアップされる時代である．咳嗽診療も治癒を目指して治療精度と治療スピードが求められる．2 カ月で MID をクリアできなければ 2nd opinion が当たり前になる時代も遠くない．気道検体から担子菌が検出されるのか，居住環境の影響を受けているのか，どの空気清浄機が良いのかと．患者のありふれた疑問に対応できる医療レベルを共有しなければ咳嗽診療で大きく水をあけられることになるであろう．

文献

1）Corrao WM, Braman SS, Irwin RS : Chronic cough as the sole presenting manifestation of bronchial asthma. N Engl J Med 300 : 633-637, 1979
2）Fujimura M, Ogawa H, Yasui M, et al : Eosinophilic tracheobronchitis and airway cough hypersensitivity in chronic non-productive cough. Clin Exp Allergy 30 : 41-47, 2000
3）Niimi A, Amitani R, Suzuki K, et al : Eosinophilic inflammation in cough variant asthma. Eur Respir J 11 : 1064-1069, 1998
4）Ohkura N, Fujimura M, Nakade Y, et al : Heightened cough response to bronchoconstriction in cough variant asthma. Respirology 17 : 964-968, 2012
5）Fujimura M, Ohkura N, Abo M, et al : Exhaled nitric oxide levels in patients with atopic cough and cough variant asthma. Respirology 13 : 359-364, 2008
6）Ogawa H, Fujimura M, Ohkura N, et al : Atopic cough and fungal allergy. J Thorac Dis 6（S7）: S689-S698, 2014
7）Ogawa H, Fujimura M, Takeuchi Y, et al : Chronic cough management : dealing with a sensation of irritation in the throat. Respirology 18 : 1278-1279, 2013
8）Fujimura M, KamioY, Hashimoto T, et al : Cough receptor sensitivity and bronchial responsiveness in patients with only chronic nonproductive cough : In view of effect of bronchodilator therapy. J Asthma 31 : 463-472, 1994
9）Fujimura M, Ogawa H, Nishizawa Y, et al : Comparison of atopic cough with cough variant asthma : is atopic cough a precursor of asthma? Thorax 58 : 14-18, 2003
10）内藤健晴：喉頭アレルギー（Laryngeal allergy）慢性咳嗽の診断と治療に関する指針（2005 年度版），日本咳嗽研究会，アトピー咳嗽研究会（編），藤村政樹（監），前田書店，石川，pp 16-21，2006
11）小川晴彦，藤村政樹，槇村浩一：Mycelia の追及は"担子菌によるアレルギー性呼吸器疾患解明"への糸口．アレルギー 65：1277, 2016
12）Ogawa H, Fujimura M, Takeuchi Y, et al : Efficacy of itraconazole in the treatment of patients with chronic cough whose sputa yield basidiomycetous fungi-Fungus-associated chronic cough（FACC）. J Asthma 46 : 407-411, 2009
13）Ogawa H, Fujimura M, Takeuchi Y, et al : The importance of basidiomycetous fungi cultured from the sputum of chronic idiopathic cough-A study to determine the existence of recognizable clinical patterns to distinguish CIC from non-CIC. Resp Med 103 : 1492-1497, 2009
14）Yamaura M, Ogawa H, Satoh K, et al : Specific detection of *Bjerkandera adusta* by polymerase chain reaction and its incidence in fungus-

associated chronic cough. Mycopathologia 176 : 337-343, 2013
15) Ogawa H, Fujimura M, Takeuchi Y, et al : Possible roles of 2 basidiomycetous fungi in allergic fungal respiratory disease. J Allergy Clin Immunol 130 : 279-280, 2012
16) Sautour M, Sixt N, Dalle F : Profiles and seasonal distribution of airborne fungi in indoor and outdoor environments at a French hospital. Sci Total Environ 407 : 3766-3771, 2009
17) He M, Ichinose T, Yoshida S, et al : Aggravating effects of Asian sand dust on lung eosinophilia in mice immunized beforehand by ovalbumin. Inhal Toxicol 24 : 751-761, 2012
18) Ogawa H, Fujimura M, Ohkura N, et al : Impact of *Bjerkandera adusta* colonization on chronic cough. Allergol Int 63 : 499-500, 2014
19) Ogawa H, Fujimura M, Takeuchi Y, et al : Is *Bjerkandera adusta* important to fungus-associated chronic cough（FACC）as an allergen? Eight cases' report. J Asthma 46 : 849-855, 2009
20) Ogawa H, Fujimura M, Takeuchi Y, et al : Sensitization to *Bjerkandera adusta* enhances severity of cough symptom in patients with fungus-associated chronic cough（FACC）. Jpn J Med Mycol 52 : 205-212, 2011
21) Birring SS, Prudon B, Carr AJ, et al : Development of a symptom specific health status measure for patients with chronic cough : Leicester Cough Questionnaire（LCQ）. Thorax 58 : 339-343, 2003
22) 新実彰男，小川晴彦：咳のQOL問診票（LCQ）の日本語版 概略の紹介（抄録），第11回日本咳嗽研究会（2009年11月14日）プログラム，p22
23) Raj AA, Pavord DI, Birring SS : Clinical Cough IV : What is the Minimal Important Difference for the Leicester Cough Questionnaire? Handb Exp Pharmacol 187, 311-320, 2009
24) Ogawa H, Tone K, Fujimura M, et al : Central suppressant therapies in unexplained chronic cough patients whose sputum cultures yielded *Bjerkandera adusta*. Allergol Int, in press
25) Ogawa H, Fujimura M, Takeuchi Y, et al : Dealing with a sensation of mucus in the throat in chronic cough management. Respirology 18 : 732-733, 2013
26) Ogawa H, Fujimura M, Makimura K, et al : Dealing with cough-related laryngeal sensations for a substantial reduction in chronic cough. Pulm Pharmacol Ther 27 : 127-128, 2014
27) Vertigan AE, Bone SL, Gibson PG : Development and validation of the Newcastle laryngeal hypersensitivity questionnaire. Cough 10 : 1, 2014
28) 小川晴彦，新実彰男：Newcastle laryngeal hypersensitivity questionnaire（NLHQ）日本語版完成のご報告（抄録），第19回日本咳嗽研究会（2017年10月28日）プログラム，p34
29) Ogawa H, Fujimura M, Ohkura N, et al : Fungus-associated asthma : overcoming challenges in diagnosis and treatment. Expert Rev Clin Immunol 10 : 647, 2014

呼吸器ジャーナル

▶ 2018年2月号［Vol.66 No.1　ISBN978-4-260-02888-2］

1部定価：本体4,000円＋税
年間購読 好評受付中！
電子版もお選びいただけます

特集　呼吸器救急診療ブラッシュアップ—自信をもって対応できる

企画：西川　正憲
　　　（藤沢市民病院）

主要目次

■ I. 総論
救急患者の初期対応は何が大切か？／西川正憲

■ II. 呼吸器徴候からみた救急診療
呼吸困難／室橋光太、原　悠、金子　猛
咳嗽／金子正博
血痰・喀血／倉原　優
胸痛／横江正道
誤嚥（誤嚥性肺炎・気管支炎）／寺本信嗣

■ III. 基本となる対応法
酸素飽和度モニタ、動脈血ガス分析／大塚竜也、三浦元彦
呼吸管理／桑野公輔
循環管理／遠藤智之

■ IV. 知っておきたい検査
緊急気管支鏡／木田博隆、峯下昌道
救急超音波診／肺エコー／谷口隼人、本多英喜、森村尚登

■ V. 主な疾患からみた救急マネージメント
喘息の増悪／渡辺徹也、平田一人
COPDの増悪／五十嵐 朗、井上純人、柴田陽光
びまん性肺疾患／間質性肺炎の増悪への対応／馬場智尚
急性呼吸窮迫症候群（ARDS）／佐々木信一
重症肺炎・胸膜炎／三木　誠
急性肺血栓塞栓症／塚原健吾
急性心不全の合併／鈴木　昌
Oncologic Emergency／草野暢子
気胸・縦隔気腫／阿南英明
アナフィラキシーショック／久田剛志
●Dr. 長坂の身体所見でアプローチする呼吸器診療
検診（健診）で発見された症例／長坂行雄
●症例で学ぶ非結核性抗酸菌症
肺アスペルギルス症合併例での治療戦略／鈴木翔二、他

医学書院
〒113-8719　東京都文京区本郷1-28-23　　［WEBサイト］http://www.igaku-shoin.co.jp
［販売部］TEL：03-3817-5650　　FAX：03-3815-7804　　E-mail：sd@igaku-shoin.co.jp

> 日常の呼吸器臨床で遭遇する無数の選択肢。あなたの進むべき道はこっちだ！

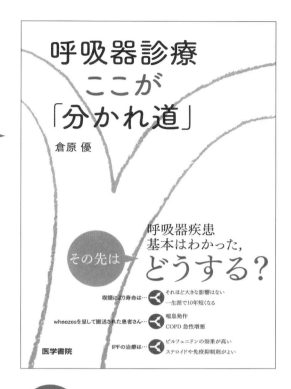

呼吸器診療 ここが「分かれ道」

倉原 優　国立病院機構近畿中央胸部疾患センター 内科

日常の呼吸器臨床の場において、疾患の診断や鑑別、薬剤の選択、さらには患者からの訴えに対する対処法といった様々な岐路に遭遇した場合、臨床経験が豊富な医師はどのような思考回路でもって、数ある選択肢のなかから自分なりに最適な解を導いていき、診療していくのか、その頭のなかを解き明かしていく。エビデンスに基づいた記載が基本となるが、意見が分かれる終末期医療などの微妙なゾーンについても知識やデータを示していく。呼吸器科領域への興味が湧くコラムも多数収録。

● A5　頁260　2015年　定価：本体4,000円＋税
[ISBN978-4-260-02135-7]

目次

第1章　徴候・身体所見
1. 呼吸困難感を指導医に伝えるためには？
2. 呼吸困難感を和らげる薬剤を求められた！
…他

第2章　閉塞性肺疾患
1. 救急搬送された患者にwheezesを聴取。喘息発作？COPD急性増悪？
2. 喫煙は寿命を短くするか？
…他

第3章　間質性肺疾患
1. 間質性肺疾患の急性期と慢性期を分けて考える！
2. 特発性肺線維症の治療は？

第4章　肺がん
1. 間質性肺疾患を合併した肺腺がんの治療は？
2. 肺がんが確定した後に禁煙しても無駄？
…他

第5章　その他の分かれ道
1. 気管支鏡後の気胸に対して胸腔ドレナージは必要か？
2. 胸水は全部抜く？
…他

医学書院　〒113-8719　東京都文京区本郷1-28-23　[WEBサイト] http://www.igaku-shoin.co.jp
[販売部] TEL：03-3817-5650　FAX：03-3815-7804　E-mail：sd@igaku-shoin.co.jp

特集　「咳嗽」と「喀痰」を診る
咳嗽・喀痰を来す主な疾患

COPDにおける咳嗽と喀痰の診かた

柴田陽光／町田浩祥／井上純人

Point

- 咳嗽と喀痰の症状は COPD 質問票（CAT）を用いて評価することが可能である.
- COPD の治療は，LAMA を中心とした気管支拡張療法であり，咳嗽と喀痰症状にも有効である.
- 喀痰調整薬は COPD 増悪抑制効果があるので，喀痰を訴える症例には積極的に使用する.

疾患の定義と症状

　慢性閉塞性肺疾患（chronic obstructive pulmonary disease ; COPD）は日本呼吸器学会「COPD（慢性閉塞性肺疾患）診断と治療のためのガイドライン　第 5 版」において，『タバコ煙を主とする有害物質を長期に吸入曝露することなどにより生ずる肺疾患であり，呼吸機能検査で気流閉塞を示す. 気流閉塞は末梢気道病変と気腫性病変が様々な割合で複合的に関与し起こる. 臨床的には徐々に進行する労作時の呼吸困難や慢性の咳・痰を示すが，これらの症状に乏しいこともある』と定義されている. 診断としては，重喫煙歴を有する患者が，上記の症状を有して，かつ気管支拡張薬吸入後の呼吸機能検査で 1 秒率が 70% 未満であり，他疾患が除外された場合に COPD と診断される. 胸部 CT での肺野における気腫性病変の存在や，肺拡散能検査における DLco/VA の低下は，その診断を支持するものである.

　一方，慢性気管支炎は症候によって定義された病態であり，喀痰症状が年に 3 カ月以上あり，それが 2 年以上連続して認められ，この症状が他の肺疾患や心疾患に起因しない病態のことである. 気腫性病変の乏しい COPD 患者には，この定義に該当する慢性気管支炎が認められることもあるが，認められないこともある. いずれにせよ，気腫性病変が乏しい場合には，末梢気道病変が気流閉塞に関与しているとされる.

COPD 患者における咳嗽と喀痰，増悪

　COPD 患者は咳嗽や喀痰症状を有していることが少なくはないが，患者自身はそれが加齢によるもの，もしくは喫煙によるものとして，自身を病気であると自覚していないことが多い. 患者は時に，気道感染の合併，大気汚染，天候の変化などにより，息切れの増加，咳や喀痰の増加，胸部不快感・違和感の出現あるいは増強を認め，安定期の治療の変更もしくは追加が必要になることがある. このような状態のことを COPD 増悪と呼ぶ. しかし増悪を起こしても，一時的な急性気管支炎として，潜在する COPD に気付かれずに治療されてしまうことも少なくない. このような背景のため，往々にして COPD 患者の早期発見が遅れ，患者は喫煙を継続したため，重症化して呼吸苦が悪化することや，重い増悪

しばた ようこう　福島県立医科大学呼吸器内科（〒 960-1925 福島県福島市光が丘 1 番地）
まちだ ひろよし・いのうえ すみと　山形大学医学部第一内科

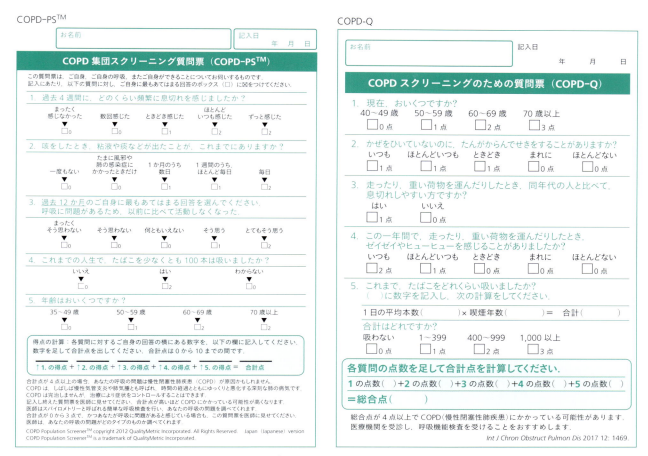

図1 COPDのスクリーニングツール：COPD-PS™（左）とCOPD-Q（右）

を契機にしてようやく診断に至るというケースが少なからずある．すなわち，重喫煙者が気道感染を併発して，膿性喀痰を訴えるような場合には，その病態がCOPD増悪であるかもしれないことを念頭に置くべきであろう．

咳嗽と喀痰はCOPDの早期症状であることが多い．咳嗽と喀痰は軽症から中等症のCOPD患者における肺機能低下と関連しているだけでなく[1]，死亡率の増加と関連することも報告されている[2]．また長期に咳嗽と喀痰を訴える患者は増悪の頻度が高い[3]．したがって，一般診療医は喫煙歴と症状から本疾患を積極的に疑って，まずは呼吸機能検査を実施し，1秒率が低下していないかどうかを確認する必要がある．呼吸機能検査が実施できない場合には，COPD-PS™やCOPD-Qといったスクリーニングツールを活用し（図1），カットオフ値を超える場合には，一度呼吸機能検査を実施できる医療機関

へ紹介すべきであろう[4]．

COPDと診断された症例に対しては，治療方針決定のために症状の程度を評価する必要がある．COPD質問票（CAT）は患者のQOL評価に有用である（図2）．世界的なCOPDの診療に関するドキュメントであるGOLD2017においては，CATの点数と増悪の頻度をもとにしてCOPD患者を分類している（図3）[5]．CATにおいても質問項目中に咳嗽と喀痰が組み込まれており，日常診療においてもこれらの症状の評価に有用である．

COPDの治療（特に咳嗽と喀痰に着目して）

1・非薬物療法

COPDの治療の基本は禁煙である．喫煙中のCOPD患者に対しては禁煙を促すべきであり，禁煙

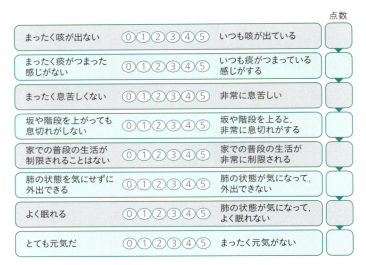

図2 COPD質問票（CAT）

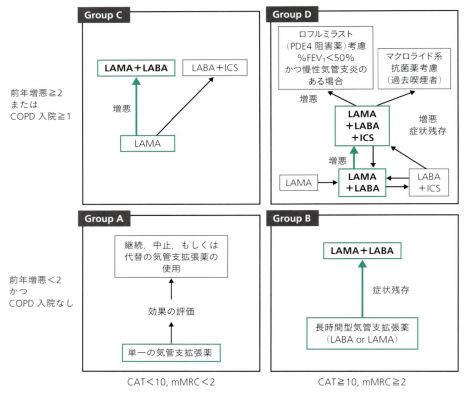

図3 GOLD2017におけるCOPDの分類と推奨される治療

を自己達成できない場合には，禁煙指導を行うべきである．喫煙による咳嗽や喀痰は，禁煙によって改善し，呼吸機能の低下が抑制されることが示されている[6]．インフルエンザワクチンや肺炎球菌ワクチン接種は，直接咳嗽と喀痰を減少させる効果はないものの，増悪を予防するという観点からCOPD患者に対して接種が推奨される．

2 ▪ 薬物療法

GOLD2017においては，症状と将来のリスクより，2次元的に患者を分類する手法がとられており，軽症状・低リスク群をグループA，重症状・低

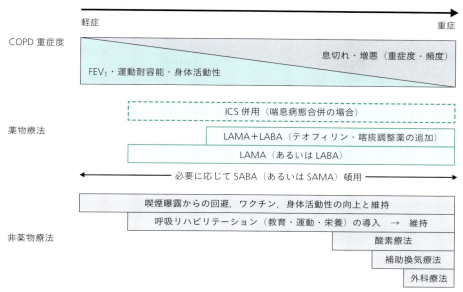

図4 日本呼吸器学会「COPD（慢性閉塞性肺疾患）診断と治療のためのガイドライン第5版」におけるCOPDの管理指針

リスク群をグループB，軽症状・高リスク群をグループC，重症状・高リスク群をグループDと分類している（図3）[5]．この分類に応じた薬物療法が推奨されているが，詳細は図3をご参照いただきたい．一方，日本呼吸器学会の「COPD（慢性閉塞性肺疾患）診断と治療のためのガイドライン 第5版」においては，症状，増悪，呼吸機能，身体活動性，運動耐容能に応じて，薬物療法を選択する手法が示されている（図4）[7]．

薬物療法の基本は長時間作動型気管支拡張薬の吸入であるが，これには長時間作動型抗ムスカリン受容体阻害薬（long acting muscarinic antagonist ; LAMA）と長時間作動型β刺激薬（long acting beta agonist ; LABA）が使用される．どちらも，優れた気管支拡張効果を有しているが，LABAがメタ解析で喀痰と咳嗽症状に対する効果が示せなかったのに対して[8]，LAMA（チオトロピウム，アクリジニウム）には喀痰・咳嗽を減少させたというエビデンスが存在する[9]．よって，安定期のCOPD患者では，まずはLAMAを中心とした治療で咳嗽と喀痰のコントロールを目指すべきである．

喀痰調整薬（いわゆる去痰薬）はCOPD患者の呼吸機能，呼吸困難感，QOLの改善に対する効果は乏しい．しかし，無作為化コントロール試験のメタ解析では，COPD増悪を抑制する効果が期待できることが示された．中国におけるカルボシステインを用いた臨床試験では，カルボシステインがプラセボに比してCOPD増悪を抑制することが示された[10]．また，アンブロキソールは重症のCOPD患者の増悪を抑制することも示された[11]．N-アセチルシステイン（本邦では喀痰調整薬としての保険適用なし）も，増悪抑制効果が示されている[12]．すなわち，喀痰調整薬は，症状緩和という点に関するエビデンスは乏しいものの，増悪抑制という将来のリスクに関しては有効であることが示されている．喀痰調整薬は安価で安全性も高いことから，増悪を繰り返す症例や喀痰症状の強い症例には積極的に処方すべきであると考えられる．

また，マクロライド系抗菌薬にも長期投与により増悪抑制効果があることが報告されている．英国の二重盲検プラセボ対照試験ではエリスロマイシン500 mgの長期投与がCOPD増悪を抑制する効果が報告された[13]．また北米のプラセボ対照無作為化試験ではアジスロマイシン250 mg/日の長期投与にもCOPD増悪抑制効果が示された[14]．マクロライド長期療法は慢性気道感染症における喀痰減少効果があるため，慢性気管支炎を併存している場合には特に有用であることが期待される．

3 • 増悪時の薬物療法

　増悪時には細菌による気道感染を合併していることが多い．また，増悪時には気道狭窄が悪化することが多い．外来で治療可能な程度の中等度までの増悪急性期においては，抗菌薬，コルチコステロイド内服，気管支拡張療法（長時間作動型のものに短時間作動型のものを追加など）を行うことが推奨されている[15]．増悪によって激しい咳嗽や喀痰が生じている場合には，明らかな有効性を示したエビデンスはないものの，多くの鎮咳薬や喀痰調整薬は，安価で目立った有害事象がないことから，実臨床においては処方されることが多い．低酸素血症が悪化しているような重症の増悪の場合には，入院加療が必要となる．

4 • 喘息合併時の薬物療法

　本邦では COPD 患者の 4～50% には喘息が合併すると報告されており，asthma COPD overlap（ACO）といわれている[16]．一般的に COPD 単独の患者に比して，ACO 患者は症状がより強く，増悪リスクが高く，予後が不良であるとされてきたが，いくつかの報告では，予後が良好であるとされ見解が分かれている．恐らくこれは，ACO 自体の診断基準が確立されていないため，研究ごとに組み入れられる対象の違いがあることが原因と思われる．また，COPD と気管支喘息における多くの臨床試験においては，お互いを除外しているために，これらが併存している場合の最適な治療に関するエビデンスは極めて不足している．近年，ACO の診断を樹立しようとする試みが行われ，日本呼吸器学会において「喘息と COPD のオーバーラップ（Asthma COPD Overlap：ACO）診断と治療の手引き 2018」が発刊された[17]．今後，このなかで定められた基準を用いた ACO 患者の臨床像の解析が展開されてゆくと思われる．

　筆者の経験では，ACO は元々気管支喘息を有する患者が長期間の喫煙を続け，肺野に気腫性変化を生じ，呼吸機能検査にて固定性の気流閉塞を生じてくるタイプと，重喫煙者がある程度の年齢になって

から気管支喘息を併存してくるタイプがいるようである．前者の診断は比較的容易であるが，後者は喘息の併存が気付かれにくいことが多いと思われる．ACO では夜間や早朝の咳嗽・喀痰・喘鳴といった喘息症状を有することが多いので，問診上注意を払わなければならない．

　治療に関しては，COPD 単独の場合とは異なり，吸入ステロイド（ICS）にて喘息による好酸球性の気道炎症を抑制すると同時に，気管支拡張療法も行うことが求められる．すなわち ICS/LABA 配合剤を中心にして，場合によっては ICS と LAMA の併用あるいは，ICS/LAMA/LABA の 3 者療法で治療を行う．

具体的な症例提示

症例 1 • 慢性副鼻腔炎を合併し高度の咳嗽を認めた 63 歳男性

【主訴】咳嗽，喀痰

【喫煙歴】1 日 20 本，30 年間の過去喫煙者．

【既往歴】喘息なし．

【現病歴】A 病院で COPD として ICS/LABA 吸入，テオフィリン内服，アンブロキソール内服，ツロブテロール貼付にて加療を受けていたが，咳嗽症状の改善なく当院に紹介となった．鼻汁，後鼻漏も訴えあり．CAT 18 点．

【現症】肺野に雑音なし．

【検査所見】白血球 8,100/μl，好酸球 250/μl，IgE 31.7 IU/ml，呼気一酸化窒素濃度 15 ppb

【呼吸機能検査（図 5）】（気管支拡張薬吸入前）FVC 4.18 L，FEV$_1$ 2.50 L，FEV$_1$/FVC 59.8%．（気管支拡張薬吸入後）FVC 4.00 L，FEV$_1$ 2.50 L，FEV$_1$/FVC 62.5%

【胸部 X 線写真（図 6a）】両側肺野の透過性やや亢進．

【胸部 CT 写真（図 6b）】両側肺野に微細な気腫性変化を認めた．縦郭側肺野には囊胞あり．

【経過】好酸球増多なし，気道可逆性なし，呼気一酸化窒素濃度上昇はなく，喘息は否定的であると

考えられた．鼻症状あり，耳鼻科に精査依頼したところ，慢性副鼻腔炎の所見を指摘された．COPD（GOLD2），慢性副鼻腔炎と診断され，ICS/LABA，テオフィリン，ツロブテロールは中止され，LAMA吸入，カルボシステイン，アンブロキソール，エリスロマイシン内服，ステロイド点鼻に治療変更された．しかし，症状は十分には改善せず，半年後に耳鼻科にて副鼻腔炎に対して外科的治療が施行された．その後咳嗽は改善傾向にあったものの，喀痰症状は残存しており，LABA吸入が追加されたところ，咳嗽・喀痰症状はともに改善した．

症例2・慢性下気道感染症があり ICS 未導入の喘息合併 COPD の 71 歳男性

【主訴】咳嗽，喀痰
【喫煙歴】1日15本，50年間の過去喫煙者．
【職歴】セメント作業あり．
【既往歴】喘息と診断されたことあり．
【現病歴】数年前から咳嗽と喀痰があり，近医にてテオフィリンと抗菌薬を処方された．症状が改善せず，呼吸機能検査にて閉塞性換気障害を指摘され，COPDとしてLAMA吸入開始となったが，症状が十分に改善しないため当院に紹介となった．CAT 8 点，mMRC 0．
【現症】肺野に雑音なし．
【検査所見】白血球 6,360/μl，好酸球 190/μl，呼気一酸化窒素濃度 39 ppb

【呼吸機能検査（図7）】（気管支拡張薬吸入前）FVC 2.30 L，FEV₁ 1.00 L，FEV₁/FVC 43.5%．（気管支拡張薬吸入後）FVC 2.50 L，FEV₁ 1.04 L，FEV₁/FVC 41.6%

【胸部X線写真（図8a）】右上肺野に粒状陰影を指摘．

【胸部CT写真（図8b）】両側肺野に微細な気腫性変化を認め，右上葉の気腫性病変には壁肥厚を認めた．両側気管支壁の肥厚所見もあり．

【経過】喘息の既往や呼気一酸化窒素濃度の上昇からACOが考えられたが，黄色痰の持続があり，

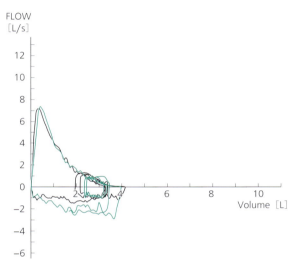

図5 症例1の呼吸機能 フローボリューム曲線

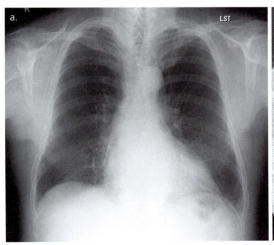
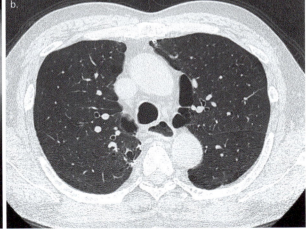

図6 症例1の胸部X線写真（a）と胸部CT（b）

慢性下気道感染症の持続が疑われた．喘息様の症状は朝の咳嗽，喀痰のみであった．気道感染の増悪が危惧されたため ICS は導入されず，LAMA 吸入とアンブロキソール内服追加でフォローされた．その後，気道感染による中等度の増悪を発症し，短期間のステロイド内服と抗菌薬内服が行われた．増悪回復後に，LABA 吸入とエリスロマイシン内服が追加され，さらなる増悪は生じていない．喘息症状の悪化がないか注意深く経過観察中である．

おわりに

残念ながら COPD の認知は十分に達成されていない．不幸中の幸いにして，COPD という病気は，悪性疾患や間質性肺疾患のように疾患の進行はそれほど急速ではない．しかし，最近の優れた治療薬によって治療成績は改善してきているとはいえ，現在の医学では治癒することは望めない疾患である．ゆえに，いかに患者を早い段階で見つけ出して，禁煙を達成させて病気の進展を遅らせてあげるかが，患者の将来的なリスクや QOL を飛躍的に改善することにつながる．もちろん COPD 早期発見を達成できるような社会的な仕組みを構築してゆくことが必要であるが，それを待たずとも，そして呼吸器科非専門医であったとしても，この病気に関心を示して，目の前の患者に対して丁寧な問診や質問票を用いたスクリーニングを実施する医師が増えれば，早期に発見される COPD 患者が増えることが期待できると考えられる．

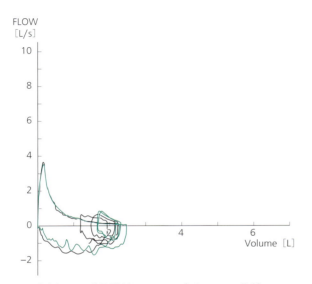

図7 症例2の呼吸機能 フローボリューム曲線

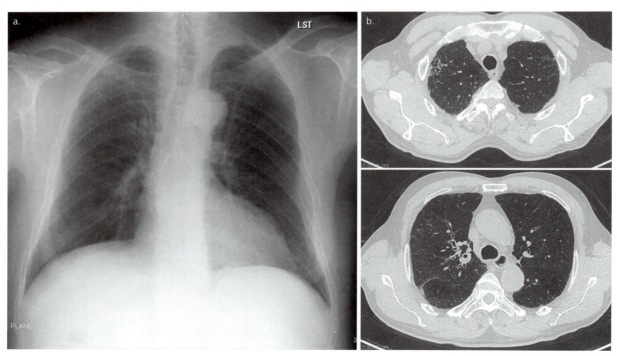

図8 症例2の胸部X線写真（a）と胸部CT（b）

文献

1) Vestbo J, Prescott E, Lange P : Association of chronic mucus hypersecretion with FEV1 decline and chronic obstructive pulmonary disease morbidity. Copenhagen City Heart Study Group. Am J Respir Crit Care Med 153 : 1530-1535, 1996

2) Putcha N, Drummond MB, Connett JE, et al : Chronic productive cough is associated with death in smokers with early COPD. Copd 11 : 451-458, 2014

3) Burgel PR, Nesme-Meyer P, Chanez P, et al. : Cough and sputum production are associated with frequent exacerbations and hospitalizations in COPD subjects. Chest 135 : 975-982, 2009

4) 日本呼吸器学会 COPD ガイドライン作成委員会：COPD（慢性閉塞性肺疾患）診断と治療のためのガイドライン第 5 版．第 2 章　診断　D．臨床所見．（黒澤　一　編），メディカルレビュー社，東京，pp 53-58, 2018

5) Global_Initiative_for_Chronic_Obstructie_Lung_Disease. Global strategy for the diagnosis, management, and prevention of chronic obstructive pulmonary disease 2017 report. 2017 ［Last Access Date : 15 March, 2018］. Available from : http://goldcopd.org/gold-2017-global-strategy-diagnosis-management-prevention-copd/

6) Scanlon PD, Connett JE, Waller LA, et al : Smoking cessation and lung function in mild-to-moderate chronic obstructive pulmonary disease. The Lung Health Study. Am J Respir Crit Care Med 161 : 381-390, 2000

7) 日本呼吸器学会 COPD ガイドライン作成委員会：COPD（慢性閉塞性肺疾患）診断と治療のためのガイドライン第 5 版．第 3 章　治療と管理　C．安定期の管理．（黒澤　一　編），メディカルレビュー社，東京，pp 88-132, 2018

8) Park J, Lee JS, Rhee C, et al : Effect of Indacaterol on Cough and Phlegm in Chronic Obstructive Pulmonary Disease Patients : A Meta-Analysis of Five Randomized Controlled Trials. J Korean Med Sci 30 : 1453-1458, 2015

9) Tagaya E, Yagi O, Sato A, et al : Effect of tiotropium on mucus hypersecretion and airway clearance in patients with COPD. Pulm Pharmacol Ther 39 : 81-84, 2016

10) Zheng JP, Kang J, Huang SG, et al : Effect of carbocisteine on acute exacerbation of chronic obstructive pulmonary disease（PEACE Study）: a randomised placebo-controlled study. Lancet 371 : 2013-2018, 2008

11) Malerba M, Ponticiello A, Radaeli A, et al : Effect of twelve-months therapy with oral ambroxol in preventing exacerbations in patients with COPD. Double-blind, randomized, multicenter, placebo-controlled study（the AMETHIST Trial）. Pulm Pharmacol Ther 17 : 27-34, 2004

12) Zheng JP, Wen FQ, Bai CX, et al : Twice daily N-acetylcysteine 600 mg for exacerbations of chronic obstructive pulmonary disease（PANTHEON）: a randomised, double-blind placebo-controlled trial. Lancet Respir Med 2 : 187-194, 2014

13) Seemungal TA, Wilkinson TM, Hurst JR, et al : Long-term erythromycin therapy is associated with decreased chronic obstructive pulmonary disease exacerbations. Am J Respir Crit Care Med 178 : 1139-1147, 2008

14) Albert RK, Connett J, Bailey WC, et al : Azithromycin for prevention of exacerbations of COPD. N Engl J Med 365 : 689-698, 2011

15) 日本呼吸器学会 COPD ガイドライン作成委員会：COPD（慢性閉塞性肺疾患）診断と治療のためのガイドライン第 5 版．第 3 章　治療と管理　D．増悪期の管理．（黒澤　一　編），メディカルレビュー社，東京，pp 133-146, 2018

16) 日本呼吸器学会 ACO の手引き作成委員会：喘息と COPD のオーバーラップ（Asthma and COPD Overlap : ACO）診断と治療の手引き 2018．第 3 章　疫学　1．ACO の疫学．（橋本　修　編），メディカルレビュー社，東京，pp 18-23, 2018

17) 日本呼吸器学会 ACO の手引き作成委員会：喘息と COPD のオーバーラップ（Asthma and COPD Overlap : ACO）診断と治療の手引き 2018．第 2 章　疾患概念と定義　3．（橋本　修　編），メディカルレビュー社，東京，pp 14-15, 2018

MEDICAL BOOK INFORMATION — 医学書院

トワイクロス先生の緩和ケア
QOLを高める症状マネジメントとエンドオブライフ・ケア

編集　Robert Twycross・Andrew Wilcock
監訳　武田文和・的場元弘

●A5　頁440　2018年
定価：本体3,400円＋税
［ISBN978-4-260-03550-7］

緩和ケアの標準テキストとして世界中で読み継がれてきた名著 "Introducing Palliative Care" の最新第5版の完訳。緩和ケアの泰斗Dr.Robert TwycrossとDr.Andrew Wilcock編集。進行がんのみならず、非がん疾患、小児ケアも網羅し、緩和ケアのすべてを見通せる1冊。

特集 「咳嗽」と「喀痰」を診る
咳嗽・喀痰を来す主な疾患

胃食道逆流症に伴う慢性咳嗽の診断と治療

新実彰男

Point

- GERD による慢性咳嗽の頻度は本邦でも増加しており，咳喘息に次ぐ主要原因疾患となっている．
- 逆流が咳を惹起するだけでなく，他疾患による咳が逆流を惹起し，それがさらに咳を惹起するという悪循環を形成するため，慢性咳嗽の他の原因疾患との合併例が多い．
- 食道症状が乏しい場合もあり，朝起床直後や食後の咳の悪化などから疑い，治療は危険因子の回避とプロトンポンプ阻害薬に，消化管運動機能改善薬を適宜追加する．

概念・定義

胃食道逆流（GER）とは胃酸や胃内容物が胃から食道に逆流することを指す．GER によって何らかの症状や合併症が惹起された場合を胃食道逆流症（GERD）と呼ぶ[1]．GERD は食道症候群と食道外症候群からなり，後者での呼吸器関連疾患・症状は「明確な関連あり」の咳嗽，喘息，「関連の可能性あり」の特発性肺線維症に分類される[1]．COPD 増悪への寄与も知られている[2, 3]．

疫学

「週 1 回以上の逆流症状」で定義した GERD 自体の本邦での頻度は 6.5〜9.5% であり，欧米での頻度（10〜20%）に接近している[4]．Irwin ら（米）による GERD による慢性咳嗽の比率は 1981 年：

10%（原因疾患の第 4 位），1990 年：21%（3位），1998 年：36%（2 位）と増加しており[5]，欧米では 3 大原因疾患の 1 つとされる[5, 6]（ただし報告により頻度は異なる）[7]．本邦では稀とされたが，筆者らによる京都大学での調査で，1993〜96 年の2%（慢性乾性咳嗽の 3%）から，2002〜2003 年に 8.0%[8]，2004〜2006 年には 11.5%（19/165，3 位；他の原因疾患合併の 12 例を含む）と増加した[9]（図 1）．名古屋市立大学病院における 2012〜2016 年の初診遷延性・慢性咳嗽 210 例においては105 例（50%）に GERD がみられた（単独 29 例，他疾患との合併例 76 例：後者の頻度が高いことについては後述する）[9]．欧米との従来の頻度差には人種差のほか，食生活や肥満の頻度・程度の差，原因疾患としての認識の差の関与，近年の増加には後者の変化の寄与が想定される[6, 9]．

GERD 自体の男女差は女性に多いとする報告と差

にいみ あきお　名古屋市立大学大学院医学研究科呼吸器・免疫アレルギー内科学（〒 467–8601 愛知県名古屋市瑞穂区瑞穂町字川澄 1）

調査年, n	1	2	3	4	
1993〜1996 n＝45	咳喘息 36%	SBS アトピー咳嗽 各16%	感染後咳嗽 11%	ACE阻害薬 の副作用 4%	GERD 2%
2002〜2003[8] n＝100 （109原因）*	咳喘息 62%	アトピー咳嗽 17%	SBS 9%	GERD 8%	
2004〜2006 n＝165 （185原因）*	咳喘息 57.0%	SBS 15.2%	GERD 11.5%	喫煙による慢性気管支炎 6.1%	

*複数の原因疾患を有した一部の患者においては，個々の原因疾患を重複してカウントした．
SBS：副鼻腔気管支症候群，GERD：胃食道逆流症

図1 京都大学の呼吸器内科外来における慢性咳嗽の原因疾患の変遷（文献[9]より引用）

表1 GERDに伴う慢性咳嗽の機序による分類と，臨床像（仮説）（文献[9]より引用）

	"Reflex cough"	"Reflux cough"
基本病態	TLESR	不顕性（微量）誤嚥
頻度・寄与度/重要性	高い	低い
咳嗽好発時間（体位）	昼間（立位，坐位）	夜間（臥位）
食道症状の頻度	低い	高い
咽喉頭症状の頻度	低い	高い
逆流性食道炎の合併	少ない	多い
食道裂孔ヘルニアの合併	少ない	多い
肥満の合併	少ない	多い
年齢	より若年	より高齢
PPIへの反応性	やや不良	良好

がないとするものとがあり，好発年齢は報告によりばらつきがある[4]．一方GERDによる慢性咳嗽は，慢性咳嗽が女性に多いことを反映して女性に多く，年齢層によって臨床像が異なる特徴がある（**表1**[9]，後述）．

病因と病態

胃内圧は陽圧，食道内圧は陰圧に保たれており，経横隔膜圧（胃内圧―食道内圧）は陽圧となる．食道胃接合部は主に下部食道括約筋（lower esophageal sphincter；LES）の作用で胃・食道内圧よりも高圧となり，胃内容物の逆流を防止するが，この破綻によりGERが生じる．主要な発生機序である一過性のLES圧低下（TLESR）は嚥下や食道蠕動を伴わない迷走神経反射である．生理的現象でもあり，健常者のGERのほとんどはこれによる．TLESRの頻度が病的に増えると食道はより長時間酸に曝露さ

れ，GERD症状が生じる．TLESRはGER発生の最も主要な機序であるが，逆流性食道炎を伴うような比較的重症例ではLESの圧低下・機能不全，食道胃接合部の解剖学的障害（食道裂孔ヘルニア）などの役割が増す[2]．

GERによる咳は，逆流が下部食道の迷走神経受容体を刺激し，中枢を介して反射性に下気道の迷走神経遠心路に刺激が伝わるreflex theoryと，逆流内容が上部食道から咽喉頭や下気道に到達し直接刺激するreflux theoryとによる[1,2,5,9]．近年は非酸の逆流や食道運動不全の関与も重要視されている[2,9]．

先に述べたようなGERDによる咳がしばしば他の原因に合併する現象は，複数報告されている．Shimizuらによる慢性咳嗽173例の検討で，GERDは単独の原因として6.9%の患者に認めるのみであったが，2疾患以上の合併例も含めると患者の17.3%に原因として関与していた[10]．ブラジルでの遷延性・慢性咳嗽患者78例の検討では，GERD

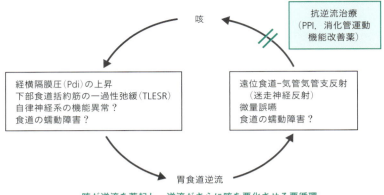

図2 Cough-Reflux Self-Perpetuating Positive Feedback Cycle（咳と逆流の自己永続サイクル）（文献[13]より引用）

表2 咳喘息患者における咳特異的QOLの決定因子―多変量解析―（文献[14]より引用）

Variables	Estimates	95% C.I.	p value
Gender, females	−0.82	−1.54；−0.11	0.024
Log FEV$_1$, L	2.29	−2.54；7.12	0.35
Log total IgE, IU/ml	−0.16	−1.51；0.58	0.38
Antigen specific IgE, positive	―	―	―
Mixed weed pollens	−2.00	−4.70；0.69	0.14
House dust	−3.17	−7.92；1.58	0.19
Dermatophagoides pteronyssinus	0.98	−3.80；5.76	0.69
Japanese cedar pollen	−1.29	−2.82；0.24	0.097
Cat dander	−0.84	−3.11；1.43	0.46
Number of sensitized allergen	0.47	−0.34；1.28	0.26
Dysmotility symptoms domain	−0.23	−0.30；−0.02	0.026

を有した32例中22例が他の原因疾患を合併していた（喘息6，上気道疾患4，その両者12）[11]．ポーランドでの非喫煙慢性咳嗽131例（年齢中央値54歳，女性が77％）の検討では，単一原因疾患が54例，2疾患合併が57例，3疾患合併が16例で，4例では原因が見つからなかった（chronic idiopathic cough）．原因疾患はGERDが79例（62％）に認められ最多で，次いでupper airway cough syndrome 59例（46％），咳喘息32例（25％），eosinophilic bronchitis 19例（15％）であった[12]．この論文ではGERDと他疾患の合併例が何例あったかは記載されていないが，相当数に及んだと推察される．このような現象は，逆流が咳を惹起するだけでなく，GERDを元々有さない患者においても他疾患による咳が経横隔膜圧の上昇などにより逆流を惹起し，それがさらに咳を惹起するとい

う悪循環によると想定されている[2, 9, 13]（図2）．この悪循環をPPIなどによる抗逆流治療によって断ち切ることが重要である．PPIが奏効したGERDに伴う慢性咳嗽7例において，咳が軽快してPPIを中止した4例中1例は再燃しなかった．また1例は8カ月間寛解を続けた後に再燃した[8]．PPIで悪循環が「断ち切れる」ことを実感させる結果である．一方，咳喘息との合併例ではGERD，咳喘息の両者を確実に治療しないと改善が不十分であったりほとんど改善しない場合も少なくないため（症例2参照），GERDの合併とその治療を意識することは重要である．

筆者らは初診咳喘息患者172例を対象に，レスター咳質問票日本語版を用いて咳特異的QOLを評価し，その決定因子を検討した．咳喘息の病態・病勢への関与が想定される呼気中NO濃度，FEV$_1$，

表3 GERD に伴う慢性咳嗽：本邦からの 2 つの case series

	Matsumoto（2007）[8]	Fujimori（1998）[18]	p 値
症例集積期間	2002 年 6 月〜2003 年 12 月	1992 年 4 月〜1994 年 3 月	
研究施設の特徴	大都市圏の大学病院	地方都市の一般病院	
咳嗽患者母集団，n	100	43	
GERD に伴う慢性咳嗽，n（%）	8（8%）	6（14%）	NS
年齢（歳）	57±6	72±6	0.04
性（男性/女性）	2/6	0/6	NS
咳の持続期間（月）	9.9±3.3	5.1±5.1	NS
BMI（kg/m²）	24±2（range, 19〜28） （参考：100 例全体の平均は 23）	37±2（35〜40）	0.002
咳嗽の好発時間帯	昼間のみ，または一日中	主として夜間睡眠中	
食道症状（有/無）	5/3	6/0	NS
咽喉頭逆流症（有/無）	5/3	（記載なし）	
慢性咳嗽の他の原因の合併（有/無）	5*/3	0/6	0.03
逆流性食道炎（有/無）	（内視鏡施行せず）	6/0	
24 時間食道 pH モニタリング	酸逆流 4 アルカリ逆流 1 検査施行なし 3	（施行せず）	

* 咳喘息 3，副鼻腔気管支症候群 1，アトピー咳嗽 1

気道過敏性，総 IgE 値，抗原感作などは有意ではなく，GERD 問診票 FSSG（後述）で見た運動不全症状と性差（女性）のみが独立して関与することを明らかにした（表2）[14]．GERD（特に食道運動不全）が咳症状に幅広く関与する可能性がある[9, 14, 15]．

臨床像

　臥位時や睡眠中には生じにくい TLESR を介する reflex による咳は，昼間に多く食道症状が乏しい．一方 reflux による咳には食道裂孔ヘルニアなど恒常的な LES 弛緩の関与が大きく，夜間に好発し食道症状も多い[9, 16]．前者の頻度が実際には高く，「夜間に寛解する咳では GERD を疑うべき」とされる[17]．"Reflex cough"と"Reflux cough"の病態や臨床像について，私見を表1[9]に紹介した．Reflex が主に関与すると思われる患者は若年で他の原因疾患の合併例が多く[8]，主に reflux の関与が想定される咳嗽患者は高齢で肥満が強い[18]ことを示す，対照的な興味深い 2 つの case series が報告されている（表3）[9]．GERD に伴う咳は会話（90%），起床（87%），食事（74%）に伴って悪化し[19]，胸灼けは 63%[19]，咽喉頭逆流症状（咳払い，嗄声）は過半数で認めるが[8, 9, 19]，対照群（非 GERD）との比

較がない観察研究の限界もある[7]．就寝直後に悪化する例も多く経験される．喀痰を伴わない乾性咳嗽を呈することが多い．食道症状が乏しかったり，食道症状が乏しく咳のみを呈する場合も少なくないので，注意を要する．

診断

　病歴のほか，問診票（FSSG，QUEST など）も有用である．特に FSSG（F スケール）は簡便で，酸逆流症状と運動不全（ディスペプシア）症状を分けて評価できる有用な臨床研究ツールである．上部消化管内視鏡は，異常（食道粘膜のびらん＝逆流性食道炎）を示さない GERD（non-erosive reflux disease；NERD）患者がむしろ多いため感度が低い．24 時間食道 pH モニタリングは酸逆流の有用な証明法であるが，従来の判定基準（pH<4 となる時間の比率）では偽陰性や疑陽性が多いため，pH と咳症状の関連の観察が推奨されている[5]．現時点では，酸以外の逆流をも感知できる pH-インピーダンスモニタリングが逆流を捉える最も感度が高い検査法であるが[20]，施行できる施設は限られる．表2に示すように，病歴の特徴を捉えて疑い診断（目星）をつけ（治療前診断），抗逆流治療による咳嗽

表 4 GERD による慢性咳嗽 44 例に奏効した治療（文献[25]より引用）

- PPI* 単剤：**24**
- PPI* ＋消化管運動機能改善薬[†]：**18**

- ヒスタミン H_2 拮抗薬（ラニチジン）単剤：**1**
- 消化管運動機能改善薬（シサプリド）単剤：**1**

* オメプラゾール，ランソプラゾール，ラベプラゾール
† メタクロプラミド，シサプリド

改善により確定させる（治療後診断）のが現実的である（症例 1 参照）．食道症状があるか，なくてもほかに咳嗽の原因がなければエンピリックに抗逆流治療を開始する[5, 7]．治療前の pH モニタリング結果から治療効果は予測できず[21]，ACCP ガイドラインは，3 カ月間の内科的治療に抵抗性で外科治療を考慮する場合や臨床的に GERD の疑いが強く積極的な診断的検査を要する場合に，食道マノメトリーと pH 測定を推奨している[7]．

治療

1 ▪ 胃酸分泌抑制薬

びらん性 GERD（逆流性食道炎）にはプロトンポンプ阻害薬（PPI）が第一選択薬である[20]が，GERD に伴う咳嗽には無効とする研究もあり，メタ解析での有効性は限定的である[22]．食道症状は早期に改善することが多いが，咳の改善には 2〜3 カ月要する場合があり，改善度も低い[5, 23]．食道症状に比し咳や咽喉頭症状の改善には有意に長い時間を要するとの本邦からの報告がある[24]．ヒスタミン H_2 拮抗薬の効果は PPI より劣る[5, 17, 22]．難治例では最大量 PPI の分 2 投与（ラベプラゾールにのみ保険適用）や眠前のヒスタミン H_2 拮抗薬追加（保険適用なし）が推奨されている[17]．新規 PPI（K ＋競合性アシッドブロッカー）ボノプラザンの有用性も期待される．ただし PPI の効果が明らかな場合は治療的診断で GERD と診断してよいが，無効か効果不十分でも GERD を否定できるわけではないことに注意する．ACCP ガイドラインでは，食道症状を伴う患者では PPI の効果は期待しうるが，伴わない患者に

は PPI の単独治療は行うべきでない，としている[7]．

2 ▪ 消化管運動機能改善薬

通常は PPI に併用され，上乗せ効果を発揮する[9, 15, 25]．無作為化対照試験による鎮咳効果のエビデンスは報告されていないが，2003 年 Poe らの報告では，GERD による慢性咳嗽 44 例中 PPI 単剤で咳が軽快したのは 24 例のみで，18 例では消化管運動機能改善薬の併用を要し，1 例は消化管運動機能改善薬単剤で軽快した（**表 3**）[25]．筆者の最近の経験でも消化管運動機能改善薬の併用を要する例が多く[9]，イトプリドや六君子湯などを頻用している（症例 3 参照）．PPI は高用量で開始するが，単剤では効果不十分なことがある（早めの消化管運動機能改善薬の追加を考慮する）．

3 ▪ 保存的療法

単独での有効性のエビデンスはないが，GERD の危険因子（肥満，喫煙，激しい運動，飲酒，カフェイン，チョコレート，高脂肪食，炭酸，柑橘類，トマト製品，各種薬剤）の回避はしばしば有効である[5]．ACCP ガイドラインでは食事療法，減量，逆流対策（就寝前の絶飲食，睡眠中の上半身挙上）を薬物療法よりも優先させている[7]．

4 ▪ 外科的抗逆流術

欧米の観察研究での噴門形成術の高い有効率から，成人慢性咳嗽で，有意な酸逆流を示すが消化管蠕動は正常で内科的治療に抵抗性の場合には外科的抗逆流術を考慮してよい[7]．ただし対照研究や，本邦からの報告はない．

症例提示

症例 1 ▪ 39 歳女性

【主訴】慢性乾性咳嗽
【既往歴】急性副鼻腔炎
【現病歴】2 カ月前から乾性咳が持続．朝起床直後と食事中，食後，体動時に多い．就寝直後にも出

るが，眠ってしまうと咳は出ず，夜間咳で目覚めることはない．以前にも咳が続いたことがあるが，原因不明といわれた．近医で鎮咳薬，感冒薬処方されるも無効．2014 年 9 月に当科受診．本人からは話さなかったが，消化器症状について問診したところ，数年前から胃の調子が時々悪くなり，胸灼けや胃液があがってくる症状がある．咳と並行して嗄声と咽喉頭異常感も自覚している．2 カ月前の検診での上部消化管透視では異常は指摘されなかった．

【喫煙歴】なし．

【職業】主婦（パートで事務職）

【初診時身体・検査所見】151 cm，47 kg，BMI 20.6．胸部聴診，胸部 X 線写真：異常なし．FVC 3.27 L（122%），FEV$_1$ 2.80 L（118%），FEV$_1$/FVC 86%，FeNO 13.2 ppb（正常），FSSG（F スケール）：9 点（カットオフ値 8 点）．

【上部消化管内視鏡】異常なし．

【経過】GERD による慢性咳嗽としてエソメプラゾール 20 mg/日開始したところ，約 1 週間で咳嗽，消化器症状とも軽快した．

【解説】GERD の食道症状・咽喉頭症状に加えて，咳が悪化するタイミングが典型的であった GERD による慢性咳嗽の症例である．肥満はなく，検査所見では F スケールが軽度高値であったが，食道内視鏡で異常を認めなかった（NERD）．咳喘息など他の原因疾患を示唆する所見は乏しかった．病歴から強く GERD を疑い（治療前診断），PPI の有効性で確定できた（治療後診断）．GERD による咳の特徴を正しく理解して，GERD の可能性を想定した病歴聴取を行うことが重要である．

症例 2 ▪ 60 歳男性

【主訴】慢性乾性咳嗽

【既往歴】スギ花粉症，高血圧症（カルシウム拮抗薬内服），脂質異常症

【現病歴】2005 年（55 歳時）から咳が持続．喘鳴自覚なし．昼夜とも咳が出る．2010 年 6 月に近医耳鼻咽喉科受診するも異常なしといわれ無治療であった．8 月に近医呼吸器科受診し，サルメテロール 50 µg/フルチカゾン 500 µg×2 回/日，チオト

ロピウム，セチリジン，麦門冬湯，オザグレルを処方されるも無効．咽喉頭違和感があり，GERD としてランソプラゾール 15 mg，モサプリド投与も効果なし．アストミン，デキストロメトルファンで症状がやや改善したが咳が持続し 2010 年 11 月紹介受診．喘鳴，呼吸困難の自覚はない．咳は通年性だが，春，秋に悪化する傾向がある．胸やけ，呑酸，おくびの自覚あり．

【喫煙歴】30 本/日，20〜55 歳．咳が出始めて禁煙したが，咳は改善しなかった．

【職業】会社員（事務職）

【初診時身体・検査所見】171 cm，67 kg，BMI 22.9．

胸部聴診，胸部 X 線写真：異常なし．

FVC 4.02 L（予測値の 94%），FEV$_1$ 3.17 L（92%），FEV$_1$/FVC 78.9%．

【β 刺激薬による気道可逆性試験】FEV$_1$ 3.17 L（予測値の 94%）→3.22 L（50 ml，1.6% 増加で可逆性なし．しかし吸入後咳症状は改善）．呼気中 NO 濃度 47.5 ppb，誘発喀痰好酸球比率：5.4%．

FSSG 11 点，QUEST 5 点（カットオフ値 4 点）．

血清総 IgE 値 870 IU/ml，特異的 IgE：ハウスダスト・ダニ 2＋，気道過敏性試験（後日施行）：陽性．

【経過】咳喘息としてホルモテロール/ブデソニド配合剤 2 吸入 1 日 2 回開始したところ，夜間の咳は速やかに改善したが，昼間の咳は同様に持続した．残存する咳は朝起床後と食後に悪化する傾向があった．同年 12 月再診時より，GERD 合併の疑いでラベプラゾール 20 mg を追加したところ，昼間の咳も軽快した．

【解説】アトピー素因，咳の季節性に加えて，呼気中 NO 濃度上昇，喀痰好酸球増多，気道過敏性陽性，β$_2$ 刺激薬吸入後の咳の改善から，咳喘息の存在は確実と考えホルモテロール/ブデソニド配合剤の中用量を開始したところ，夜間の咳は改善した．病歴，FSSG 高値から GERD の合併を疑い，咳喘息の治療強化ではなく PPI の追加を選択し，残存する昼間の咳も軽快した．前医での高用量サルメテロール/フルチカゾンや PPI が無効であったのは，

吸入剤型が患者に向かなかったり PPI の用量が低かった可能性のほか，咳喘息と GERD の治療を同時に行わなかったためかもしれない．

症例 3 ▪ 59 歳，女性

【主訴】慢性乾性咳嗽

【既往歴】33 歳時〜通年性アレルギー性鼻炎．喘息なし．

【現病歴】2005 年から急性上気道炎を契機に悪化する乾性咳が持続．近医呼吸器科で咳喘息の診断のもとにフルチカゾン 400 μg/日，サルメテロール 50 μg×2 回/日処方されるも無効．食後の咳悪化から GERD を疑われオメプラゾール 20 mg/日開始され若干改善．現在までオメプラゾール継続中．2009 年 6 月より急性上気道炎の先行なく咳悪化．上記の吸入薬再開，リン酸コデイン追加も効果なく同年 8 月紹介受診．咳は朝起床直後，会話時，食後，就寝直後に悪化するが入眠すると出ない．季節性はなく天候とも無関係．喘鳴，呼吸困難自覚なし．胸やけ，呑酸，おくびなど食道症状の自覚はない．

【喫煙歴，ペット飼育歴】なし．

【職業】百貨店勤務

【現症】161 cm，78 kg（最近の 6 年間で 13 kg 増加），BMI 30.1 kg/m^2，呼吸音異常なし．

【検査所見】胸部 X 線写真：異常なし．

WBC 8,000/mm^3（好酸球 2.3%），CRP 0.1 mg/dl，FSSG 4 点．

FEV$_1$ 2.58 L（予測値の 136%）→β 刺激薬吸入後 2.59 L（咳症状は不変），気道過敏性：陽性，百日咳抗 PT 抗体（EIA）<x1（陰性）．

総 IgE 値 130 IU/ml，特異的 IgE 抗体：ハウスダスト・ダニのみ陽性．

誘発喀痰好酸球比率 0.2%，呼気中 NO 濃度 31.8 ppb．

【経過】イトプリド錠 50 mg　3 錠分 3 毎食前を追加したところ，咳は速やかに消失した．

【解説】食道症状は伴わなかったが，咳のタイミング，部分的ではあるが PPI への反応性，発症時期の体重増加などから PPI でコントロールしきれない GERD による慢性咳嗽を疑い，消化管運動機能改善薬を追加して軽快した症例である．既に PPI を内服していた影響もあってか，食道症状を欠き FSSG スコアも低値であったが，たとえ未治療でも食道症状が乏しい症例もある．したがって，内視鏡所見に基づいて妥当性が検証された，食道症状の問診票である FSSG が低値の場合も当然あり得る．なお気道過敏性が陽性で呼気中 NO 濃度も軽度ながら高値であったが，これにはアレルギー性鼻炎の合併が影響していた可能性がある．咳喘息の可能性も考慮したが，GERD の治療強化（イトプリド追加）で軽快に至った．

おわりに

胃食道逆流症に伴う慢性咳嗽の診断と治療について概説した．病歴の重要性を改めて強調して稿を終えたい．

文献

1) Vakil N, van Zanten SV, Kahrilas P, et al : Global Consensus Group. The Montreal definition and classification of gastroesophageal reflux disease : a global evidence-based consensus. Am J Gastroenterol 101 : 1900-1920, 2006

2) Houghton LA, Lee AS, Badri H, et al : Respiratory disease and the oesophagus : reflux, reflexes and microaspiration. Nat Rev Gastroenterol Hepatol 13 : 445-460, 2016

3) Niimi A : Gastroesophageal reflux disease : an important consideration for respiratory disorders. Respir Invest 55 : 291-292, 2017

4) Kinoshita Y, Adachi K, Hongo M, et al : Systematic review of the epidemiology of gastroesophageal reflux disease in Japan. J Gastroenterol 46 : 1092-1103, 2011

5) Irwin RS : Chronic cough due to gastroesophageal reflux disease : ACCP evidence-based clinical practice guidelines. Chest 129（1 Suppl）: 80S-94S, 2006

6) Niimi A : Geography and cough aetiology. Pulm Pharmacol Ther 20 : 383-387, 2007

7) Kahrilas PJ, Altman KW, Chang AB, et al : CHEST Expert Cough Panel. Chronic Cough Due to Gastroesophageal Reflux in Adults : CHEST Guideline and Expert Panel Report. Chest 150 : 1341-1360, 2016

8) Matsumoto H, Niimi A, Tabuena RP, et al : Prevalence and clinical manifestations of gastro-oesophageal reflux-associated chronic cough in the Japanese population. Cough 3 : 1, 2007

9) Niimi A : Cough associated with gastro-oesophageal reflux disease（GORD）: Japanese experience. Pulm Pharmacol Ther 47 : 59-65, 2017

10) Shimizu H, Hayashi M, Saito Y, et al : Classification of chronic cough by systematic treatment cascade trial starting with beta agonist. Cough 9 : 4, 2013

11) Palombini BC, Villanova CA, Araújo E, et al : A pathogenic triad in chronic cough : asthma, postnasal drip syndrome, and gastroesophageal reflux disease. Chest 116 : 279-284, 1999

12) Dąbrowska M, Grabczak EM, Arcimowicz M, et al : Causes of Chronic Cough in Non-smoking Patients. Adv Exp Med Biol 873 : 25-33, 2015
13) Ing AJ : Cough and gastro-oesophageal reflux disease. Pulm Pharmacol Ther 17 : 403-413, 2004
14) Kanemitsu Y, Niimi A, Matsumoto H, et al : Gastroesophageal dysmotility is associated with the impairment of cough-specific quality of life in patients with cough variant asthma. Allergol Int 65 : 320-326, 2016
15) Morice AH : Combating cough. NPJ Prim Care Respir Med 26 : 16012, 2016
16) Tomonaga T, Awad ZT, Filipi CJ, et al : Symptom predictability of reflux-induced respiratory disease. Dig Dis Sci 47 : 9-14, 2002
17) Morice AH, McGarvey L, Pavord I ; British Thoracic Society Cough Guideline Group : Recommendations for the management of cough in adults. Thorax 61 Suppl 1 : i1-24, 2006
18) Fujimori K, Suzuki E, Arakawa M : Clinical features of Japanese patients with chronic cough induced by gastroesophageal reflux. Allergol Int 46 : 51-56, 1997
19) Everett CF, Morice AH : Clinical history in gastroesophageal cough. Respir Med 101 : 345-348, 2007
20) 日本消化器病学会：胃食道逆流症（GERD）診療ガイドライン2015（改定第2版），南光堂．
21) Patterson RN, Johnston BT, MacMahon J, et al : Oesophageal pH monitoring is of limited value in the diagnosis of "reflux-cough". Eur Respir J 24 : 724-727, 2004
22) Chang AB, Lasserson TJ, Gaffney J, et al : Gastro-oesophageal reflux treatment for prolonged non-specific cough in children and adults. Cochrane Database Syst Rev 1 : CD004823, 2011
23) Boeckxstaens G, El-Serag HB, Smout AJP, et al : Symptomatic reflux disease : the present, the past and the future. Gut 63 : 1185-1193, 2014
24) Oridate N, Takeda H, Asaka M, et al : Acid-suppression therapy offers varied laryngopharyngeal and esophageal symptom relief in laryngopharyngeal reflux patients. Dig Dis Sci 53 : 2033-2038, 2008
25) Poe RH, Kallay MC : Chronic cough and gastroesophageal reflux disease : experience with specific therapy for diagnosis and treatment. Chest 123 : 679-684, 2003

特集 「咳嗽」と「喀痰」を診る
咳嗽・喀痰を来す主な疾患

副鼻腔気管支症候群による咳嗽，喀痰の診断と治療

慢性副鼻腔炎（従来型・好酸球性）による後鼻漏

藤枝重治／宮本大輔／吉田加奈子

Point

- 1〜4週間の急性副鼻腔炎による後鼻漏は，細菌培養をとり，まずペニシリン系抗菌薬を投与する．
- 12週以上継続している咳嗽時には，開口させて咽頭後壁に後鼻漏がないか確認しよう．
- 難治性副鼻腔炎である好酸球性副鼻腔炎は，末梢好酸球，副鼻腔CTによるJESRECスコアで診断をする．

後鼻漏とは

健康成人において鼻汁は1日約6L産生され，そのうち約1Lは上咽頭に流れ，無意識のうちに嚥下している．正常の鼻汁はほぼ透明であり，粘性はほとんどない．正常状態では，上咽頭に分泌液が運ばれている感覚も鼻腔や咽頭に分泌液が貯留している感覚もない．鼻副鼻腔内視鏡（副鼻腔ファイバー）で上咽頭を観察すると粘膜はピンク色で透明な粘液に覆われ，血管の拡張，リンパ濾胞の形成などは認められない．

このような鼻腔・咽頭において感染から炎症が惹起されると「鼻汁がのどに流れてくる」，「鼻汁がのどに落ちる」，「のどちんこの裏に何かがついているような気がする」と訴える．これが後鼻漏である．一般的な診断は，後鼻漏の存在と臨床経過中での後鼻漏に付随する症状の有無からなされる．後鼻漏

は，鼻副鼻腔内視鏡によって正常ではない膿性もしくは粘性の鼻汁が鼻腔から上咽頭へ，そして咽頭後壁を伝いながら落ちていく様子で確認できる．

外来での簡単な診断は，開口させ舌を抑え，咽頭後壁を観察する．その際，粘性や膿粘性の分泌物が付着していたり，後壁を流れていたりしたら後鼻漏である（図1）．一般的な後鼻漏症候群に比較して副鼻腔気管支症候群の後鼻漏は診断しやすい．

副鼻腔炎と急性鼻炎の違い

副鼻腔炎は，症状が4週以内の急性副鼻腔炎と12週以上症状が継続する慢性副鼻腔炎に分けられる[1]．家庭医や内科医が遭遇するのは，ウイルス感染による急性鼻炎および急性副鼻腔炎が多い．感冒などのウイルス感染後，膿性鼻汁が出現し咳嗽を伴うことがある．しかし症状が軽度なものは急性鼻炎

ふじえだ しげはる・みやもと だいすけ・よしだ かなこ　福井大学医学部耳鼻咽喉科・頭頸部外科（〒910-1193 福井県吉田郡永平寺町松岡下合月23-3）

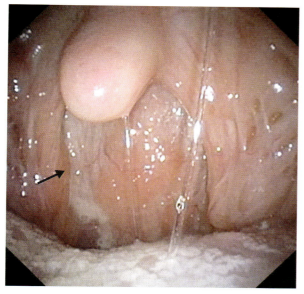

図1 右咽頭後壁を流れる後鼻漏（矢印が後鼻漏）

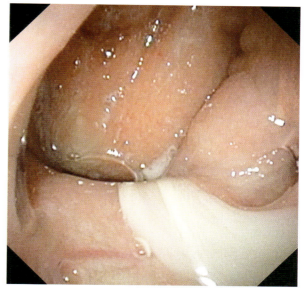

図2 急性副鼻腔炎の鼻腔内所見

であり，数日で軽快する．これは小児で起こることが多いので小児科医は感冒時，抗菌薬の投与を慎むように呼びかけている．成人でも同様である．急性副鼻腔炎の場合，膿性鼻汁が1週間以上を伴い他の随伴症状が出現する．

急性副鼻腔炎

急性副鼻腔炎は，ウイルス感染後，細菌感染を併発し，鼻閉，鼻漏，後鼻漏，咳嗽などの呼吸症状を呈するとともに，頭痛，頭重感，頬部痛，顔面圧迫感を来す疾患をいう[2]．これら痛みと圧迫感が特徴ともいえる．症状が1週間以上継続し，鼻腔内に膿性鼻汁の存在を確認できた場合に急性副鼻腔炎の診断がつくと考えていい．

症例1・35歳 女性

3週間前に38℃の発熱を認めた．解熱後から鼻汁がのどに落ちるとともに右顔面圧迫感が出現し，右側鼻腔から膿性の鼻汁が出てきた．それと同時に咳も出るようになった．内科で内服薬をもらっていたが軽快しないので，耳鼻咽喉科を受診した．5歳の子ども（幼稚園児）がおり，1カ月前同じように発熱を来し，鼻汁を出している．初診時，鼻副鼻腔

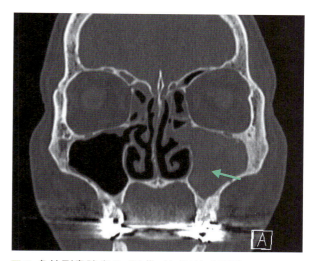

図3 急性副鼻腔炎のCT像（矢印が左上顎洞）

内視鏡検査にて左側鼻腔中鼻道から上咽頭にかけ膿汁を認めた（図2）．副鼻腔CTにても左側上顎洞・篩骨洞に陰影を認めた（図3）．鼻腔内細菌培養を行った．

経過：アモキシシリン（AMPC），消炎酵素薬・去痰薬（ムコダイン®）を5日間処方した．膿性鼻汁は軽減し，粘性から水溶性に変化した．細菌検査では，肺炎球菌が検出されたが，薬剤耐性はなかったので，さらに5日間処方を継続した．それにより鼻漏，顔面圧迫感，咳は消失した．

急性副鼻腔炎の起炎菌は，肺炎球菌，インフルエンザ桿菌，モラキセラ・カタラーリスが代表であり，全体の90%以上を占める[2]．そのため第一選択薬はペニシリン系である．まず5日間処方し，経過を観察する．細菌培養の感受性結果と治療効果を見据えたうえで，必要なら抗菌薬を変更する．ガイドライン上は，ペニシリン系の増量（高用量），もしくは感受性試験の結果を参考にして，セフジトレンピボキシル（CDTR-PI），セフカペンピボキシル（CFPN-PI），セフテラムピボキシル（CFTM-PI），レスピラトリーキノロン系抗菌薬，アジスロマイシン（AZM）の順に変更する[2]．ペニシリン耐性肺炎球菌（penicillin resistant Streptococcus pneumoniae ; PRSP），β-ラクタマーゼ非産生アンピシリン耐性BLNAR（β-lactamase non-producing ampicillin resistant）インフルエンザ菌が増加しており，強力な抗菌薬を使用すべきと推奨する医師もいるが，急性副鼻腔炎が急変することはほとんどないので，まずペニシリン系を処方し，その効果と薬剤感受性の結果をみてから変更することで問題ない．

慢性副鼻腔炎

膿粘性鼻漏もしくは後鼻漏，鼻閉，顔面痛もしくは圧迫感，嗅覚低下ないしは嗅覚脱失のうち2つ以上の症状を認め，かつ鼻腔に膿性鼻汁や鼻茸（鼻ポリープ）を認めるか，放射線画像システムにおいて副鼻腔に炎症所見を認めるかの一つ以上の所見を認めた場合に慢性副鼻腔炎の診断が付けられる．症状は12週以上継続したものとされる[1,3]．

慢性副鼻腔炎は，鼻茸がないもの（chronic rhinosinusitis without nasal polyp ; CRSsNP）と鼻茸のあるもの（chronic rhinosinusitis with nasal polyp ; CRSwNP）に分類される[1,3]．

1 ▪ 鼻茸のない慢性副鼻腔炎（CRSsNP）

CRSsNPは，急性副鼻腔炎と同じく，細菌感染で発症しその症状が12週以上経過し，上記診断基準に一致すれば診断できる．鼻漏は，膿性ないしは粘性を示す．膿性の場合には，急性副鼻腔炎に準じて

抗菌薬を投与後，14員環マクロライド系抗菌薬（クラリスロマイシン）を通常量で14日間処方し，その後半量処方するマクロライド少量長期療法を行う[4]．一般的治療期間は3カ月間を目安にするが，鼻漏が消失したら内服を中止する．放射線画像による治癒確認は不要であり，むしろ画像上陰影が残存していても鼻腔内の所見を優先して内服を中止したほうがよい．再発した場合には，もう一度同じように治療を行う．14員環マクロライド系抗菌薬自身，殺菌作用で効果を占めるのではなく，静菌作用と抗炎症作用でCRSsNPの炎症を軽快させる．

CRSsNP患者のなかには，アレルギー性鼻炎を合併している人もいる．CRSsNP患者で後鼻漏，咳嗽，喀痰が多い時期に，アレルギー性鼻炎があるからと抗ヒスタミン薬を処方すると，より咳嗽が悪化することが多い．これは抗ヒスタミン薬の効果で鼻汁が粘稠になり，鼻汁の切れが悪くなることによる．抗ヒスタミン薬内服をいったん中止すれば，鼻汁の粘稠度が低下して切れが良くなり，鼻をスムーズにかめるようになって後鼻漏と咳嗽が軽快する．

2 ▪ 鼻茸のある慢性副鼻腔炎（CRSwNP）

図4に示すような鼻腔内に鼻茸が存在するのがCRSwNPである．鼻茸は一般に中鼻道にできることが多く，感染を反復するたびに徐々に大きくなることが多い．最終的には鼻腔を完全に占拠することもある．鼻茸がどうして形成されるのか，どのようにして形成されるのかは，まだ明確になっていない．

CRSwNP患者は鼻閉を強く訴える．マクロライド少量長期療法や他の抗菌薬などの保存的な治療では，鼻茸を縮小もしくは治癒させることは不可能である．そのため内視鏡下鼻副鼻腔手術（endoscopic sinus surgery ; ESS）が必要となる（図5）．現在は，ESSを行い，適切な鼻処置，鼻洗浄，マクロライド少量長期療法を行えば，かなり高率で治癒が見込める[4]．

CRSwNP患者でも，細菌感染が起こると鼻汁は膿粘性になる．ペニシリン系抗菌薬を内服すると膿性は軽快しやや白濁した鼻汁となる．鼻茸があると

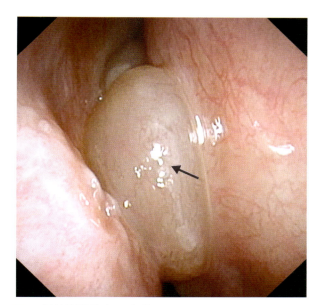

図4 慢性副鼻腔炎の鼻茸（矢印が鼻茸）

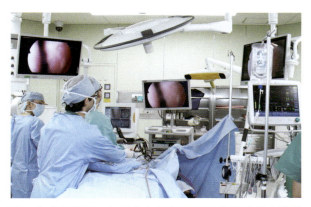

図5 全身麻酔下における内視鏡下鼻副鼻腔手術の様子

鼻腔内のクリアランスは悪く，より鼻汁は鼻腔に停滞するとともに上咽頭方向に向かいやすくなる．そのため後鼻漏はひどくなる．鼻汁を勢いよくすすることも多くなり，耳管機能も悪くなり，耳閉感が出現する．後鼻漏増加に伴い咳嗽，喀痰も増加・悪化する．典型的な症例では湿性咳嗽を認める．

好酸球性副鼻腔炎

ESSとマクロライド少量長期療法で成績が確実に良くなった慢性副鼻腔炎治療のなかで，1990年代後半からESS術後早期に再発をして，再手術を余儀なくされたり，再度重症の副鼻腔炎になったりす

表1 慢性副鼻腔炎の分類（文献[6]より引用）

| 慢性副鼻腔炎 ── 鼻茸なし（CRSsNP） |
| 鼻茸あり（CRSwNP） |
| 　　従来型慢性副鼻腔炎（非好酸球性副鼻腔炎） |
| 　　好酸球性副鼻腔炎 |
| 　　　軽症 |
| 　　　中等症 |
| 　　　重症 |

表2 従来型慢性副鼻腔炎と好酸球性副鼻腔炎の違い（文献[6]より引用）

	従来型慢性副鼻腔炎	好酸球性副鼻腔炎
好発年齢	全年齢で起こりうる	成人
主要症状	鼻閉，鼻漏，頭痛	嗅覚障害
鼻汁の性状	膿性，粘液性	粘稠，ニカワ状
ポリープの状態	中鼻道	中鼻道，嗅裂
	片側，単発性	両側，多発性
優位な病変部位	上顎洞	篩骨洞
優位な細胞浸潤	好中球	好酸球
合併症	びまん性細気管支炎	気管支喘息
	気管支拡張症	アスピリン不耐性
		薬剤アレルギー

る症例が現れてきた．予後の良好だったCRSwNPでは鼻茸・副鼻腔粘膜が好中球浸潤優位であったのに対して，予後の悪いタイプは好酸球浸潤が優位であった．さらに気管支喘息・アスピリン不耐症の合併も多かった．そこでそのような難治性で術後易再発性のCRSwNPを好酸球性副鼻腔炎と呼ぶようになった[5]．表1には，慢性副鼻腔炎の分類を示す．これまで予後良好であったものが，従来型（非好酸球性）慢性副鼻腔炎である．

好酸球性副鼻腔炎は気管支喘息の合併が多く，そのため咳嗽を訴えることも多い．気管支喘息の合併率は70％を超え，薬物アレルギーやアスピリン不耐症を合併していることもある．一方で従来型慢性副鼻腔炎では，気管支喘息の合併率は30％程度である[6]．好酸球性副鼻腔炎は，嗅覚障害，粘稠な鼻汁，鼻閉，後鼻漏，咳嗽の症状を呈し，これらの症状は3カ月以上持続している[6]．従来型慢性副鼻腔炎との違いを表2に示す．このなかで好酸球性副鼻腔炎に特徴的な症状は，かなり早い時期から嗅覚障害を訴えることである．さらに成人発症で両側に多発性の鼻茸を認める．病変は鼻の正中寄りで篩骨

洞・嗅裂部を中心とする．これらの症状は従来型慢性副鼻腔炎でも起こりうるが程度は軽いことが多い．

好酸球性副鼻腔炎の診断は，JESREC（Japanese Epidemiological Survey of Refractory Eosinophilic Chronic Rhinosinusitis）スコアを計算し，11点以上が好酸球性副鼻腔炎の可能性が高い（図6）[7]．最終的には，鼻茸の生検もしくはESSの標本にて，400倍視野（接眼レンズ22使用）にて3カ所の好酸球数を計測し，平均70個以上存在した場合，確定診断をつけることができる．さらに好酸球性副鼻腔炎の重症度は，図7に示すアルゴリズムで求める[7]．

症例2・48歳 女性

35歳頃から鼻閉，粘稠な鼻汁を認め，徐々に嗅覚障害が出現してきた．43歳のときに近医耳鼻咽喉科を受診．両側鼻茸を伴う慢性副鼻腔炎の診断を受け，ESSを勧められ，総合病院耳鼻咽喉科で手術を受けた．鼻閉はいったん改善したが，6カ月後かぜを引いたときに，再度鼻閉と嗅覚障害を感じた．近医耳鼻咽喉科で鼻茸の再発を告げられ，再手術を勧められた．しかし手術は嫌だったので，保存的治療を受けていた．しかしその頃からほとんど匂いが

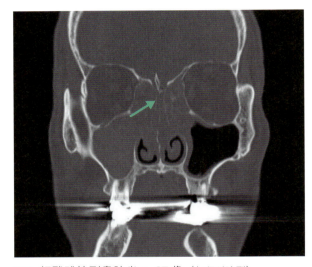

図8 好酸球性副鼻腔炎のCT像（矢印が嗅裂）

項目	スコア
病側：両側	3
鼻茸	2
篩骨洞陰影優位	2

項目	スコア
血中好酸球（%）	
2＜ ≦5	4
5＜ ≦10	8
10＜	10

合計スコア≧11点

鼻茸組織中好酸球数≧70個/HPF
（400倍視野 3カ所平均 接眼レンズ22）

図6 好酸球性副鼻腔炎診断のためのJESRECスコア

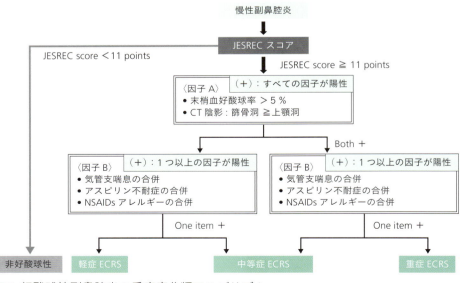

図7 好酸球性副鼻腔炎の重症度分類アルゴリズム

感じなくなってきた．今回，2 週間前にかぜを引き，その後からかなりの膿性鼻汁が出現した．後鼻漏も咳嗽もひどいので，来院した．既往歴として，31 歳から気管支喘息にて吸入ステロイドを行っている．35 歳時に鎮痛薬内服で喘息を起こし，救急病院を受診したことがある．

所見：両側鼻腔に膿性鼻汁と多発性鼻茸を認めた．副鼻腔単純 CT（冠状断）を図 8 に示す．両側篩骨洞優位に陰影を認め，嗅裂は閉鎖していた．血液所見は末梢好酸球が 11.8% であり，そのほかに異常所見がなかった．以上から JESREC スコアは，両側：3 点，鼻茸：2 点，CT にて篩骨洞優位の陰影：2 点，血中好酸球：10 点，合計 17 点であり，好酸球性副鼻腔炎の可能性が高いと診断した．同時に鼻腔細菌培養を行った．

治療：まず AMPC を 5 日間処方した．しかしほとんど効果を認めなかった．細菌検査の結果，AMPC に耐性のインフルエンザ菌であり，オフロキサシン（OFLX）が感受性をもっていた．OFLX を 5 日間処方すると，鼻漏，後鼻漏，咳嗽が軽快した．しかし鼻茸の大きさは変化なく，膿性鼻汁はやや白濁した粘稠な鼻汁になった．嗅覚障害は全く改善しない．そこでセレスタミン®（1 回 1 錠，1 日 2 回，朝夕食後）を処方した．すると粘稠な鼻汁著しく減少し，鼻茸も縮小し，鼻閉と嗅覚障害が改善した．その後，セレスタミンを 1 日 1 回にし，内服回数を隔日，2 日おきというように減少させた．

好酸球性副鼻腔炎において膿性鼻汁を認めれば，まずは急性副鼻腔炎と同様の処方を行う．しかしこれまで感染を繰り返すたびに抗菌薬の内服をしているので，薬剤耐性であることも多い．治療効果と細菌検査の結果を参考に処方を変更する．膿性鼻汁が減少したのち，マクロライド系抗菌薬を投与しても好酸球性副鼻腔炎の場合，ほとんど変化を認めない．一方でセレスタミンなど経口ステロイドを内服させると，症状および鼻内所見は一気に改善する．セレスタミンが眠気を誘発してしまう場合は，プレドニン®を 30～40 mg から内服させる．その後順次漸減する．セレスタミン，プレドニンは，最終的に隔日ないしは，1 週間に 1 回 1 錠の内服とし，その後中止する．嗅覚障害も改善することが多い．しかしかぜなどのウイルス感染，細菌感染が起こると，再度同じ状態に戻る．その場合には最初から治療をやり直すことになる．

ステロイド以外には，辛夷清肺湯を処方している．効果には個人差が大きいが，後鼻漏，粘稠な鼻汁などにかなりの改善が認められることがある．抗ロイコトリエン薬はあまり効果がない．鼻噴霧用ステロイド薬も ESS 前での使用はあまり効果がないが，ESS 術後は使用している．最近，吸入ステロイドを鼻から吐き出すことで効果的との報告がある[8]．これは鼻から吸入薬を吐き出すと，後部篩骨洞から鼻茸基部にステロイドが到達して効果が得られるためと考えられている．気管支喘息を合併している好酸球性副鼻腔炎患者においては，一度試みるべき治療法と考えている．

好酸球性副鼻腔炎に対する分子標的治療薬は，IL-4Rα 鎖に対する抗体（dupilumab）が日本を含めた第Ⅲ相プラセボ対照ランダム化二重盲検試験（国際治験）に入っている．欧米の試験では，dupilumab 投与で鼻茸スコア，Lund-Mackay による CT スコア，SNOT-22，嗅覚検査が有意に改善した[9]．ヒト化 IL-5 受容体抗体（benralizumab）は，日本において好酸球性副鼻腔炎に対する後期第Ⅱ相試験が終了した．日本人におけるアスピリン喘息患者に合併する CRSwNP は，抗 IgE 抗体に反応して改善を認めた．これらはアスピリン喘息患者に合併する CRSwNP はほとんどが好酸球性副鼻腔炎であるので，抗 IgE 抗体は好酸球性副鼻腔炎に有効である可能性が高い[10]．抗 IL-5 抗体（mepolizumab）は，プラセボ対照二重盲検試験が欧米で行われた[11]．対象は鼻茸スコアが 3～4 を示す大きな鼻茸を有する症例であり，60% の実薬群症例で鼻茸縮小と副鼻腔 CT 改善を認めた．しかしその後日本での治験は見送られた．今後これら抗体薬が好酸球性副鼻腔炎の治療薬になりうる可能性が高いが，問題は治療費であろう．

文献

1) Fokkens WJ, Lund VJ, Mullol J, et al : EPOS 2012 : European position paper on rhinosinusitis and nasal polyps 2012. A summary for otorhinolaryngologists. Rhinology 50 : 1-12, 2012
2) 日本鼻科学会：急性鼻副鼻腔炎診療ガイドライン．日鼻誌 49 : 143-247, 2010
3) Rosenfeld RM, Piccirillo JF, Chandrasekhar SS, et al : Clinical Practice Guideline : Adult Sinusitis. Otolaryngol Head Neck Surg 152(S2) : s1-s39, 2015
4) Nakamura Y, Suzuki M, Yokota M, et al : Optimal duration of macrolide treatment for chronic sinusitis after endoscopic sinus surgery. Auris Nasus Larynx 40 : 366-372, 2013
5) 春名眞一，鴻 信義，柳 清，他：好酸球性副鼻腔炎．耳展 44 : 195-201, 2001
6) 藤枝重治，坂下雅文，徳永貴広，他：好酸球性副鼻腔炎（JESREC Study）．日耳鼻 118 : 728-735, 2015
7) Tokunaga T, Sakashita M, Haruna T, et al : Novel scoring system and algorithm for classifying chronic rhinosinusitis : the JESREC Study. Allergy 70 : 995-1003, 2015
8) Kobayashi Y, Asako M, Yamamoto T, et al : Replacement of SFC-DPI with SFC-MDI exhaled through the nose improved eosinophilic chronic rhinosinusitis with bronchial asthma. Int J Clin Pharmacol Ther 55 : 89-94, 2017
9) Bachert C, Mannent L, Naclerio RM, et al : Effect of Subcutaneous Dupilumab on Nasal Polyp Burden in Patients With Chronic Sinusitis and Nasal Polyposis : A Randomized Clinical Trial. JAMA 315 ; 469-479, 2016
10) Hayashi H, Mitsui C, Nakatani E, et al : Omalizumab reduces cysteinyl leukotriene and $9\alpha, 11\beta$-prostaglandin F_2 overproduction in aspirin-exacerbated respiratory disease. J Allergy Clin Immunol 137 : 1585-1587, 2016
11) Bachert C, Sousa AR, Lund VJ, et al : Reduced need for surgery in severe nasal polyposis with mepolizumab : Randomized trial. J Allergy Clin Immunol 140 : 1024-1031, 2017

感染症診療の原則はいつも変わらない、いつも一緒

レジデントのための
感染症診療マニュアル
第3版

青木 眞　米国感染症内科専門医

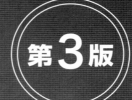

本書の特徴

幅広い読者層に支持されてきた感染症診療のバイブル、待望の第3版。熱・白血球・CRPに依存した感染症診療から自由になるための1冊。第一線で活躍する感染症医の協力を得て、さらに内容が充実。感染症以外の疾患との鑑別など、総合診療にも役立つ。

目次

第1章　感染症診療の基本原則	第8章　尿路・泌尿器関連感染症	第15章　性感染症
第2章　感染症治療薬の概要	第9章　血管内感染症	第16章　重要な微生物とその臨床像
第3章　医療関連感染の予防	第10章　腹部感染症	第17章　免疫不全と感染
第4章　検体の取り扱いと検査の考え方	第11章　皮膚・軟部組織感染症	第18章　HIV感染症・後天性免疫不全症候群
第5章　特殊な発熱患者へのアプローチ	第12章　骨髄炎・化膿性関節炎	第19章　重症敗血症・敗血症性ショック
第6章　中枢神経系感染症	第13章　眼科関連感染症	第20章　予防接種
第7章　呼吸器感染症	第14章　頭・頸部感染症	第21章　旅行・熱帯

● A5　頁1536　2015年　定価：本体10,000円＋税　[ISBN978-4-260-02027-5]

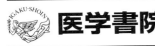

〒113-8719　東京都文京区本郷1-28-23　　[WEBサイト] http://www.igaku-shoin.co.jp
[販売部] TEL：03-3817-5650　FAX：03-3815-7804　　E-mail：sd@igaku-shoin.co.jp

特集 「咳嗽」と「喀痰」を診る
咳嗽・喀痰を来す主な疾患

気管支拡張症における咳嗽，喀痰の治療の基本

寺田二郎

Point

- 気管支拡張症は，気道の内腔が不可逆的に拡張した状態の総称であり，感染や遺伝的素因など様々な要因により生じる．
- 慢性の湿性咳嗽，血痰などの症状を有することが多いが，まずは原因病態によって対応可能な治療が優先される．
- 未だエビデンスが十分とは言えないが，現時点では症状を改善するためには，マクロライド療法，喀痰調整薬，理学療法が勧められる．

はじめに

　気管支拡張症は，様々な疾患で生じる比較的頻度の高い病態であり，実臨床においては湿性咳嗽，血痰などの症状に難渋することが少なくない．これまで気管支拡張症の診断・治療に関する本邦のガイドラインはなかったが，現在，日本呼吸器学会で作成中の「咳嗽・喀痰の診療ガイドライン2018」では，初めて見解がまとめられている．特に，合併ないし重複する可能性がある慢性気管支炎，副鼻腔気管支症候群，びまん性汎細気管支炎と並記される点は，読者にとっては理解しやすい．CQにマクロライド少量長期投与，喀痰調整薬，またFAQに吸入ステロイド，理学療法を取り上げ，有用性と推奨度が明記される予定である．

　海外ではガイドラインが出版されている地域もあり，欧州からはほぼ同時期（2017年9月）に気管支拡張症（単独）のガイドライン〔欧州呼吸器学会；European Respiratory Society（ERS）〕が刊行

されている．本邦と異なる視点での対応も記載されておりそれらも参考にされたい．

ガイドラインで対象とする気管支拡張症の概念と定義

　気管支拡張症は，気管支粘膜の繰り返す炎症を契機とし，気道の内腔が不可逆的に拡張した状態の総称であり，感染や遺伝的素因など様々な要因により生じる．現在作成中の「咳嗽・喀痰の診療ガイドライン2018」では，原因ごとに分類せずに画像上気管支拡張症像が明らかで，臨床上，反復する湿性咳嗽，呼吸困難などの症状を有し，経過とともに緑膿菌の持続感染を来す進行性の疾患を主に対象としている．そのため，本ガイドラインを実臨床に応用する場合は，特発性だけでなく，慢性下気道炎症，膠原病などに併存する病態であっても，気管支拡張症が主病態である場合には参考になると考えられる．特に副鼻腔気管支症候群（SBS），びまん性汎細気

てらだ じろう　千葉大学大学院医学研究院呼吸器内科学（〒260-8670 千葉県千葉市中央区亥鼻 1-8-1）

管支炎（DPB）に関しては，本症とオーバーラップする点も多いため，並行して確認することが重要である（本文では，SBS＋DPB＋気管支拡張症としてまとめられている）．なお，欧米で比較的頻度の高い嚢胞性線維症（cystic fibrosis）に伴う気管支拡張症は，国内発症がほとんどないため対象としていない．

気管支拡張症治療に対するこれまでのエビデンス

「咳嗽・喀痰の診療ガイドライン 2018」では，コクランシステマティックレビューやメタ解析からの知見をもとに，気管支拡張症に対するマクロライド維持療法，喀痰調整薬，理学療法などについて，現段階での推奨度が示される予定である．しかし本疾患に対する治療は，原因による対応可能な治療が優先されることを忘れてはならない．たとえば急性感染症による悪化であれば，原因菌に応じた抗菌薬，非結核性抗酸菌感染があれば抗酸菌治療，免疫不全であれば免疫グロブリンの補充，α1 アンチトリプシン欠損症であれば α1 アンチトリプシンの補充などである．そのうえで，持続的な喀痰症状の強い例や増悪を繰り返す例に対して，マクロライド長期投与を開始し，その後も症状が持続していれば症例に応じて喀痰調整薬，理学療法の追加が考慮されるべきである．

1 ▪ マクロライド療法と喀痰調整薬

マクロライド療法に関しては，システマティックレビューおよびメタ解析で9つの無作為化ランダム試験（530 症例）の評価が行われており，「少量長期マクロライド投与は，増悪頻度，症状，喀痰量，呼吸機能低下に関して，プラセボと比較して優位に改善する」と報告され「その長期使用は臨床的に有用である可能性が高い」と結論付けられている[2]．薬剤の選択に関しては，アジスロマイシンの既報も多く含まれているが，本邦では保険適用の問題もあり，DPB，SBS と同様にエリスロマイシン（エリスロシン® 400〜600 mg/日），クラリスロマイシン（クラリス® 200 mg/日）などが推奨される（参考：DPB に関しては，マクロライド薬の薬剤変更に関する知見あり）．

一方，喀痰調整薬に関しては，本邦で頻用されるL-カルボシステイン（ムコダイン®），アンブロキソール（ムコソルバン®）などの有効性を示すエビデンスは乏しく，4 つの無作為化ランダム試験（528 症例）のシステマティックレビューにおいても質の高いエビデンスはない[3]．しかし喀痰調整薬により自覚症状の改善する例を経験することもあり，また有害事象が少ないことから，使用してもよいと思われる．吸入ステロイドに関しては，無作為化ランダム試験でプラセボと比較した報告はなく，システマティックレビューにおいても「有効性を示唆するデータはない」と結論付けられている[4]．

2 ▪ その他の治療

抗菌薬吸入療法としては，12 の無作為ランダム化試験（1,264 例）のシステマティックレビュー・メタ解析（薬剤：トブラマイシン，アミカシン，シプロフロキサシン，コリスチンなど）で，薬剤選択や使用期間の点で不明な点が多く，また保険適用もない．しかし近年は，緑膿菌感染症例の菌量減少，急性増悪回数減少など有用性の報告も増えつつあり[5]，ERS ガイドラインにおいては，増悪を繰り返す気管支拡張症の緑膿菌持続感染例に対して，抗菌薬吸入療法を推奨しており（図 1），今後さらなる質の高いエビデンス構築が待たれる．一方，マンニトールなどを用いた高浸透圧吸入療法の有用性に関しては，11 の無作為ランダム化試験（計 1,021 症例）の評価がなされているが，手技，症例などの相違もあり有益性は証明されていない[6]．

体位ドレナージ，器具を用いた胸壁バイブレーション，タッピングなどの理学療法については，排痰を促進する手技（mucociliary clearance techniques）として 35 の臨床研究（無作為化ランダム試験，コホート研究，ケースコントロール研究を含む）のメタ解析がある[7]．また呼吸リハビリテーション，運動療法に関するシステマティックレビューでは 4 つの無作為ランダム化試験（164 例）

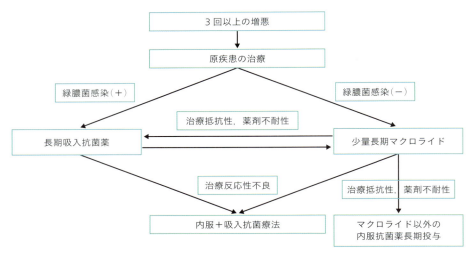

図1 欧州呼吸器学会（ERS）ガイドラインにおける気管支拡張症に対する推奨抗菌薬治療（改変引用）

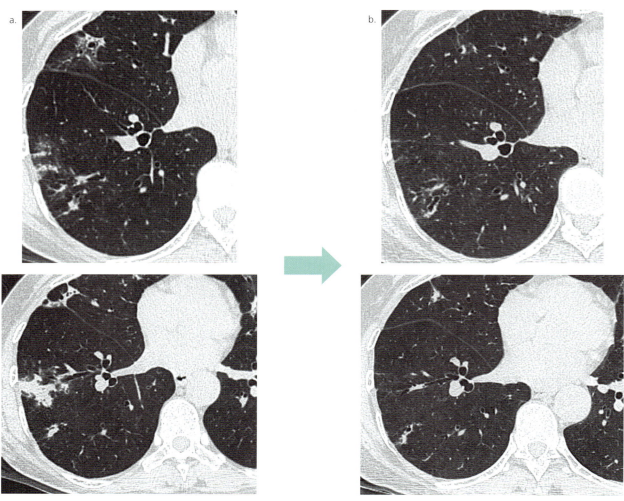

図2 症例1　胸部CT画像〔初診時（a），半年後（b）〕

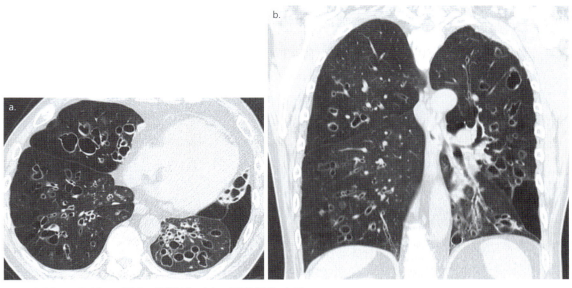

図3 症例2 胸部CT画像〔横断像（a），冠状断像（b）〕

についての検討がなされている[8]．それらの見解をまとめると，治療の手技や期間も異なり不明な点も多いものの，「安定期の症例（特に喀痰排出困難例，運動耐容能低下例）に対しては，安全で，喀痰量や呼吸機能を改善する可能性」が述べられている．

症例提示

症例1・74歳女性（軽症気管支拡張症）

主訴は咳嗽と喀痰症状，感冒により繰り返す症状増悪にて，近医より当院を紹介受診．湿性咳嗽，聴診上 coarse crackles＋，胸部CT画像上 気管支拡張所見と周囲のスリガラス影・浸潤影（炎症を示唆）を認めた（図2a）．当初は，非結核性抗酸菌症を疑ったが，喀痰検査や気管支鏡検査でも原因菌が検出されず，気管支拡張症に伴う慢性下気道炎症が主病態と考えられた．喀痰症状が著明であったため，少量長期マクロライド療法（エリスロマイシン400 mg/日 分2）および喀痰調整薬（カルボシステイン1,500 mg/日 分3）を開始したところ1カ月の経過で症状が徐々に改善．6カ月の経過で症状は大きく改善し，増悪の頻度も低下した．画像上も炎症所見は改善し（図2b），5年経過したが，感染による悪化はほとんど認めていない（のちに，シェーグレン症候群の診断となり，膠原病に伴う気管支拡張症，慢性下気道炎症であることが考えられた）．

症例2・52歳男性（重症気管支拡張症）

湿性咳嗽，喀痰症状が強く，改善しないため近医より当院を紹介受診．感染で悪化することが多く，外来診察時も明らかな湿性咳嗽，聴診上 coarse cracklesを認めた．また胸部CT上（図3a，b），びまん性（下葉優位）に囊胞型の気管支拡張像，気管支壁肥厚像を認め気管支拡張症の診断となった．当初は，びまん性汎細気管支炎，アレルギー性気管支肺アスペルギルス症，抗酸菌感染症など原因疾患の存在を疑ったが，診断に至らず特発性気管支拡張症と考えられた．マクロライド維持療法（エリスロマイシン400 mg/日 分2→クラリスロマイシン400 mg/日 分2），喀痰調整薬（カルボシステイン1,500 mg/日 分3）を用いた治療を開始した．喀痰症状は一時的に軽快し，増悪頻度も低下傾向にあったが，年単位の経過で呼吸機能が緩徐に悪化．理学療法を導入し喀痰排出能に改善を認めたが，冬季の感冒による悪化を繰り返し，現在は在宅酸素が導入され脳死肺移植待機中である．

文献

1) Polverino E, Goeminne PC, McDonnell MJ, et al : European Respiratory Society guidelines for the management of adult bronchiectasis. Eur Respir J 50, 2017
2) Wu Q, Shen W, Cheng H, Zhou X : Long-term macrolides for non-cystic fibrosis bronchiectasis : a systematic review and meta-analysis. Respirology 19 : 321-329, 2014
3) Wilkinson M, Sugumar K, Milan SJ, et al : Mucolytics for bronchiectasis. Cochrane Database Syst Rev : CD001289, 2014
4) Goyal V, Chang AB : Combination inhaled corticosteroids and long-acting beta2-agonists for children and adults with bronchiectasis. Cochrane Database Syst Rev : CD010327, 2014
5) Brodt AM, Stovold E, Zhang L : Inhaled antibiotics for stable non-cystic fibrosis bronchiectasis : a systematic review. Eur Respir J 44 : 382-393, 2014
6) Hart A, Sugumar K, Milan SJ, et al : Inhaled hyperosmolar agents for bronchiectasis. Cochrane Database Syst Rev : CD002996, 2014
7) Snijders D, Fernandez Dominguez B, Calgaro S, et al : Mucociliary clearance techniques for treating non-cystic fibrosis bronchiectasis : Is there evidence? Int J Immunopathol Pharmacol 28 : 150-159, 2015
8) Lee AL, Hill CJ, McDonald CF, Holland AE : Pulmonary Rehabilitation in Individuals With Non-Cystic Fibrosis Bronchiectasis : A Systematic Review. Arch Phys Med Rehabil 98 : 774-782. e1., 2017

雑誌『総合診療』から生まれた **Dr.宮城×Dr.藤田の呼吸器本！**

コモンな呼吸器疾患はこう診断する！
ジェネラリスト必見の沖縄ケースカンファレンス！

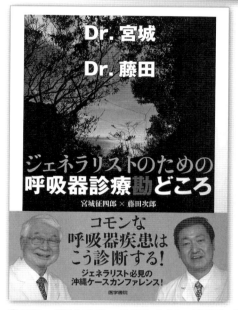

Dr.宮城×Dr.藤田
ジェネラリストのための呼吸器診療勘どころ

宮城 征四郎 群星沖縄臨床研修センター長
藤田 次郎 琉球大学大学院教授・感染症・呼吸器・消化器内科学（第一内科）

収載の15症例は内科医がよく遭遇するコモンな呼吸器疾患。Dr.宮城の豊富な経験による「臨床の勘どころ」と、Dr.藤田の画像診断と文献考察を各症例から学ぶことができる。本書の哲学は、問診や身体所見を重視する沖縄オリジナルの総合診断学であり、1つの症例につきさまざまな角度から臨床推論、得られた情報をもとに最終診断に迫る全人的アプローチを用いている。ジェネラリスト必見のケースカンファレンス！

● B5 頁192 2014年 定価：本体3,800円＋税 [ISBN978-4-260-01979-8]

カリスマ呼吸器内科医のアートとサイエンスがあふれる
沖縄ケースカンファレンス！

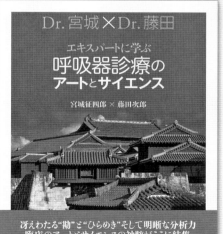

Dr.宮城×Dr.藤田
エキスパートに学ぶ
呼吸器診療のアートとサイエンス

宮城 征四郎 群星沖縄臨床研修センター長
藤田 次郎 琉球大学大学院教授・感染症・呼吸器・消化器内科学（第一内科）

収載の20ケースは、呼吸器内科医がよく日常遭遇し頭を悩ませる症例。各ケースとも鑑別診断から治療までが網羅されている。読者は、カリスマ呼吸器内科医Dr.宮城とDr.藤田の、臨床のアートとサイエンスの神髄にふれられるとともに、クリニカルパールあふれる珠玉のメッセージを直に得られるだろう。日常の診断能力がさらに磨かれる1冊。

● B5 頁288 2015年 定価：本体4,800円＋税 [ISBN978-4-260-02099-2]

 医学書院　〒113-8719 東京都文京区本郷1-28-23　［WEBサイト］http://www.igaku-shoin.co.jp
［販売部］TEL：03-3817-5650　FAX：03-3815-7804　E-mail：sd@igaku-shoin.co.jp

特集 「咳嗽」と「喀痰」を診る
咳嗽・喀痰を来す主な疾患

咳嗽，喀痰の原因としての肺結核・非結核性抗酸菌症の診断
Doctor's delay をなくすためには

玉田　勉

Point
- 日本は依然として他の先進国より結核患者が多い．
- 高齢者，結核高蔓延国からの渡航者，免疫抑制薬使用中の患者などでの結核発症に特に注意が必要である．
- 結核を疑ったらすぐに喀痰検査と胸部画像検査を行い，「診断の遅れ（Doctor's delay）」を防ぐ必要がある．

はじめに

2013年の推定で世界人口の約1/3が結核に感染し，そのうち毎年900万人が結核を発症し，150万人が死亡している[1]．結核罹患の85%がアフリカとアジアで占められており，特にアフリカではHIV感染を伴う結核が多い．多くの先進国では結核罹患率（人口10万対）は低蔓延国の水準である10を下回っているが，世界的な人口移動に伴い，高蔓延地域からの「あふれ出し」による結核発症が問題となっている．日本における結核罹患率は，2011年に17.7，2016年に13.9と減少傾向にあるものの，高齢化や近隣アジア諸国からの持ち込みなどが原因となり，依然として多くの先進国より高く，中蔓延国に分類されている[1〜3]（図1）．このような背景で，日常臨床においては結核患者に遭遇する可能性を十分に意識し，医療関係者の判断ミスで診断が遅れないようにすべきである．

結核を疑うべき患者背景は？

日本は結核の中蔓延国であり，日常診療において

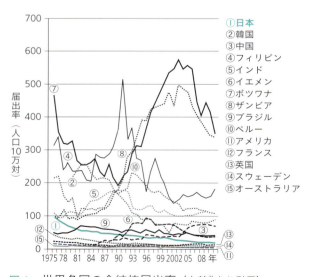

図1a　世界各国の全結核届出率（文献3)より引用）

たまだ　つとむ　東北大学大学院医学系研究科呼吸器内科学分野（〒980-8574 宮城県仙台市青葉区星陵町1-1）

	罹患率（人口10万対）
米　国	2.8
カナダ	4.6
オランダ	5.0
オーストラリア	5.2
デンマーク	5.6
イタリア	5.8
フランス	7.0
ドイツ	7.0
スウェーデン	8.0
英　国	9.0
日　本	13.9
シンガポール	39
中　国	58
韓　国	75
タ　イ	91
ベトナム	108
インドネシア	128
フィリピン	275

図 1b 諸外国（2015年）と日本（2016年）の結核罹患率（文献[2]より引用）

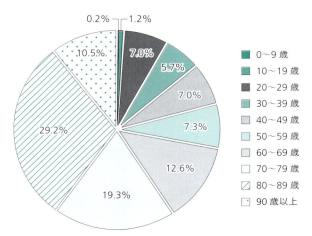

図 2b 平成28年 年齢階級別 新登録結核患者数（文献[2]より作図）

表 1 感染者中の活動性結核発病リスク要因（文献[1]より引用）

要因	発病リスク*
HIV/AIDS	50～170
臓器移植（免疫抑制薬使用）	20～74
珪肺	30
慢性腎不全による血液透析	10～25
最近の結核感染（2年以内）	15
胸部X線画像で線維結節影（未治療の陳旧性結核病変）	6～19
生物学的製剤使用	4.0
副腎皮質ステロイド（経口）使用	2.8～7.7
副腎皮質ステロイド（吸入）使用	2.0
その他の免疫抑制薬使用	2～3
コントロール不良の糖尿病	1.5～3.6
低体重	2～3
喫煙	1.5～3
胃切除	2～5
医療従事者	3～4

*：発病リスクはリスク要因のない人との相対危険度

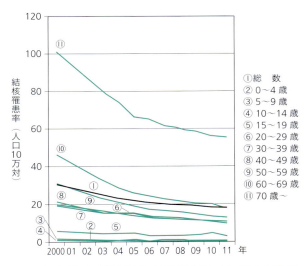

図 2a 年次別 年齢階級別 結核罹患数（文献[3]より引用）

はいつでも結核患者と遭遇する可能性があることを忘れてはいけない．近年，特に90歳以上の高齢者層と15～29歳の若年者層での患者数増加が目立ち，重点的な対策が必要とされる（図2）．そのほか，糖尿病，腎不全，癌，免疫抑制薬治療（生物学的製剤，副腎皮質ステロイドなど），HIV感染者などの結核関連リスクのある患者が医療の管理下にありながら発病する場合も増加しており，患者だけでなく医療従事者の意識改革も必要と考えられる（表1）．その一方で，上記の危険因子を有さなくても結核を発症することもあり注意が必要である．慢性咳嗽を主訴とする患者を診療する際には，常に結核の可能性を意識して，疑わしい場合には速やかに胸部画像検査，喀痰検査をオーダーするよう心掛けたい．

結核を疑ったら何をすべきか？

　喀痰検査を3日間連続で実施する．良質な喀痰が得られない場合には起床時の胃液培養検査を行う．塗抹陽性であっても非結核性抗酸菌との鑑別および生菌・死菌の区別が必要であるため，それぞれ核酸増幅法（PCR）検査および培養結果の確認も重要である．

　補助的診断法として，結核菌特異的インターフェロンγ遊離試験（interferon-gamma release assays；IGRA）は有用であるが理論的には既感染で陽性となるため，それだけで活動性結核の確定診断にはならない[4]．このことは70歳以上の高齢者の60%が過去に感染歴があるとされる日本の状況において解釈を困難にする．接触者健診における高齢者のIGRA陽性率が過去の感染歴から推定した値より明らかに低値であること，既感染高齢者であっても治療や臨床経過によってIGRA陰性化すること，などが知られている．また最近の高齢結核患者では内因性再燃ではなく新規外来性感染による発病例も珍しくないとされ，既感染高齢者のIGRA陽性者では，①陽性のまま長期間経過している症例と，②長期間陰性化した状態から最近の結核感染で陽転化した症例，の2つの場合が混在していることになる[5,6]．

　肺結核の診断には，胸部単純X線写真が必要であり，さらに見落としを防ぐために適宜胸部CT検査を追加する．喉頭および気管支結核で肺野に異常陰影を認めない場合もあるため，前述の喀痰検査やIGRA検査などを組み合わせて判断することが大切である．喀痰塗抹陽性所見が陽性であれば周囲へ感染を広げる危険性が高いため，感染性結核と診断されれば直ちに結核病床に入院し隔離する必要がある．

咳喘息の治療が先行されて診断が遅れた肺結核症例

【症例1】76歳　女性．
【主　訴】乾性咳嗽．
【既往歴】42歳　子宮筋腫で子宮全摘．70歳骨粗鬆症．

【生活歴】喫煙なし，飲酒なし．
【現病歴】

　2カ月前から乾いた咳が続くため近くのクリニックを受診し，咳喘息として吸入ステロイド治療が開始された．咳症状が消失しないため近くの総合病院を受診し，マイコプラズマおよびクラミジア抗体陰性，血清アスペルスギルス抗原基準値上限，胸部X線写真（図3左上）にて右上肺野に結節影を，また胸部CT（図3左下）でも右肺尖部の不正形陰影を認めた．CTの再構築画像で軽度拡張した気道内を充満する棍棒状の陰影を認め，アレルギー性気管支肺アスペルギルス症（ABPA）の可能性があるとのことで，吸入ステロイドによる治療が継続された．

　治療1カ月後にも咳症状は残存し，胸部X線写真（図3右上）および胸部CT（図3右下）にて右上肺野に結節影の増大と周囲に複数の結節影や粒状影の出現を認めたため，精査加療目的に大学病院に紹介された．

【臨床経過】

　経過および画像所見より肺結核を疑い，喀痰検査を3日間繰り返したがいずれも塗抹陰性，PCR陰性であった．胃液検査を試みたが咽頭反射が強く良好な検体採取が困難で，一度だけ採取できた胃液で塗抹陰性，PCR陰性であった．肺結核以外に肺癌や肺真菌症などの可能性も否定できないため，本人の同意を得て，十分な感染対策のもとに気管支鏡検査を行った．

　気管支洗浄液より塗抹（1＋）陽性，PCR陽性（*M. tuberculosis* complex），培養2週目で陽性（*M. tuberculosis* complex）であった．悪性所見や真菌は認めなかった．気管支鏡検査による診断4週後に初診時の検体不良の胃液培養から*M. tuberculosis* complexが検出されたとの報告があった．

　以上より，周囲への感染の危険のない肺結核との診断のもとに，外来にて2HRZE4HR（2カ月間イソニアジド＋リファンピシン＋ピラジナミド＋エタンブトール，その後4カ月間イソニアジド＋リファンピシン）による治療を開始し，以降は排菌もなく症状および画像所見も改善し，予定通り6カ月で治療完遂した．

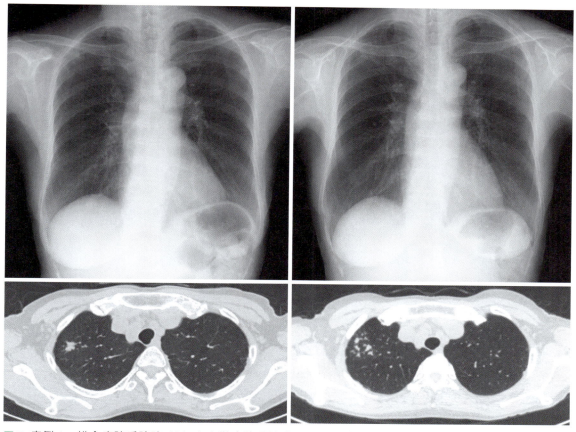

図3 症例1：総合病院受診時（左）と大学病院受診時（右）の胸部X線画像（上段）と胸部CT画像（下段）

●本症例のポイント
①クリニックで咳喘息との安易な診断のもとに吸入ステロイドを投与されたことが結核菌の増殖を誘発し，画像所見の悪化を来した可能性がある．吸入ステロイド投与と呼吸器感染症について，非結核性抗酸菌症は増加するが肺結核の増加との関連は証明できなかったとする報告があり[7]，結核との関連については今後も検討が必要である．
②総合病院でも，結核の可能性を意識し，喀痰検査あるいは胃液検査が行われていれば，早期に肺結核の診断ができた可能性がある．
③大学病院で初めて肺結核を疑って喀痰検査，胃液検査を実施したが陰性であり，最終的に気管支鏡検査が行われている．過去の報告によると，結核診療に携わる医療従事者がツベルクリン反応（PPD）陽性化する確率は一般の医療従事者に比べて15〜20倍とされている[8,9]．結核患者に対する気管支鏡検査の実施は，医療従事者への感染の確率をさらに高める可能性があり，喀痰や胃液で診断困難な症例でかつリスクとベネフィットを慎重に検討したうえで判断されるべきである．

周産期の発症で診断が遅れた肺結核症例

【症例2】38歳　女性．
【主　訴】咳嗽，発熱，右背部痛．
【既往歴】22歳　扁桃腺摘出術，36歳　流産．
【生活歴】喫煙なし，飲酒なし．2妊1産．
【現病歴】
妊娠中期から乾いた咳が続いていたが精査されず，無投薬で経過観察されていた．
妊娠40週に近くの産科医院で自然分娩後も咳の精査はされずに退院した．その夜から38℃台の高熱と右背部痛が出現したため，翌日近くの内科医院を受診した．インフルエンザ抗原陰性，血液検査で炎症反応高値（WBC 9,800/μl，CRP 11.9/dl）を認

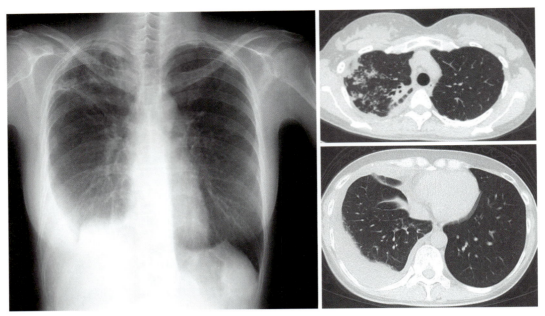

図4 症例2：大学病院受診時の胸部X線画像（左）と胸部CT画像（右）

め，腎盂腎炎の疑いでセフェム系抗菌内服薬が投与された．しかし，2日後も発熱と右背部痛が続くため，精査加療目的に大学病院に紹介された．

【臨床経過】

胸部X線写真（図4左）にて右上肺野の結節影・索状影・網状影および右胸水貯留を認め，胸部CT検査（図4右上下）にて右上葉に気管支拡張を伴う気道散布性の浸潤影・粒状影および右胸水貯留を認めた．「右細菌性肺炎＋右膿胸」のほかに「肺結核＋結核性胸膜炎」が鑑別に挙がり，隔離病棟に入院した．

良好な喀痰が採取できなかったが，3日間の喀痰塗抹，PCR，培養はいずれも陰性であった．入院後に行った胃液検査も塗抹陰性，PCR陰性であった．胸水検査では塗抹陰性，PCR陰性であったが，リンパ球優位かつ糖の軽度減少を伴う浸出液で，胸水ADA値63.7と高値，さらにIGRA陽性であることから肺結核および結核性胸膜炎が濃厚に疑われた．

確実な結核菌の検出および薬剤感受性の確認のために，十分な感染対策のもとに気管支鏡検査を行った．気管支擦過および洗浄液で，塗抹陽性（1＋〜2＋），PCR陽性（*M. tuberculosis* complex）であった．悪性所見を認めず，有意な細菌も検出されなかった．2週間後，入院時の胃液と胸水の培養2週目で陽性（*M. tuberculosis* complex）であるとの報告があった．

以上より，「肺結核＋結核性胸膜炎」の診断のもとに，結核病床を有する専門病院に転院し，2HRZE4HRによる治療が開始され，経過良好である．

●本症例のポイント

①妊娠後期には胎児の成長に伴い腹部が圧迫されて，胃食道逆流症が生じ，慢性咳嗽の原因となり得る．胎児へのX線被曝を避けたい，また不要な投薬も避けたいとの思いから，必要な検査や治療介入が実施されにくい症例であった．しかし，胎児のX線感受性が低下する妊娠後期は下腹部を遮蔽したうえでの胸部X線撮影はさほど問題なく，妊娠中に咳嗽が続くときには，十分な説明と対策を行ったうえでより早期に胸部X線撮影が実施されるべきであった．

②前医では背部痛を伴う産褥期の発熱の原因として，腎盂腎炎，子宮内膜炎などの横隔膜より下部の感染症との思い込みがあったのかもしれないが，胸部X線写真を撮れば容易に呼吸器感染症であることがわかる．

③肺結核を疑った場合であっても，良好な喀痰や胃液検体を採取するように心掛けるべきである．塗抹陰性，PCR陰性であっても，2〜4週後に判明

する培養結果を待たずに，積極的に結核菌の検索をすることは，診断の遅れを回避するために重要である．しかし，医療従事者への結核曝露の問題を最大限避ける必要もあり，肺結核を疑う症例に対する気管支鏡検査は，リスクとベネフィットを十分に検討したうえで，万全の感染対策を行って実施されるべきである．

結核菌や非結核性抗酸菌を疑った場合，喀痰検査を何回実施すればよいか？

種々のガイドライン[1, 10]では，抗酸菌症診断時の喀痰検査では，主に塗抹検査と培養検査を 3 回（1 日 1 回，連続 3 日間）提出することを推奨している．結核の場合，塗抹陽性結核患者の他者への感染力が強いことから塗抹検査による迅速診断が必要である．一方で，非結核性抗酸菌症はヒトからヒトへの感染はないと考えられており，迅速塗抹検査の必要性は低い．

結核診断時の喀痰検査における抗酸菌の塗抹および培養の累積陽性率は，1 回目で 60〜80％，2 回目で 80〜90％，3 回目で 95〜99％，4 回目で 98〜100％と，3 回目までにほぼ感度限界に達する[11〜14]．検査にかかる仕事量やコストとのバランスも考慮して，現時点では 3 回が妥当である．PCR は 1 回目で 90％ 以上の陽性率があるため，塗抹陽性の 1 検体で追加オーダーするだけで十分である．結核菌を目的とした場合，初回の検査で塗抹 2 ＋以上であれば 3 回の検査は必要ない[1]．

「症例 1」では慢性咳嗽の原因として他の疾患の除外が十分行われずに咳喘息の安易な診断のもとに吸入ステロイドによる治療が開始されており，「症例 2」では妊娠中の慢性咳嗽に対して胸部 X 線撮影や喀痰培養が一度も実施されずに長い間経過観察さていた．ともに，医療従事者の意識が低かったことが肺結核の診断を遅らせた大きな要因と考えられる．繰り返し述べるが，日本は結核中蔓延国であり，日常臨床において常に肺結核の存在は忘れてはならない．

非結核性抗酸菌症診断時の喀痰検査の考え方は結

表 2 肺非結核性抗酸菌症の診断基準（文献[15]より引用）

A．臨床的基準（以下の 2 項目を満たす）
　1．胸部画像所見（HRCT を含む）で，結節性陰影，小結節性陰影や分枝状陰影の散布，均等性陰影，空洞性陰影，気管支または細気管支拡張所見のいずれか（複数可）を示す．
　　ただし，先行肺疾患による陰影が既にある場合は，この限りではない．
　2．他の疾患を除外できる．

B．細菌学的基準（菌種の区別なく，以下のいずれか 1 項目を満たす）
　1．2 回以上の異なった喀痰検体での培養陽性．
　2．1 回以上の気管支洗浄液での培養陽性．
　3．経気管支肺生検または肺生検組織の場合は，抗酸菌症に合致する組織学的所見と同時に組織，または気管支洗浄液，または喀痰での 1 回以上の培養陽性．
　4．稀な菌種や環境から高頻度に分離される菌種の場合は，検体種類を問わず 2 回以上の培養陽性と菌種同定検査を原則とし，専門家の見解を必要とする．

以上の A，B を満たす．

核菌の場合とは異なる．結核菌は 1 回でも菌が検出されたら病的意義があるのに対して，非結核性抗酸菌は井戸水や土壌などの環境中に存在することから，病原菌として判断するためには複数回の検出が要求される[10, 15]（**表 2**）．結核が完全に否定されて非結核性抗酸菌の検出だけが目的の場合，患者の状態が良好であれば，培養検査結果を待ってからの診断でもよい[10]．3 回の塗抹検査が陰性の場合，別の日に気管支鏡検査を行い，採取した検体で塗抹検査と培養検査を依頼する[10]．

喀痰培養検査における薬剤感受性の意義は？

結核と非結核性抗酸菌症では喀痰培養検査における薬剤感受性の意義が異なる．

結核菌では，自然界に一定の確率で突然変異による薬剤耐性菌（野生耐性）が存在している．たとえば，イソニアジド（INH）で 10^{-6}，リファンピシン（RFP）で 10^{-8}，エタンブトール（EB）で 10^{-5}などの野生耐性存在率とされる[16]．もし結核治療を単剤で行えば，これらの野生耐性株を選択的に増殖させてしまい，最初は単剤耐性であった菌が他の薬剤にも耐性を獲得し複数耐性となり得る．このよ

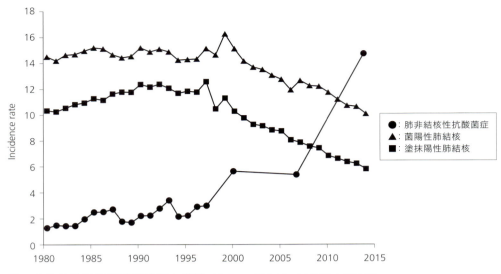

図5 非結核性抗酸菌症罹患率の推移（人口10万人対）（文献24）より引用）

うな耐性菌の選択による獲得多剤耐性を防ぐためにも結核治療は多剤併用療法が基本となっている．薬剤感受性試験は事前に薬剤の効果を知り，標準治療法のままでよいか，耐性結核菌に対する適切な治療薬に切り替えるべきかといった重要な情報を得るうえで必要な検査である[1]．

非結核性抗酸菌では，例外的にM. aviumに対するクラリスロマイシン（CAM）およびM. kansasiiに対するリファンピシン（RFP）の感受性試験は臨床的に有用とされるものの，他の非結核性抗酸菌に対しては信頼性が低いため，ガイドラインでも推奨されていない[10,17]．多くの非結核性抗酸菌集団が治療薬に対して2桁以上の幅をもった広範囲の最小発育阻止濃度（MIC）を有しており，1濃度によるカットオフが設定できないことや，多くの非結核性抗酸菌には用量依存的な効果が確認されいないことなどがその背景にある[10]．M. aviumの治療においてCAMはキードラッグであることは明らかであるが，他の慢性呼吸器疾患の治療としてエリスロマイシン（EM）を長期で使用しても，M. aviumに対するCAMの交叉耐性化は誘導されないと考えられる．そもそもEMはM. aviumに対して抗菌活性を全く示さない[18,19]．EM自体が自然界土壌中から発見された抗菌薬であり[20]，M. aviumが存在する土壌中において人類がEMを発見するより以前に自然耐性となっていた可能性はある．CAMは人類が半合成したマクロライド系抗菌薬であり[21,22]，M. aviumに対して自然耐性である可能性は低い．ATSステートメントでは，M. aviumのCAMに対する耐性化は臨床的にはCAM単剤を不適切に長期間投与することで誘導されるとされる[17]．一方で，EMはM. avium以外の稀な非結核性抗酸菌に対しては抗菌力を有しているものがあり，そのような場合にEMの長期投与は耐性を誘導する可能性があるので乱用には注意が必要である．ちなみに日本における非結核性抗酸菌症患者はここ数年で増加し続けており，日常診療においても遭遇する機会が増えている（図5）．

免疫抑制剤を使用中の患者では特に結核発症に注意が必要である！

結核に感染して発病する，および重症化する危険が高いハイリスク者としては，糖尿病，癌，膠原病，HIV感染，血液透析，塵肺，低栄養などの要素が含まれる（表1）．近年では関節リウマチやその他の自己免疫疾患などにTNFα阻害薬やIL-6阻害薬などの生物学的製剤が多く使用されるようになり，従来使用されている副腎皮質ステロイド製剤（ステロイド）の長期投与の場合と同様に結核発症

の危険が高まる[1]．関節リウマチ患者は，もともと感染防御免疫の低下があることに加えて，ステロイドおよび種々の生物学的製剤の長期投与によって呼吸器感染症の併発が多い[23]．TNFα阻害薬が投与されている関節リウマチ患者の結核発症率は一般人口に対して8〜30倍とかなり高くなるとされるが，市販後調査の結果の年次推移などからは，治療導入前に綿密なスクリーニングを行い，有所見例では潜在性結核感染（latent tuberculosis infection ; LTBI）として予防的治療を行うなどの対策をとれば結核の発症率を増加させない可能性も指摘されており，投与前だけでなく投与中，投与後の綿密な経過観察が重要である．

非結核性抗酸菌症は，近年日本を含む世界各国で増加の一途を辿っており[24]（図5），ステロイドや生物学的製剤の長期使用によって発生率が上昇する[23]．日本リウマチ学会のガイドラインに，「非結核性抗酸菌感染症に対しては確実に有効な抗菌薬が存在しないため，同感染患者には原則として投与すべきでないが，患者の全身状態，関節リウマチの活動性・重症度，菌種，画像所見，治療反応性，治療継続性等を慎重かつ十分に検討したうえで，TNF阻害薬による利益が危険性を上回ると判断された場合にはTNF阻害薬の開始を考慮してもよい．その場合には日本呼吸器学会呼吸器専門医との併診が望ましい．」と記載されている[25]．十分な症例数を用いた検討ではないが，関節リウマチで生物学的製剤投与後の肺MAC症発症例で，画像上，結節・気管支拡張型で比較的軽症であれば治療反応性や予後は決して不良ではないとの報告が蓄積されつつあり，その一方で，結核類似の線維空洞型では原則禁忌とすべきとされている[23]．関節リウマチでは気道病変を有する症例が少なくなく，環境の常在菌である非結核性抗酸菌が定着しているだけの場合もあるため，喀痰検査を用いる診断においては前述の診断基準[10]に沿って厳格に行われるべきである．

おわりに

日本では，患者が医療機関を受診するまでのいわゆる「受診の遅れ（Patient's delay）」のほうが受診後のいわゆる「診断の遅れ（Doctor's delay）」よりも頻度が高いものの，Doctor's delayは依然として存在し，近年微増傾向にあるという[26]．日本における肺結核や非結核性抗酸菌症の現状を理解しつつ，日常診療でもこれらの疾患の存在に常に注意を払うことが大切である．医学の進歩により，70歳以上の高齢者およびステロイドや種々の生物学的製剤治療によって長期間生存する症例などが増加している．日本はいまだ肺結核の中蔓延国であること，また非結核性抗酸菌症についてはその発症が近年著しく増加していることを忘れずに，長期間咳嗽や喀痰が続く患者では適切なタイミングで診断を行えるように，常に意識することが重要である．

文献

1) 日本結核病学会：結核診療ガイドライン　改訂第3版．2015.
2) 厚生労働省：平成28年結核登録者情報調査年報集計結果2016〔www.mhlw.go.jp/file/06-Seisakujouhou-10900000-Kenkoukyoku/0000175603.pdf.〕
3) 森下宗彦，渡辺　彰編：結核ハンドブック．アトムス，東京，2014.
4) 日本結核病学会予防委員会：インターフェロンγ遊離試験使用指針．Kekkaku 89：717-725, 2014
5) 瀬戸順次，阿彦忠之：接触者健康診断における高齢者に対するインターフェロン-γ遊離試験の有用性の検討．Kekkaku 89：503-508, 2014
6) Mori T, Harada N, Higuchi K, et al：Waning of the specific interferon-gamma response after years of tuberculosis infection. Int J Tuberc Lung Dis 11：1021-1025, 2007
7) Brode SK, Campitelli MA, Kwong JC, et al：The risk of mycobacterial infections associated with inhaled corticosteroid use. Eur Respir J 50：pii, 2017
8) Vogeler DM, Burke JP：Tuberculosis screening for hospital employees. A five-year experience in a large community hospital. Am Rev Respir Dis 117：227-232, 1978
9) Ball R, Van Wey M：Tuberculosis skin test conversion among health care workers at a military medical center. Mil Med 162：338-343, 1997
10) 日本結核病学会：非結核性抗酸菌症診療マニュアル．医学書院，2015
11) Al Zahrani K, Al Jahdali H, Poirier L, et al：Yield of smear, culture and amplification tests from repeated sputum induction for the diagnosis of pulmonary tuberculosis. Int J Tuberc Lung Dis 5：855-860, 2001
12) Harries AD, Kamenya A, Subramanyam VR, et al：Sputum smears for diagnosis of smear-positive pulmonary tuberculosis. Lancet 347：834-835, 1996
13) Van Deun A, Salim AH, Cooreman E, et al：Optimal tuberculosis case detection by direct sputum smear microscopy：how much better is more? Int J Tuberc Lung Dis 6：222-230, 2002
14) Walker D, McNerney R, Mwembo MK, et al：An incremental cost-effectiveness analysis of the first, second and third sputum examination in the diagnosis of pulmonary tuberculosis. Int J Tuberc Lung Dis 4：246-251, 2000
15) 日本結核病学会非結核性抗酸菌症対策委員会，日本呼吸器学会感

染症・結核学術部会：肺非結核性抗酸菌症診断に関する指針—2008年．Kekkaku 83：525-526, 2008
16) David HL: Probability distribution of drug-resistant mutants in unselected populations of Mycobacterium tuberculosis. Appl Microbiol 20：810-814, 1970
17) Griffith DE, Aksamit T, Brown-Elliott BA, et al: An official ATS/IDSA statement: diagnosis, treatment, and prevention of nontuberculous mycobacterial diseases. Am J Respir Crit Care Med 175：367-416, 2007
18) Naik S, Ruck R: In vitro activities of several new macrolide antibiotics against Mycobacterium avium complex. Antimicrob Agents Chemother 33：1614-1616, 1989
19) Fernandes PB, Hardy DJ, McDaniel D, et al: In vitro and in vivo activities of clarithromycin against Mycobacterium avium. Antimicrob Agents Chemother 33：1531-1534, 1989
20) McGuire GJ, Bunch RL, Anderson RC, et al: Ilotycin, a new antibiotic. Antibiot Chemother（Northfield）2：281-283, 1952
21) Omura S, Morimoto S, Nagate T, et al: Research and development of clarithromycin. Yakugaku Zasshi 112：593-614, 1992
22) Morimoto S, Takahashi Y, Watanabe Y, Omura S: Chemical modification of erythromycins. I. Synthesis and antibacterial activity of 6-O-methylerythromycins A. J Antibiot（Tokyo）37：187-189, 1984
23) 日本呼吸器学会生物学的製剤と呼吸器疾患・診療の手引き作成委員会：生物学的製剤と呼吸器疾患・診療の手引き 2014.
24) Namkoong H, Kurashima A, Morimoto K, et al: Epidemiology of Pulmonary Nontuberculous Mycobacterial Disease, Japan（1）. Emerg Infect Dis 22：1116-1117, 2016
25) 日本リウマチ学会：関節リウマチ（RA）に対するTNF阻害薬使用ガイドライン（2017年3月21日改訂版）[http://www.ryuma-chi-jp.com/info/guideline_TNF.html]．
26) Ohmori M, Ozasa K, Mori T, et al: Trends of delays in tuberculosis case finding in Japan and associated factors. Int J Tuberc Lung Dis 9：999-1005, 2005

呼吸器ジャーナル

▶ 2017年2月号 ［Vol.65 No.1 ISBN978-4-260-02882-0］

1部定価：本体4,000円+税
年間購読 好評受付中！
電子版もお選びいただけます

特集 呼吸器画像診断 エキスパートの視点

企画：藤田次郎（琉球大学医学部附属病院病院長）

主要目次

■Ⅰ．総論
画像所見から病態生理を推測しうるか？—呼吸器感染症を題材に
　　／藤田次郎

■Ⅱ．感染症、または感染症と鑑別すべき疾患
細菌性肺炎と非定型肺炎は画像所見で鑑別できるか？
　　／原　彩香、岡田文人、森　宣
画像所見による肺結核と肺非結核性抗酸菌症との鑑別は可能か？
　　／朝倉崇徳、杉浦弘明、長谷川直樹
感染後器質化肺炎の画像所見の特徴は？／酒井文和

■Ⅲ．間質性肺疾患、またはびまん性肺疾患
急性間質性肺炎、急性呼吸窮迫症候群の画像所見は？／一門和哉
うっ血性心不全に伴う肺水腫の画像所見は肺炎と鑑別できるか？
　　／江畑智広、藤本公則

特発性間質性肺炎の画像診断から病理診断は推測できるか？
　　／小倉高志、武村民子、伊藤春海

■Ⅳ．慢性閉塞性肺疾患
COPDの重症度は画像所見で判定できるのか？
　　／清水薫子、西村正治
COPDの気腫型・非気腫型の画像所見は？／平井豊博
肺気腫と間質性肺炎が合併した際の画像所見は？
　　／喜舎場朝雄

■Ⅴ．腫瘍性肺疾患
胸部結節影の画像所見による肺癌と良性疾患（肺結核を含む）との鑑別方法は？／森　清志
画像所見による縦隔腫瘍の鑑別診断／濱路政嗣、伊達洋至
胸膜中皮腫の画像所見は？／内田泰樹、中野恭幸

●症例で学ぶ非結核性抗酸菌症
肺 *M. abscessus* 症／浅見貴弘、他

医学書院　〒113-8719　東京都文京区本郷1-28-23　［WEBサイト］http://www.igaku-shoin.co.jp
［販売部］TEL：03-3817-5650　FAX：03-3815-7804　E-mail：sd@igaku-shoin.co.jp

**内科外来のナンバーワン・マニュアルに
パワーアップした第2版が登場。内科医必携！**

ジェネラリストのための
内科外来マニュアル 第2版

[編集]
金城　光代　沖縄県立中部病院総合内科／リウマチ膠原病科
金城紀与史　沖縄県立中部病院総合内科
岸田　直樹　総合診療医・感染症医・感染症コンサルタント
　　　　　　一般社団法人 Sapporo Medical Academy

ナンバーワン・マニュアルとして不動の地位を得た『ジェネラリストのための内科外来マニュアル』（通称：ジェネマニュ）に，内容を大幅にパワーアップした第2版が登場！　診療情報のアップデートに加え，対応する主訴・検査異常の数を大幅に増やし，より幅広い臨床プロブレムに対応できるよう使い勝手の向上を図った。トップジェネラリストならではの外来マネジメントのエッセンスも盛り込まれた，外来で「最も頼りになる1冊」。

■A5変型　頁736　2017年　定価：本体5,400円＋税
[ISBN 978-4-260-02806-6]

いつも頼りになるのはコレだ！
外来のトップマニュアルに待望の改訂第2版が登場！

目次

イントロダクション
ジェネラリストのための診断アプローチ／ジェネラリストのための外来診療のコツ／ジェネラリストのための抗菌薬の使い方

初診外来
「風邪」様症状／熱／寝汗・ほてり／全身倦怠感／体重減少／頭痛／胸痛／腹痛／腰痛／関節痛／整形外科的な主訴／めまい／意識消失／しびれ／咳（遷延性）／呼吸困難／動悸／浮腫／嘔気・嘔吐／下痢・便秘／頸部のしこり／発疹／不眠／精神科的主訴／認知症／高齢者によくあるプロブレム／高齢者の異変

継続外来／健診異常への対応
高血圧／糖尿病／脂質異常症／高尿酸血症・痛風・偽痛風／心房細動／慢性心不全／心電図異常／喘息・COPD（慢性閉塞性肺疾患）／胸部異常陰影（特に孤立性肺結節影）／便潜血陽性／肝機能異常／消化器内科系検診異常／尿蛋白陽性／尿潜血陽性（血尿）／慢性腎臓病／電解質・酸塩基平衡異常／貧血／甲状腺腫大・結節（機能異常含む）／骨粗鬆症／各種スクリーニング／ワクチン・予防（成人）／妊婦と内科疾患／妊婦・授乳婦への薬剤投与

付録
システムレビュー（review of systems：ROS）／NSAIDsの使い方／周術期管理／Geriatric Depression Scale（GDS）簡易版／JCSとGCS

医学書院　〒113-8719　東京都文京区本郷1-28-23　[WEBサイト] http://www.igaku-shoin.co.jp
[販売部] TEL：03-3817-5650　FAX：03-3815-7804　E-mail：sd@igaku-shoin.co.jp

特集 「咳嗽」と「喀痰」を診る
咳嗽・喀痰を来す主な疾患

咳嗽の原因として
見逃してはならない腫瘍

荻野広和／後東久嗣／西岡安彦

Point

- 咳嗽を呈する患者の対応に際しては，常に肺癌を鑑別疾患に挙げ必要な検査を行う．
- 肺癌患者においても，常に咳嗽を惹起しうる他の併存疾患に関して考慮する．
- 種々のガイドラインを参考に，薬物療法，運動療法，放射線療法など様々な角度から症状緩和を試みる．

はじめに

　咳嗽とは患者の quality of life（QOL）を規定する最も重要な臨床症状であり，また本邦のプライマリ・ケア領域において，患者が医療機関を受診する理由の最上位にあるとされる[1]．咳嗽を主訴に受診する患者の原因疾患として肺癌が占める割合は決して高くはないとされるが[2,3]，疾患の特性上，決して見逃してはならず，常に鑑別疾患に挙げる必要がある．また肺癌患者における咳嗽に対するアプローチに関しては，過去に種々の小規模な臨床研究がされているもののエビデンスレベルの高い報告は少なく，個々の症例に応じて医師の経験に基づく治療がされているのが現状である．こうした背景が考慮され，現在，日本呼吸器学会より作成中である「咳嗽・喀痰の診療ガイドライン 2018」において，新たに腫瘍に関する項目が加えられている．また近年肺癌患者における咳嗽に対するガイドラインがAmerican College of Chest Physicians（ACCP；アメリカ胸部医学会）より発表され[4]，ステップアッ

プ方式で咳嗽の対応方法が提案されている．本稿では肺癌患者における咳嗽に対するアセスメント，アプローチについて概説する．

咳嗽の原因疾患としての肺癌

　肺癌は無症状であることも多いが，症状としては発熱，呼吸困難，胸痛，喀痰，血痰に加え，咳嗽が挙げられる[5]．よって，咳嗽などの有症状例に対しては，胸部悪性腫瘍を鑑別疾患として挙げ胸部単純X線などの肺癌検出のための検査を行うよう，肺癌診療ガイドラインでもグレード A として推奨されている．一方，咳嗽を訴える患者中にどの程度の割合で肺癌が含まれるかについての検討は少ない．イギリスの研究グループからの報告では，3 週間以上持続する慢性咳嗽を訴える患者 91 名を後方視的に検討したところ，肺癌は 2 名（2.2％）に認められた[2]．本邦では，金沢大学の研究グループが 176 名の慢性咳嗽患者を検討している．この報告では，気管支発生悪性腫瘍が 1 名に認められた[3]．これらの

おぎの ひろかず・ごとう ひさつぐ・にしおか やすひこ　徳島大学大学院医歯薬学研究部呼吸器・膠原病内科学分野（〒 770-8503 徳島県徳島市蔵本町 3-18-15）

結果を総合すると，咳嗽を訴える患者全体のなかで
その原因が肺癌である可能性は高くないと考えられ
るが，喫煙歴，年齢，アスベスト吸入歴などの胸部
悪性腫瘍発生の危険因子を考慮する必要がある．

　また，肺癌の発見動機は，咳嗽をはじめ呼吸困
難，血痰や胸痛などの症状を契機に発見される場合
と，無症状で検診にて発見される場合に大別され
る．これまでに症状発見の肺癌と検診発見の肺癌の
予後が複数の施設で比較検討されているが，症状発
見例は検診発見例よりも進行肺癌の頻度が高く，予
後が悪いと報告されている[6〜9]．これらの結果から
も，咳嗽などの有症状例，特に高齢で喫煙のほかに
慢性閉塞性肺疾患（COPD）などの基礎疾患や，ア
スベスト吸入歴，肺癌の家族歴などの危険因子を有
する症例においては，肺癌を念頭に置き検査を行う
べきである．

　有症状例・危険因子例などに対して肺癌を疑う場
合の検査方法は，胸部単純 X 線写真，胸部 CT，喀
痰細胞診などを組み合わせて用いることが勧められ
ている．そのなかでも胸部単純 X 線写真を最初に
行い，それにて異常がある場合に胸部 CT を撮影す
ることが肺癌診療ガイドラインにおいてグレード A
として推奨されている[5]．腫瘍マーカーの測定や
PET-CT の撮影は，肺癌検出目的で最初に行うこと
は勧められないと明記されている．

肺癌による咳嗽の臨床像

　咳嗽は肺癌において最もよくみられる症状であ
り，約 6 割の肺癌患者に認められ，食思不振，疼
痛，息切れなどと並び，QOL 低下の原因となるこ
とが報告されている[4]．しかし肺癌は喫煙歴のある
高齢者に発症することが多いため，咳嗽に複数の要
因が関与していることが多い[10]．肺癌が咳嗽の直
接的原因となる病態としては，気管・気管支内の病
変，癌性胸膜炎・心膜炎，癌性リンパ管症や縦隔病
変による反回神経麻痺などが挙げられる．一方，腫
瘍とは直接関係のない病態として，COPD や気管支
喘息をはじめ，気管支拡張症，副鼻腔気管支症候
群，うっ血性心不全，胃食道逆流やアンジオテンシ

表 1 肺癌患者における咳嗽の原因について（文献[4]よ
り引用，一部改変）

直接的要因
　癌性胸膜炎
　癌性心膜炎
　気管・気管支内病変
　癌性リンパ管症
　反回神経麻痺
　気管食道瘻

間接的要因
　放射性肺臓炎
　薬剤性肺障害（化学療法による）
　慢性閉塞性肺疾患（COPD）
　喘息
　呼吸器感染症
　感染後咳嗽
　気管支拡張症
　副鼻腔気管支症候群
　逆流性食道炎
　肺塞栓
　心不全
　好酸球性気管支炎
　アンジオテンシン変換酵素阻害薬

ン変換酵素阻害薬などによる薬剤性など，咳嗽を来
しうるあらゆる呼吸器疾患が考えられる（**表 1**）[4]．
咳嗽の性状も湿性，乾性，発作性，慢性と多岐にわ
たり，咳嗽のみからの肺癌の診断は不可能である．
また気管および中枢性気管支を狭窄するような肺癌
の場合，聴診で片側性に rhonchi や wheeze が聴
取されることがあり，喘息や COPD などの閉塞性
肺疾患との鑑別が必要になる．金沢大学の検討で
は，33 例の肺癌患者の咳嗽を検討した結果，22 例
（67％）に咳嗽が認められたものの，それらの多く
は気管支喘息や副鼻腔気管支症候群を合併してお
り，また多数の患者が気管支拡張薬や経口および吸
入ステロイドで咳嗽の改善が得られたことから，肺
癌のみが原因の咳嗽は少ない可能性を考察してい
る[11]．よって，肺癌患者の咳嗽を診る場合は，合
併する呼吸器疾患の可能性も鑑別する必要がある．
このようなことから，後述する ACCP のガイドラ
インにおいても，肺癌治療に抵抗性の咳嗽に対して
は，咳嗽を引き起こす併存疾患について考察し，そ
れに対する治療を行うことが推奨されている[4]．

表2 肺癌による咳嗽に対するステップアップ方式でのアプローチ（文献4)より引用）

ステップ1	癌治療に抵抗性の咳嗽に対しては，咳嗽を引き起こす併存症を考慮し，それに対する適切な治療を行う．
ステップ2	癌治療に抵抗性の咳嗽に対しては，薬物療法に加え，運動療法を考慮する．
ステップ3	手術，薬物療法，放射線外照射の適応とならない局所的な気管内病変に伴う咳嗽に対しては，気管支腔内照射を考慮する．
ステップ4	薬物療法としては中枢性非麻薬性鎮咳薬を考慮する．
ステップ5	中枢性非麻薬性鎮咳薬に抵抗性の場合，麻薬性鎮咳薬を考慮する．
ステップ6	麻薬性鎮咳薬に抵抗性の場合，末梢性鎮咳薬を考慮する．
ステップ7	麻薬性鎮咳薬，末梢性鎮咳薬に抵抗性の場合，局所麻酔を考慮する．
ステップ8	上記いずれの治療法にも抵抗性の場合，臨床研究への参加を考慮する．

肺癌による咳嗽に対するアプローチ

肺癌による咳嗽に対応する際，まずは原疾患を適切に治療することが重要である．特に癌が気管支粘膜に浸潤している場合など，癌が直接的な咳嗽の原因と考えられる症例については，癌治療により咳嗽の改善が期待できる（実例を後述する）．その他の対応方法については薬物療法，放射線療法，運動療法などがあるが，わが国における実臨床においてはやはり薬物療法が中心となる．中枢性非麻薬性鎮咳薬，麻薬性鎮咳薬などが考慮されるが，いずれも小規模で検討した報告は散見されるものの，エビデンスレベルの高い報告は皆無と言って過言ではない．まず中枢性非麻薬性鎮咳薬についてであるが，過去に前向きにされた二重盲検比較試験が1つのみ存在する．これにおいては種々の呼吸器疾患に伴う咳嗽に対するブタミラートとクロブチノールの鎮咳効果が検討され，肺癌症例に絞ったサブグループ解析にてブタミラートの有意な鎮咳効果を示している[12]．ただしこの研究で解析された肺癌症例は14例（ブタミラート群7例 vs. クロブチノール群7例）に過ぎず解釈には注意を要する．わが国においてはデキストロメトルファン（メジコン®）などの中枢性非

麻薬性鎮咳薬が経験的に使用されることが多いが，肺癌患者の咳嗽に対する効果を証明した薬剤はない．麻薬性鎮咳薬に関しては，これまでにコデイン，ジヒドロコデイン，モルヒネなどの有効性を示した二重盲検下比較試験が複数ある[13〜15]．いずれも肺癌患者のみを対象にした研究ではないが，その強い鎮咳効果を期待し中枢性非麻薬性鎮咳薬にて十分な効果が得られない場合などに使用されることが多い．ただし便秘，悪心・嘔吐といった有害事象に注意を要することはいうまでもない．去痰薬などの末梢性鎮咳薬に関しては，一部の症例において麻薬性鎮咳薬と同等の鎮咳効果を示し，また中枢性非麻薬性鎮咳薬と比較し即効性があるとする報告もあるが[16]，研究手法などの問題からそのエビデンスレベルは低く，断定的な結論を出すにはさらなる検討が必要と考えられている．その他の薬物療法として，局所麻酔薬などの使用も考慮されるが，やはりエビデンスレベルは低く，患者に応じて適宜使用を検討するしかない．ただし，いずれの場合も前述したように，肺癌患者には他の呼吸器疾患が合併している可能性が高いため，癌以外が原因で咳嗽が引き起こされている可能性を常に考慮し，対応する必要がある．

肺癌に伴う咳嗽に対する各国のガイドラインについて

上述の通り，2012年に日本呼吸器学会より発表された「咳嗽に関するガイドライン第2版」においては，肺癌に伴う咳嗽について詳細な記載はなかった．現在作成中の改訂版である「咳嗽・喀痰の診療ガイドライン2018」では，新たに肺癌に関する項目を追加し，主に①咳嗽症例における鑑別疾患としての肺癌の位置付け，②咳嗽などの症状を有する肺癌の特徴，③肺癌における咳嗽の臨床像，④肺癌による咳嗽の対応について記載し，今後臨床の現場において有意義に活用されることを期待している．

アメリカにおいては2006年に多くの呼吸器疾患領域において，咳嗽に関するガイドラインがACCPより発表され[17]，長期にわたり活用されてきたが，

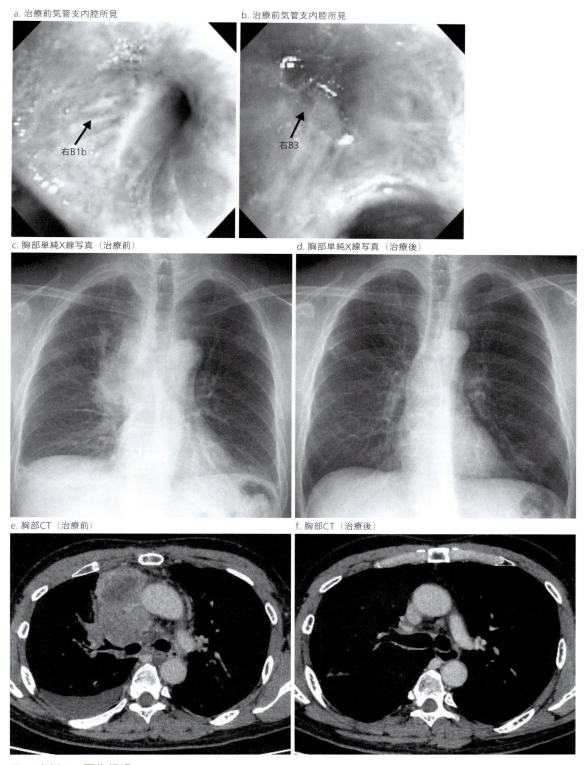

図1 症例1 画像経過

具体性に欠け日常臨床に応用しづらいといった問題点があった．その他2010年にイギリスにおいて同様のガイドラインが刊行されたが[18]，薬物療法以外の治療に関する記載がないという問題点があった．そういった背景から2017年にACCPより肺癌における咳嗽ガイドラインがアップデートされ報告

a. 胸部単純X線写真（治療前）　　b. 胸部単純X線写真（治療後）

c. 胸部CT（治療前）　　e. 胸部CT（治療前）

d. 胸部CT（治療後）　　f. 胸部CT（治療後）

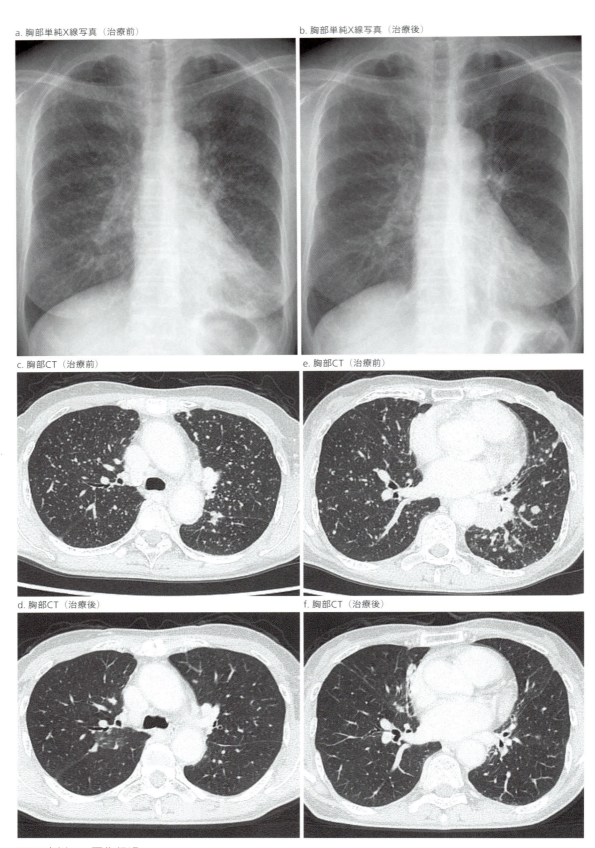

図2 症例2 画像経過

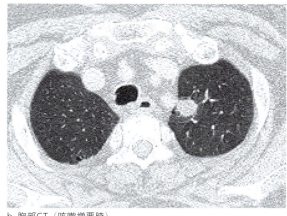
a. 胸部CT（咳嗽増悪前）

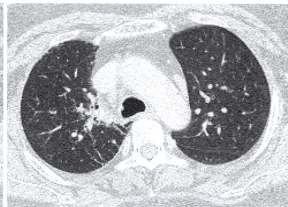
c. 胸部CT（咳嗽増悪前）

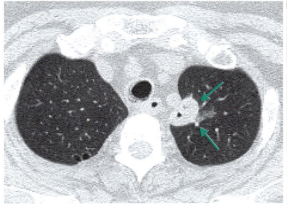
b. 胸部CT（咳嗽増悪時）

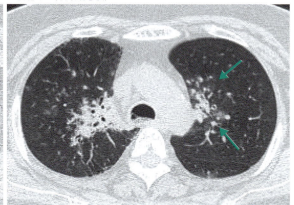
d. 胸部CT（咳嗽増悪後）

図3 症例3 画像経過

されている[4]．このガイドラインで提唱されている治療法は，使用機材や薬剤の適応の違いなどもあり本邦においてそのまま反映することは困難であるが，ステップアップ方式で咳嗽の対応方法が提案されており，日常臨床において大いに参考になる内容であり，表2に要約したので参考にされたい．

症例提示

▪ 症例1

55歳男性　限局型小細胞肺癌　cT4N3M0 stage ⅢB．

喫煙歴：20本/日×37年．

1カ月以上遷延する咳嗽を主訴に近医を受診し，抗菌薬加療が開始された．その後1カ月の経過で顔面浮腫，労作時呼吸困難，胸部圧迫感の増悪を認めCTが施行されたところ右肺門部腫瘤影および上大静脈の圧排所見を認め当院へ紹介となった．気管支鏡検査を施行したところ右上葉枝の一部は腫瘍により閉塞しており，同部位からの生検で小細胞癌の診断が得られた．その他全身検索の結果上記と診断し，対側肺の結節影および胸水貯留（いずれも悪性所見は得られず）を認めることから，カルボプラチン＋エトポシドによる化学療法を開始した．治療開始後速やかに咳嗽および顔面浮腫は軽快し，その後の画像検査にて著明な腫瘍縮小効果を確認している．画像経過を図1に挙げる．咳嗽症例において肺癌を鑑別に挙げることの重要性を示す教育的な症例であり，かつ中枢気管支内病変が咳嗽を惹起する典型例と考えられる．

▪ 症例2

67歳女性　肺腺癌　cT2aN3M1b stage Ⅳ〔脳

（BRA），肺（PUL），胸膜（PLE），骨（OSS），リンパ節（LYM）〕．

EGFR 遺伝子変異：exon 19 del 陽性，喫煙歴：なし．

来院 1 カ月前から遷延する咳嗽を主訴に前医を受診したところ，胸部単純 X 線写真にて両側肺野に無数の小粒状影を認めた．胸部 CT が撮影されたところ左下葉に長径 6 cm の腫瘤影，両側肺野には無数の粒状影を認めたため，肺癌および多発肺転移の疑いにて当院へ紹介となった．精査の結果上記診断となり，アファチニブによる化学療法を開始した．加療開始後咳嗽は緩徐に改善傾向を認め，またその後の画像検査にて著明な腫瘤縮小効果を確認している．画像経過を図 2 に挙げる．多発肺転移による咳嗽が化学療法による抗腫瘍効果にて軽快した典型例と考えられる．

▪ 症例 3

51 歳女性　進展型小細胞肺癌　cT4N2M1b stage Ⅳ（BRA）．

喫煙歴：10 本/日×30 年．

49 歳時発症の小細胞肺癌に対して前医にて化学放射線療法を施行，その後に生じた脳転移に対して放射線照射および脳腫瘍摘出術が施行された．その後，右下葉の肺病変が増大し追加加療目的に当院へ紹介となった．当院にてシスプラチン＋エトポシド 4 コース投与後 PD（progressive disease：進行）となったのち，アムルビシンによる化学療法を開始した．その後緩徐に咳嗽が増悪し，3 コース投与後，右下葉病変は縮小傾向を示すものの，左上葉の病変は増大傾向となった．また周囲に気道散布性の粒状影を認めるようになったため，感染症も鑑別に挙げ喀痰検査を繰り返し行ったところ結核菌 PCR が陽性と判明し，結核病棟へ転院のうえ抗結核薬による加療が開始された．画像経過を図 3 に挙げる．本症例は肺癌加療中においても，咳嗽を惹起しうる併存疾患について考慮する重要性を示す教育的な症例と考えられる．

おわりに

本稿では肺癌に伴う咳嗽に対するアセスメントおよびアプローチについて，概説した．咳嗽を呈する患者の対応に際しては常に肺癌を鑑別疾患に挙げ必要な検査を行うこと，また肺癌に対する治療が最重要であることはいうまでもないが，常に咳嗽を惹起しうる併存疾患に関して考慮することの重要性を改めて強調したい．また肺癌に伴う咳嗽に対する治療としては，国内のガイドラインのほか，ACCP のガイドラインなども参考に，薬物療法，運動療法，放射線療法など種々のアプローチ法を理解し，様々な角度から症状緩和を試みる努力をすることが重要であると考える．本稿が日常臨床において一助となれば幸いである．

文献

1) 山田隆司，吉村　学，名郷直樹，他：日常病・日常的健康問題とは ICPC（プライマリ・ケア国際分類）を用いた診療統計から（第 1 報）．プライマリ・ケア 23：80-89，2000
2) Brightling CE, Ward R, Goh KL, et al：Eosinophilic bronchitis is an important cause of chronic cough. Am J Respir Crit Care Med 160：406-410, 1999
3) Fujimura M, Abo M, Ogawa H, et al：Importance of atopic cough, cough variant asthma and sinobronchial syndrome as causes of chronic cough in the Hokuriku area of Japan. Respirology 10：201-207, 2005
4) Molassiotis A, Smith JA, Mazzone P, et al：Symptomatic Treatment of Cough Among Adult Patients With Lung Cancer：CHEST Guideline and Expert Panel Report. Chest 151：861-874, 2017
5) 日本肺癌学会（編）：EBM の手法による肺癌診療ガイドライン 2016 年版．金原出版，東京，2016
6) Shimizu N, Ando A, Teramoto S, et al：Outcome of patients with lung cancer detected via mass screening as compared to those presenting with symptoms. J Surg Oncol 50：7-11, 1992
7) Sobue T, Suzuki T, Matsuda M, et al：Survival for clinical stage Ⅰ lung cancer not surgically treated. Comparison between screen-detected and symptom-detected cases. The Japanese Lung Cancer Screening Research Group. Cancer 69：685-692, 1992
8) Satoh H, Ishikawa H, Yamashita YT, et al：Outcome of patients with lung cancer detected by mass screening versus presentation with symptoms. Anticancer Res 17：2293-2296, 1997
9) Naruke T, Kuroishi T, Suzuki T, et al：Comparative study of survival of screen-detected compared with symptom-detected lung cancer cases. Japanese Lung Cancer Screening Research Group. Semin Surg Oncol 9：80-84, 1993
10) 日本緩和医療学会緩和医療ガイドライン委員会（編）：がん患者の呼吸器症状の緩和に関するガイドライン 2016 年度版．金原出版，東京，2016
11) Homsi J, Walsh D, Nelson KA, et al：A phase II study of hydrocodone for cough in advanced cancer. Am J Hosp Palliat Care 19：49-56, 2002
12) Charpin J, Weibel MA：Comparative evaluation of the antitussive activity of butamirate citrate linctus versus clobutinol syrup. Respiration 57：275-279, 1990

13) Dotti A : Clinical trial of the antitussive action of an association of codeine plus phenyltoloxamine. G Ital Mal Torace 24 : 147-157, 1970
14) Tansini G, Cavallaro G : Clinical considerations on a new antitussive agent. Minerva Med 62 : 828-832, 1971
15) Kleibel F : Comparison of efficacy of antitussive drugs by objective electro-acoustic cough recording. Therapiewoche 32 : 5387-5389, 1982
16) Schildmann EK, Rémi C, Bausewein C : Levodropropizine in the management of cough associated with cancer or nonmalignant chronic disease—a systematic review. J Pain Palliat Care Pharmacother 25 : 209-218, 2011
17) Kvale PA : Chronic cough due to lung tumors : ACCP evidence-based clinical practice guidelines. Chest 129 : 147S-153S, 2006
18) Molassiotis A, Smith JA, Bennett MI, et al : Clinical expert guidelines for the management of cough in lung cancer : report of a UK task group on cough. Cough 6 : 9, 2010

特集 「咳嗽」と「喀痰」を診る
咳嗽・喀痰を来す主な疾患

高齢者の誤嚥に伴う咳嗽・喀痰
（嚥下性細気管支炎など）

岩永賢司／東田有智

Point

- 高齢者では咳反射，嚥下機能が低下しており，誤嚥を起こしやすくなる．高齢者の肺炎のほとんどは誤嚥性肺炎である．
- 薬剤による誤嚥性肺炎予防のメタ解析では，ACE 阻害薬はハイリスク患者に限って有用であるが（誤嚥性肺炎予防単独では保険適用なし），シロスタゾールは出血の危険性があるので使用すべきではないとされる．
- びまん性嚥下性細気管支炎は，喘息とよく似た慢性の咳嗽や喀痰，喘鳴を呈するので，鑑別に留意する．
- 誤嚥性肺炎で入院した高齢者に対する早期リハビリテーションは ADL の改善に有用であり，嚥下リハビリテーションは全経口摂取が可能になるという効果を高める．

はじめに

　昨今の超高齢社会を踏まえ，日常臨床において高齢患者を診る機会が増加している．この年代の特徴として，加齢に伴う咳反射や嚥下機能の低下と，それに由来する咳嗽，誤嚥，誤嚥性肺炎などがある．咳嗽や喀痰を主訴に受診する高齢者を診療する際には，このことを念頭に置かなければならない．本稿では高齢者の誤嚥に伴う咳嗽・喀痰について概説する．

高齢者における咳の有訴率は高い

　日本の国民生活基礎調査（平成 25 年，厚生労働省）では，種々の有訴者率が調べられているが，「せきやたんが出る」と訴える割合（人口千人対）は，65 歳以上の男性で 84.9，女性で 63.0，75 歳以上ではそれぞれ 102.7，69.8 と，運動器症状，聴力障害，頻尿，認知機能低下，便秘，視力障害に次いで高率であった[1]．海外では，スイスで 68 歳以上の住民 5,300 名を対象とした有訴率の横断的研究が行われているが，運動器症状（34.7～47.7％），胃腸症状（22.1％），認知機能低下（18.3％），尿失禁（17.4％），呼吸困難（16.9％），浮腫（13.4％），めまい（10.3％），皮膚疾患（9.8％），咳嗽（4.6％）の順であり[2]，咳嗽の頻度

いわなが たかし・とうだ ゆうじ　近畿大学医学部内科学呼吸器・アレルギー内科部門（〒 589–8511 大阪府大阪狭山市大野東 377–2）

は日本より低かった.

高齢者の慢性咳嗽の原因

高齢者の慢性咳嗽の原因疾患で頻度の高いのは,欧米では喘息,後鼻漏,GERD(gastro-esophageal reflux disease)であると報告されている[3].日本では,咳喘息,副鼻腔気管支症候群(sinobronchial syndrome ; SBS)が多く,非高齢者とほぼ同様であるが,特に SBS の割合が高いことが特徴的である[4, 5].また,咳嗽を呈する高齢者においては,種々の咳嗽の原因となる疾患が複合して存在する(例えば慢性気管支炎と高血圧に対する ACE 阻害薬服用さらに心不全を併発)ことを考慮しなければならない[6].ただし誤嚥が高齢者の慢性咳嗽の原因頻度としてどの程度の位置を占めるのかは明らかではない.

高齢者は咳反射が低下する

咳嗽を有する高齢者は多いものの,潜在的に高齢者では咳反射は低下している.原因としては,口腔内・咽頭から喉頭に分布している神経が高齢になるに従ってその数が減少し,機能も低下することが挙げられる[7〜10].さらに,中枢神経系の障害である脳血管障害,パーキンソン症候群,アルツハイマー型認知症のような病態では咳反射が低下あるいは消失しているため摂食・嚥下障害,誤嚥性肺炎も引き起こしやすくなる[8〜10].特に脳血管障害(多くは基底核脳梗塞)によるドーパミン産生低下と,それに引き続く神経伝達物質であるサブスタンス P 合成低下のために咳反射が低下することはよく知られている[8].咳中枢は嚥下中枢の近傍に存在し互いに深く関係し,脳血管障害などが原因で生じる球麻痺型嚥下障害の際には咳中枢も障害され咳反射の低下が生じることが多い[8〜10].

咳反射の低下した高齢者に対して注意すべき薬物

咳反射の低下している高齢者に対しては,中枢性

表 1 加齢に伴う嚥下機能低下の原因(聖隷嚥下チーム:嚥下障害ポケットマニュアル第 3 版.医歯薬出版,東京,2011 より抜粋)

・う歯,義歯の問題:咀嚼力が低下する.
・唾液の性状(粘性,組成など)や量の変化(分泌量が低下する).
・粘膜の感覚,味覚の変化(味覚が低下する).
・口腔,咽頭,食道などの嚥下筋の筋力低下.
・喉頭が解剖学的に下降し,嚥下反射時に挙上距離が大きくなる.
・無症候性脳血管障害の存在(潜在的偽性球麻痺).
・注意力・集中力低下,全身体力・免疫力の低下.

鎮咳薬,ドーパミン阻害作用を有する向精神薬(睡眠導入薬や抗精神病薬など)は慎重に投与すべきである[10].これらの薬剤は,夜間の嚥下反射が低下する時間帯に不顕性誤嚥を惹起するので,誤嚥性肺炎を起こしやすくなる.

高齢者は嚥下機能が低下する(表 1)

高齢者は,う歯・義歯の問題による咀嚼力の低下,唾液量の低下,粘膜の感覚や味覚の低下,嚥下筋力低下,喉頭が下降し,嚥下反射時に挙上距離が大きくなること,無症候性脳血管障害の存在(潜在的偽性球麻痺),注意力・集中力低下,全身体力・免疫力の低下,併存症に対する薬物の影響(抗精神病薬・気分安定薬・抗けいれん薬:覚醒レベルの低下,利尿薬・三環系抗うつ薬・交感神経遮断薬・抗ヒスタミン薬・抗精神病薬:口腔内乾燥を来す,抗コリン薬・三環系抗うつ薬・Ca 拮抗薬:咽頭筋収縮力を低下させる)などにより,嚥下機能の低下を来す.しかしながら,嚥下障害のみられない高齢者も存在するので,その個人差は大きい.嚥下機能が低下すると,食事中の誤嚥が起こり,ムセて咳嗽が出現する(顕性誤嚥).咳反射が低下していると,不顕性誤嚥(ムセを伴わない少量の誤嚥)を生じ,肺炎発症に結び付く.

嚥下機能のスクリーニング検査(表 2)

摂食嚥下障害のスクリーニングには,まず質問紙票を用いた評価を行い,その結果で嚥下障害が疑わ

れれば反復唾液嚥下テスト（RSST；Repetitive Saliva Swallow Test），改訂水飲みテスト（MWST；Modified Water Swallowing Test）へと進んでいく．さらに嚥下動態を詳細に評価する場合は，嚥下造影検査（video fluoroscopic examination of swallowing；VF），嚥下内視鏡検査（video endoscopy；VE）が行われる．

1 ▪ 質問紙票：EAT-10

摂食嚥下障害のスクリーニングのために開発された質問紙票のうち，国際的に用いられている EAT-10（Eating Assessment Tool-10）（原版は英語）を紹介する．既に日本語版が作成されており（ダウンロード可：http://www.maff.go.jp/j/shokusan/seizo/kaigo/pdf/eat-10.pdf），その信頼性と妥当性が確認されている[11]．EAT-10 は 10 個の質問に対し，それぞれ 0～4 点を付けて合計点を出す．2 点以下が正常，3 点以上であれば嚥下障害を疑う．

2 ▪ 反復唾液嚥下テスト

嚥下障害が疑われた場合，反復唾液嚥下テストを行う．このテストは，30 秒間でできるだけ繰り返し唾液を飲みこんでもらい，空嚥下が何回行えるかを数える方法である．

検者は被検者の喉頭隆起・舌骨に指腹を当て，30 秒間被験者に嚥下運動を繰り返させる．

嚥下運動時に起こる喉頭挙上–下降運動を触診で確認し，30 秒間の嚥下回数を数える．高齢者では，3 回以上できれば正常と判定する．0～1 回では嚥下反射の消失または遅延を考える．このような場合に経口摂取をすると，嚥下反射の出現よりも早く飲食物が咽頭に流入，気管に侵入し誤嚥する確率が高くなる．2 回の場合は嚥下反射の遅延が考えられ，飲食物の早期流入による誤嚥の可能性があるので，摂取する食事形態を調整する．

3 ▪ 改訂水飲みテスト

反復唾液嚥下テストで 2 回以下の場合に行う．3 ml の冷水を口腔内に入れて嚥下してもらい，嚥下反射誘発の有無，ムセ，呼吸の変化を評価する．以下に判定基準と点数を記す．

判定不能：口から出す，無反応．1 点：嚥下なし，ムセまたは呼吸変化を伴う．2 点：嚥下あり，呼吸変化を伴う（SpO_2 が 3% 以上低下する）．3 点：嚥下あり，呼吸変化はないが，ムセあるいは湿性嗄声を伴う．4 点：嚥下あり，呼吸変化なし，ムセ・湿性嗄声なし．5 点：4 点に加え，追加嚥下運動（空嚥下）が 30 秒以内に 2 回以上可能．

判定不能～3 点は異常，4 点以上で正常と判定する．

咳反射の検査法

専門的になるが，咳反射を検査する方法にはカプサイシン咳感受性検査がある[12]．健常者で咳嗽が誘発されるカプサイシン濃度で咳嗽が出なければ咳反射低下と診断できる．クエン酸を用いた咳反射検

表 2 嚥下機能のスクリーニング，評価法

質問紙票：EAT-10（Eating Assessment Tool-10）
反復唾液嚥下テスト（RSST；Repetitive Saliva Swallow Test）
改訂水飲みテスト（MWST；Modified Water Swallowing Test）
嚥下造影検査（video fluoroscopic examination of swallowing；VF）
嚥下内視鏡検査（video endoscopy；VE）

表 3 誤嚥による肺炎のリスク因子（文献[14]より抜粋）

病態	自覚的，他覚的症状	疾患
喀出能低下	咳反射低下 呼吸筋力低下	◎全身衰弱，長期臥床
気道クリアランス能低下	喀痰の粘稠性上昇	◎慢性気道炎症性疾患
免疫能低下		◎全身衰弱，長期臥床 ◎急性脳血管障害 ◎低栄養

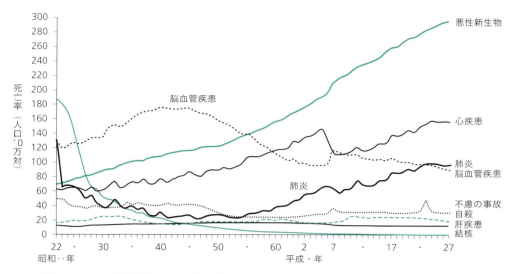

図1 日本人の主な死因別にみた死亡率（人口10万対）の年次推移（厚生労働省人口動態統計より．http://www.mhlw.go.jp/toukei/saikin/hw/jinkou/geppo/nengai15/dl/gaikyou27.pdf）

査では，肺炎を起こした高齢者では咳嗽反射は低下していた[13]．誤嚥性肺炎の発症に直結する脳血管障害の診断には頭部CT・MRIが必要になる[8〜10]．

誤嚥による肺炎のリスク因子

嚥下機能障害を来しやすい病態や誤嚥のリスク因子をもつ宿主が，直接的に誤嚥性肺炎のリスクであるとはいいがたいとされる[14]．それは，同程度の誤嚥が生じたとき，咳反射や気道のクリアランス能が低下している場合はそうでない場合と比較して肺炎になる危険性が高いと考えられるためである．よって，日本の「成人肺炎診療ガイドライン2017」では，「誤嚥による肺炎のリスク因子」を別に提示している（表3）．それによると，全身衰弱や長期臥床，慢性気道炎症性疾患，急性脳血管障害，低栄養などを呈する症例では誤嚥による肺炎発症のリスクが高い．

誤嚥性肺炎の実態

厚生労働省の人口動態統計資料をみると，平成27年の死因順位別死亡数は，第1位：悪性新生物〔37万131人（人口10万対死亡率295.2）〕，第2位：心疾患〔19万5,933人（同156.3）〕，第3位：肺炎〔12万846人（同96.4）〕，第4位：脳血管疾患〔11万1,875人（同89.2）〕と，肺炎は平成23年に脳血管疾患に代わり第3位の位置を占めるようになった（図1）．肺炎による死亡者のうち，96%以上は65歳以上の高齢者であり，人口の高齢化によるものと推測されている[14]．

肺炎症例に占める誤嚥性肺炎の割合は加齢とともに上昇し，60〜69歳では約50%，70〜79歳では約70%，80歳以上では約90%である[15]．高齢者の肺炎のほとんどは誤嚥性肺炎といえる．

誤嚥性肺炎の診断[16]

高齢者で，発熱，咳嗽，喀痰，頻呼吸，頻脈などを呈して受診する場合は，肺炎を疑って胸部X線（必要に応じて胸部CTも施行することがある）や血液検査（血算，CRP，低酸素が疑われれば血液ガス分析も）を行う．これらの検査で肺炎所見（画像検査では両側下葉，右中葉に多い）が認められ，かつ嚥下障害が存在すれば，誤嚥性肺炎と診断される．そのためには，医療面接で（稀ではあるが目視で）顕性誤嚥の確認，前述のごとく咳嗽反射や嚥下機能低下を来す病態を有することの確認，嚥下機能スクリーニング検査などを行う．

びまん性嚥下性細気管支炎：微小誤嚥によって発生し慢性咳嗽を呈する

　誤嚥に伴う肺病変に，びまん性嚥下性細気管支炎がある．反復する微小誤嚥によるのであるが，細気管支病変を主体とするところが誤嚥性肺炎とは異なる[17]．また，臨床的に誤嚥性肺炎と異なる点は，慢性の咳嗽や喀痰，喘鳴を呈し，胸部画像検査では両側下肺野優位の多発小結節影を認めることである[17]．びまん性汎細気管支炎のように肺の過膨張所見や副鼻腔炎を来すことは少ない．日常臨床で喘息が原因と考えられる高齢の慢性咳嗽患者を診療する際，吸入ステロイド薬が無効の場合は，本疾患を鑑別に入れることが必要である．

咳嗽反射・嚥下機能の低下した高齢者に対するアプローチ

　低下した咳嗽反射や嚥下機能を改善させるために，種々の薬物・非薬物療法が報告されている．ACE 阻害薬と抗血小板薬であるシロスタゾールは，いずれも気道や血中のサブスタンス P 濃度を上昇させて，嚥下と咳嗽の反射を改善させることが知られている[18, 19]．高血圧を有する高齢脳卒中患者に ACE 阻害薬を 2 年間投与したところ，他の降圧薬を服用した患者と比較して肺炎関連死亡率が有意に低下した[20]．一方，薬剤による誤嚥性肺炎予防の研究を集めたメタ解析によると，ACE 阻害薬は誤嚥のハイリスク患者に限って有用であるが，アマンタジン（抗パーキンソン病薬，抗 A 型インフルエンザ薬），カベルゴリン（抗パーキンソン病薬），テオフィリンは重篤な副作用を呈する可能性があるので誤嚥性肺炎予防には推奨されず，シロスタゾールは出血の危険性があるので使用すべきではないという結果であった[21]．また，肺炎球菌ワクチンとインフルエンザワクチンの接種は高齢者の肺炎罹患率，死亡率を低下させるので「成人肺炎診療ガイドライン 2017」では併用接種を推奨している[14]．

　非薬物的アプローチとしては，口腔ケア[22]，黒胡椒[10]，食物温度の設定（生ぬるい食物を避けて，熱いものは熱い温度で，冷たいものは冷たい温度で摂ったほうが良い）[10]，食後の座位保持（2 時間くらい．胃食道逆流を予防し，胃液による誤嚥性肺炎を予防する）[10] などの有用性が報告されている．

嚥下反射の低下した高齢者に対するリハビリテーションは有効である

　誤嚥性肺炎も含めて，高齢者は入退院を繰り返すと ADL（activity of daily living）が低下する[23]．したがって，高齢者が入院すれば立位，バランス，歩行など生理機能の改善目的でリハビリテーションが行われる．誤嚥性肺炎で入院した高齢者に対して，入院後 7 日以内の早期にリハビリテーションを行うと ADL 改善効果がある[24]．また，高齢の誤嚥性肺炎患者に対する嚥下リハビリテーションは，退院時に全経口摂取が可能になるという割合を高めるとされる[25]．

文献

1) 平成 25 年国民生活基礎調査　厚生労働省ホームページ　http://www.mhlw.go.jp/toukei/list/20-21kekka.html
2) Henchoz Y, Bula C, Guessous I, et al : Chronic symptoms in a representative sample of community-dwelling older people : a cross-sectional study in Switzerland. BMJ Open 7 : e014485, 2017
3) Smyrnios NA, Irwin RS, Curley FJ, et al : From a prospective study of chronic cough : diagnostic and therapeutic aspects in older adults. Arch Intern Med 158 : 1222-1228, 1998
4) Niimi A : Geography and cough aetiology. Pulm Pharmacol Ther 20 : 382-387, 2007
5) 新実彰男：高齢者における咳喘息は増えているか．アレルギーの臨床 29 : 29-33, 2009
6) Farrer F : Coughing in the elderly. SA Pharmaceutical Journal 77 : 20-24, 2010
7) 福地義之助：老化の機序と生理的機能の変化．日医雑誌 106 : 4-9, 1991
8) Yamaya M, Yanai M, Ohrui T, et al : Interventions to prevent pneumonia among older adults. J Am Geriatric Soc 49 : 85-90, 2001
9) Marik PE, Kaplan D : Aspiration pneumonia and dysphagia the elderly Chest 124 : 328-336, 2003
10) 佐々木英忠：高齢者肺炎における誤嚥性肺炎の重要性．日医雑誌 138 : 1777-1780, 2009
11) 若林秀隆，栢下　淳：摂食嚥下障害スクリーニング質問紙票 EAT-10 の日本語版作成と信頼性・妥当性の検証．静脈経腸栄養 75 : 75-80, 2014
12) Fujimura M, Kamino Y, Hashimoto T, et al : Airway cough sensitivity to inhaled capsaicin and bronchial responsiveness to methacholine in asthmatic and bronchitis subjects. Respirology 3 : 267-272, 1998
13) Sekizawa K, Ujiie Y, Itabashi S, et al : Lack of cough reflex in aspiration pneumonia. Lancet. 1990 ; 335 : 1228-1229, 1990
14) 日本呼吸器学会成人肺炎診療ガイドライン 2017 作成委員会（編）：

成人肺炎診療ガイドライン 2017. 日本呼吸器学会, 東京, 2017
15) 比嘉 太：誤嚥性肺炎と抗菌薬の適応. 化学療法の領域 26：136-142, 2010
16) 嚥下性肺疾患研究会（編）：嚥下性肺疾患の診断と治療. ファイザー, 東京, 2003
17) 佐野 剛, 本間 栄：びまん性嚥下性細気管支炎. 呼吸 30：1079-1083, 2011
18) Ikeda JI, Kojima N, Saeki K, et al : Perindopril increases the swallowing reflex by inhibiting substance P degeneration and tyrosine hydroxylase activation in a rat model of dysphagia. Eur J Pharmacol 746C : 126-131, 2014
19) Osawa A, Maeshima S, Tanahashi N : Efficacy of cilostazol in preventing aspiration pneumonia in acute cerebral infarction. J Stroke Cerebrovasc Dis 22 : 857-861, 2013
20) Sekizawa K, Matsui T, Nakagawa T, et al : ACE inhibitor and pneumonia. Lancet 352 : 1069, 1998
21) El Solh AA, Saliba R : Pharmacologic prevention of aspiration pneumonia : a systematic review. Am J Geriatr Pharmacother 5 : 352-362, 2007
22) Terpenning M : Geriatric oral health and pneumonia risk. Clin Infect Dis 40 : 1807-1810, 2005
23) Covinsky KE, Pierluissi E, Johnston CB : Hospitalization-associated disability : "She was probably able to ambulate, but I'm not sure". JAMA 26 ; 306 : 1782-1793, 2011
24) Yagi M, Yasunaga H, Matsui H, et al : Effect of early rehabilitation on activities of daily living in patients with aspiration pneumonia. Geriatr Gerontol Int 16 : 1181-1187, 2016
25) Momosaki R, Yasunaga H, Matsui H, et al : Effect of dysphagia rehabilitation on oral intake in elderly patients with aspiration pneumonia. Geriatr Gerontol Int 15 : 694-699, 2015

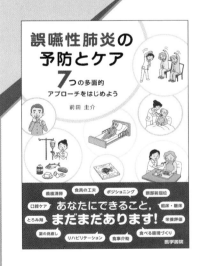

あなたにできること、たくさんあります！

誤嚥性肺炎の予防とケア

前田圭介

7つの多面的アプローチをはじめよう

高齢社会で増加の一途をたどる誤嚥性肺炎。誤嚥性肺炎を予防し、最良の治療効果をもたらすために、ケア提供者が行うべきことは何か？　本書では、3つの柱（口腔ケア・リハビリテーション・栄養管理）＋3つの工夫（食形態・ポジショニング・薬剤）＋食事介助技術から構成される7つの多面的アプローチを紹介。あなたにできることがみえてくる1冊!

●B5　頁144　2017年　定価：本体2,400円＋税　[ISBN978-4-260-03232-2]

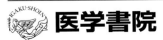
〒113-8719　東京都文京区本郷1-28-23　[WEBサイト] http://www.igaku-shoin.co.jp
[販売部] TEL：03-3817-5650　FAX：03-3815-7804　E-mail：sd@igaku-shoin.co.jp

特集 「咳嗽」と「喀痰」を診る
咳嗽・喀痰を来す主な疾患

忘れてはならない
薬剤の副作用としての咳嗽

尾長谷 靖／迎 寛

症例提示

　某年 1 月中旬から次第に出現した咳嗽を主訴に，1 月下旬（急性期）に A 耳鼻科，2 月上旬（遷延期）に B 内科，を受診したのち，3 月中旬（慢性期）に C 呼吸器内科外来を受診したときの 66 歳男性の医療面接の様子を提示する．

医師「咳の出始めから当科受診までの経過を詳しくお話しください」
患者「はい，今年の正月明けてからしばらくして，なんとなく，コンコン，咳が出るなぁ，と気になったので，『A 耳鼻科』さんを受診しました．熱はありませんでした．鼻と喉を診てもらいましたが花粉症でもないとのことでした．インフルエンザは流行っていまして，熱がないこともあるということで，検査も受けましたが陰性でした．喉は痛くはありませんでしたが，風邪でしょうということで，これ（PL 顆粒® 3 包　分 3，メジコン® 3 錠　分 3），もらって飲んだのですが，特に効果なく…」[A]
医師「なるほど，それで，そのあとどうされたんですか」
患者「そのあと，2 月の上旬に『B 内科』さんを受診しました．そこで，咳喘息，と言われまして，この吸入薬もらいまして…あと，これ，飲んでいます（シムビコート® 1 吸入×2，クラリス® 2 錠分 2）．でも，止まらなくて…コンコン」[B]

医師「なるほど，それでは，お薬手帳，お持ちですか？」[C]

　比較的よく遭遇する経過だと思われる．では，日本呼吸器学会発刊の「咳嗽に関するガイドライン第 2 版」の「成人の感染性咳嗽の診断フローチャート」（図 1）と「成人の遷延性慢性咳嗽の診断フローチャート」（図 2）を参考に，本症例における医療面接のポイントを確認してみよう．

A ▪ 「A 耳鼻科」受診，1 月下旬（急性期）

　本症例の，急性期の A の時点を振り返ってみると，おそらく，明らかな基礎疾患はなく，敗血症や肺炎が疑われるような状況でもなかったのだろう．活動性のある狭義の感染性咳嗽であるかどうかであるが，発熱はなく，マイコプラズマ，百日咳，クラミジア感染症は，否定され，いわゆる感冒との診断により，抗菌薬を処方せずに鎮咳薬などの対症療法で対応された．ということであり，一見「成人の感染性咳嗽の診断フローチャート（図 1）」とも乖離はしていないようではある．

B ▪ 「B 内科」受診，2 月上旬（遷延期）

　次に遷延性となる B の時点を振り返ってみる．「成人の遷延性慢性咳嗽の診断フローチャート（図 2）」では，狭義の遷延性・慢性咳嗽であるかをまず確認する．咳嗽の期間は 3 週を過ぎており，遷

おばせ やすし・むかえ ひろし　長崎大学大学院医歯薬学総合研究科呼吸器内科学（第二内科）（〒 852–8501 長崎県長崎市坂本 1–12–4）

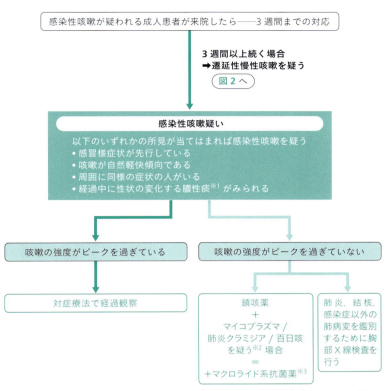

図1 成人の感染性咳嗽の診断フローチャート（文献3)より引用改変）

延性となっている．次に，原因が明らかでないかを確認する．すなわち，薬剤服用，喫煙などの明確な誘発因子の有無，咳嗽以外の自覚症状の有無，聴診による副雑音の有無，必要ならば，胸部X線写真の異常がないかを確認する．本症例では，B内科での情報としては，これらのいくつかは十分ではないように思える．また，「咳喘息」の診断となったという情報が正しいのであれば，B内科では，これを狭義の成人遷延性咳嗽と判断したことになり，上記の項目はすべて陰性であったということになる．次に必要な情報は「喀痰」の有無である．極めて少量の喀痰の場合も含め，喀痰はなし，とされるので，本患者においては，喀痰は出ない（産生されないのか，産生はされるが喀出されないのか，は重要なポイントであるが）ので，「咳喘息」「喉頭アレルギー・アトピー咳嗽」「胃食道逆流症」「感染後咳嗽」のいずれかの可能性が高いという見立てになり，そのなかから，B内科では「咳喘息」という診断のもと，吸入ステロイド/長時間作用性β_2刺激薬配合薬であるシムビコート吸入が処方されている．ここで，ぜひ注意いただきたいことは，別項でも記載されているように，できるだけ，短時間作用性気管支拡張薬による咳嗽の消失またはかなりの軽減を確認できない限り，安易に「咳喘息」の病名を付けることは避けていただきたい，ということである．現に，本患者においても，確かにシムビコート1吸入×2というのは，投与量として不十分である可能性は否めないが，「咳喘息」でシムビコートに含有されるホルモテロールで咳嗽が全く改善しないということはほとんどない．また，アトピー咳嗽も通常は吸入ステロイド薬で比較的速やかに改善することが知られており，吸入方法が正しかったか否かを

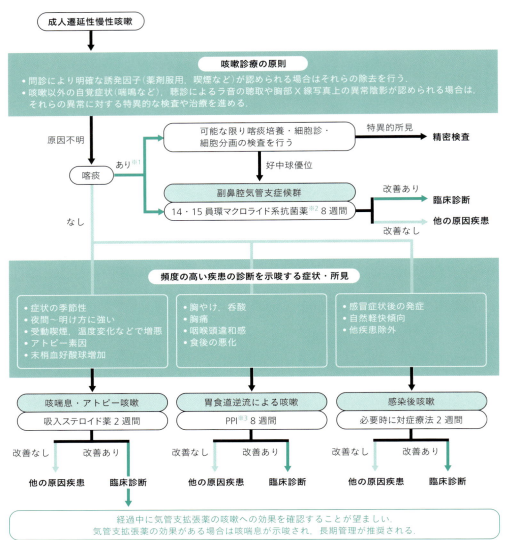

図2 成人の遷延性慢性咳嗽の診断フローチャート（文献3)より引用）

確認する必要はあるが，これら2病態は否定的である．「咳喘息」の診断がなされると，その後の造影剤の使用や全身麻酔の際に余計な医療資源を投ずることとなる．胃食道逆流症に関しては，この時点では，情報がなく，否定も肯定もできない．また，感染後咳嗽についても，同様に判定保留ということになる．

c・「C 呼吸器内科」受診，3月中旬（慢性期）

さて，C呼吸器内科での最初の質問である．B内科での欠落している情報のうち，まず「薬剤歴の確認」のために，お薬手帳を確認したところ，昨年11月からD内科から，降圧薬としてアンジオテンシン変換酵素（ACE）阻害薬が処方されていることがわかった．そのほか，「喫煙歴なし」，「胸部X線

表 1　わが国で使用される ACE 阻害薬

一般名	商品名	用量・用法	血中半減期（hr）	排泄経路
カプトプリル	カプトリル®	37.5〜150 mg，分 3	0.62	腎
長時間作用性カプトプリル	カプトリル®R	37.5〜75 mg，分 2	2.1	腎
エナラプリル	レニベース®	5〜10 mg，分 1	14	腎
ペリンドプリル	コバシル®	2〜8 mg，分 1	57〜105	腎
リシノプリル	ロンゲス®	10〜20 mg，分 1	7.6	腎
	ゼストリル®			
アラセプリル	セタプリル®	25〜100 mg，分 1〜2	2.6	腎
デラプリル	アデカット®	30〜120 mg，分 2	1.1	腎
ベナゼプリル	チバセン®	5〜10 mg，分 1	0.4〜0.8	腎，胆汁
シラザプリル	インヒベース®	0.5〜2.0 mg，分 1	2.0〜66	腎
イミダプリル	タナトリル®	5〜10 mg，分 1	8	腎
テモカプリル	エースコール®	2〜4 mg，分 1	6.3〜8.2	腎，胆汁
キナプリル	コナン®	5〜20 mg，分 1	19〜23	腎
トランドラプリル	オドリック®	1〜2 mg，分 1	18〜67	腎
	プレラン®			

（高血圧ガイドラインおよび各薬剤の添付文書から引用改変）

で異常なし」，「シムビコートの吸入手技は問題なし」「咳嗽の β_2 刺激薬の吸入での改善なし」「胃酸逆流症状なし」などの情報が追加され，ACE 阻害薬をいったん中止していただいたところ，翌週には咳嗽が消失し，「ACE 阻害薬による咳嗽」の診断確定となった．

「薬剤による咳嗽」について

日本呼吸器学会から発刊された「咳嗽に関するガイドライン第 2 版」[3] において，咳嗽を有害事象として来しやすい薬物として，ACE 阻害薬が代表として挙げられている．

本項目におけるステートメント，補足説明を以下に示す．

1 ▪ 咳嗽を誘発する代表的な薬剤

咳嗽を誘発する薬剤の代表としては，高血圧治療薬として使用される ACE 阻害薬が挙げられる[1〜3]．

補足説明

その他に下部食道括約筋の弛緩作用による胃酸逆流に伴う咳反射を増強させるものとして，カルシウム拮抗薬，ミノサイクリンなどの一部の抗菌薬，抗コリン薬，テオフィリンなどが知られている[4]．近年米国で DPP-4 阻害薬であるシタグリプチンを鼻炎のある症例で用いると高頻度に咳嗽を呈するとの報告がなされたが[5]，わが国でのインタビューフォームでの咳嗽の有害事象の報告は 1% 以下であり同事象の日本人における証拠は確認されていない．

2 ▪ 薬剤による咳嗽の発生機序と特徴

ACE 阻害薬による咳嗽の発生機序としては，本来 ACE により分解される咳嗽誘発前駆物質であるブラジキニンやサブスタンス P，あるいはブラジキニンにより刺激されたプロスタグランジンが肺や上気道に蓄積し咳嗽を誘発することが考えられている．気道過敏性の亢進は関与していないと考えられ，ACE 阻害薬誘発咳嗽の患者はカプサイシンによる咳過敏性が亢進し，原因薬剤の中止により正常化するとの報告がある[2, 4, 6, 7]．

補足説明

ACE 阻害薬を投与された患者のうち慢性咳嗽を呈するのは 5〜20% 程度と報告により差があ

る[2,3,8,9]．また，慢性咳嗽で ACE 阻害薬が原因とされるのは 0〜3% とされる[2,3]．ACE 阻害薬による咳嗽は典型的な乾性咳嗽であり，咽頭のかゆみや引っ掻かれる感じを伴うことがある．咳嗽は最初の服用から数時間以内に起こることが多いが，時に本薬剤による治療後数週間あるいは数カ月後に出現することもある[2,3]．本薬剤による咳嗽は，通常服薬中止後 1〜4 週間で軽快するが，なかには 3 カ月間続くこともある[2]．ACE 阻害薬による慢性咳嗽は用量依存性ではなく，心不全患者に投与された場合，高血圧患者に投与された場合よりも高頻度に出現することが報告されている[2]．また，咳嗽の頻度には薬剤によるばらつきが認められる[4]．本咳嗽は女性，非喫煙者，東アジア系に多いことも報告されている[10]．ACE I/D 遺伝子多型の I アレルが東アジア人において咳嗽発現に関与する可能性も示唆されたが，2013 年の 7 つの報告のメタ解析では有意差を認めなかった[11]．

3 ▪ 薬剤による咳嗽の診断法と対処法

ACE 阻害薬による咳嗽の治療および対処法として，1．まず ACE 阻害薬の投与を中止してみる，2．必要な場合の再投与は可能，3．中止できない場合には咳嗽抑制薬の投与，4．アンジオテンシン Ⅱ受容体拮抗薬（angiotensin Ⅱ receptor blocker；ARB）に変更する．心筋梗塞二次予防に対しての使用の場合は ACE 阻害薬が第一選択薬となっており，咳嗽を来しにくい種類に変更することも一考である．ACE 阻害薬に不耐性の場合には，ARB に変更するのが妥当な対処法であると考えられる[2,12,13]．

補足説明

わが国で使用される主な ACE 阻害薬を**表 1** に示す．

まとめ

薬剤による咳嗽は，急性期から遷延性・慢性期のいずれの時期にでも起こりうるため，医療面接で必ず確認すべき基本事項であることを再認識いただければ幸いである．

文献

1) 日本高血圧学会高血圧治療ガイドライン作成委員会：高血圧治療ガイドライン 2014．ライフサイエンス出版，東京，2014
2) Dicpnigaitis, PV : Angiotensin-converting enzyme inhibitor cough. ACCP evidence-based clinical practice guidelines. Chest 129（Supple 1）: 169S-173S, 2006
3) 日本呼吸器学会咳嗽に関するガイドライン作成委員会：咳嗽に関するガイドライン 第 2 版．メディカルレビュー社，東京，2012
4) 高濱和夫：各論 薬剤の副作用としての咳，咳を主訴とする患者のみかた—的確な診断と治療のために．診断と治療 99：2020-2024, 2011
5) Irwin RS, French CL, Chang AB, et al : Classification of Cough as a Symptom in Adults and Management Algorithms : CHEST Guideline and Expert Panel Report. Chest 153 : 196-209, 2018
6) Fox AJ, Lalloo UG, Belvisi MG, et al : Bradykinin-evoked sensitization of airway sensory nerves : a mechanism for ACE-inhibitor cough. Nat Med 2 : 814-817, 1996
7) O'Connell F, Thomas VE, Pride NB, Fuller RW : Capsaicin cough sensitivity decreases with successful treatment of chronic cough. Am J Respir Crit Care Med 150 : 374-380, 1994
8) Woo KS, Nicholls MG : High prevalence of persistent couth with angiotensin converting enzyme inhibitors in Chinese. Br J Clin Pharmacol 40 : 141-144, 1995
9) Morimoto T, Gandhi TK, Fiskio JM, et al : An evaluation of risk factors for adverse drug events associated with angiotensin-converting enzyme inhibitors. J Eval Clin Pract 10 : 499-509, 2004
10) McDowell SE1, Coleman JJ, Ferner RE : Systematic review and meta-analysis of ethnic differences in risks of adverse reactions to drugs used in cardiovascular medicine. BMJ 332 : 1177-1181, 2006
11) Mahmoudpour SH, Leusink M, van der Putten L, et al : Pharmacogenetics of ACE inhibitor-induced angioedema and cough : a systematic review and meta-analysis. Pharmacogenomics 14 : 249-260, 2013
12) 日本循環器学会：心筋梗塞二次予防に関するガイドライン（2011 年改訂版）．2011
13) Li EC, Heran BS, Wright JM : Angiotensin converting enzyme（ACE）inhibitors versus angiotensin receptor blockers for primary hypertension. Cochrane Database Syst Rev. 2014 Aug 22；(8)：CD009096. Review.

日常診療に潜む クスリのリスク
臨床医のための薬物有害反応の知識

上田剛士　洛和会丸太町病院　救急・総合診療科副部長

すべてのクスリには薬物有害反応のリスクが伴う。処方医こそ、クスリのリスクを知っておくべき！

市販されている薬剤は実にたくさんあるが、一般臨床医がよく遭遇する薬剤と薬物有害反応の組み合わせには決まりがある。本書では、頻度の高い薬物有害反応を取り上げ、特によく処方される薬剤を中心にエビデンスに基づきわかりやすく解説。また、薬物有害反応を頭では理解していても、医師や患者が「念のためのクスリ」を求めることは稀ではないことから、薬物有害反応が減らない理由を心理学的な観点からも取り上げた。

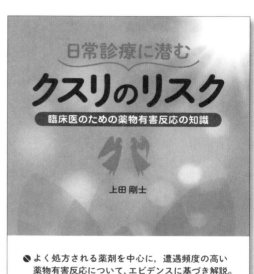

- よく処方される薬剤を中心に、遭遇頻度の高い薬物有害反応について、エビデンスに基づき解説。
- 「念のために出されるクスリ」にまつわる医師と患者の心理についても考察。

医学書院

目次

薬を処方する前にぜひ知っておいてほしいこと
Ⅰ. 日常診療に潜む危機
Ⅱ. なぜ「風邪に抗菌薬」がいまだになくならないのか？

各論
1. 薬剤による浮腫
2. 高Ca血症
3. ジギタリス中毒
4. テオフィリン中毒
5. 気管支喘息患者に安全な薬剤
6. 高齢者に対する向精神薬
7. 薬剤による消化管出血
8. 意外に多い?!　PPIの副作用
9. 薬疹
10. 薬剤熱
11. 薬剤性肺炎
12. 薬剤性肝障害
13. 薬剤性血球減少

● A5　頁164　2017年　定価：本体 2,800円＋税　[ISBN978-4-260-03016-8]

医学書院　〒113-8719　東京都文京区本郷1-28-23　[WEBサイト] http://www.igaku-shoin.co.jp
[販売部] TEL：03-3817-5650　FAX：03-3815-7804　E-mail：sd@igaku-shoin.co.jp

特集 「咳嗽」と「喀痰」を診る
咳嗽・喀痰を来す主な疾患

環境・職業に伴う咳嗽，喀痰を診断するためには

矢寺和博

Point

- 急性から慢性を含めた成人の咳嗽診療では，職場環境との関連性の確認は重要である．
- 咳嗽の原因検索では，職場環境と咳嗽との関連性について詳細な医療面接を行う．
- 職場環境が原因の咳嗽の治療には，原因物資への曝露からの回避が最も重要である．

はじめに

咳嗽は医療機関を受診する動機となる症状のなかでも最も多い主訴の一つである．咳嗽を呈する患者において，医療面接（問診）の果たす役割は最も重要であり，咳嗽の発症時期の特定やその前後における症状（特に咽頭痛や発熱，全身倦怠感などの感染症状や鼻汁，鼻閉などの鼻症状の有無，喀痰の有無やその性状，皮膚掻痒症や結膜炎症状などの他のアレルギー症状など）の確認は必ず行う．成人における咳嗽の原因として，特定の環境における発症・増悪や特定の物質への曝露が関与している可能性はどのような患者にも想定され，特にアルバイトを含めて何らかの形で働いている成人においては，適切かつ効率的な医療面接のみで咳嗽の原因が特定される場合もよく経験されるため，職場環境と咳嗽症状との関連性についての確認は重要である．

職業性・環境因子による咳嗽の概念・病態・分類

"職業性・環境因子による咳嗽"に厳密な定義はないものの，主に職業性に咳嗽の原因となる職場における気道刺激因子への曝露で咳嗽を来すのが職業性咳嗽と考えられる．また，職場とは限らないが，環境因子への吸入曝露により咳嗽を来すのが"環境因子による咳嗽"と捉えることができる．両者を厳密に区別できない場合もあるが，報告されている"職業性・環境因子による咳嗽"の頻度は比較的高く，職業性咳嗽の人口寄与危険度は4〜18％という推定値もある[1]．典型的には，刺激物質のある特定の労働環境などで咳嗽が発症・増悪し，その環境から離れると咳嗽は改善・消失し，さらにその環境に戻ると再発するということが認められる[1]．

なお，咳嗽の原因疾患としても頻度が高い気管支喘息[2]や咳喘息[3]においては，特定の作業環境で特定の職業性・環境因子の曝露を受けることで新たに

やてら かずひろ　産業医科大学医学部呼吸器内科学（〒807-8555 福岡県北九州市八幡西区医生ヶ丘1-1）

喘息が発症した（狭義の）職業性喘息（occupa-tional asthma）と，もともと喘息に罹患している喘息患者が職場環境により増悪する場合（work-exacerbated asthma，作業増悪喘息）とがあるが，職業性咳嗽についても，これらと同様に捉えると理解しやすい．また，European Academy of Allergy and Clinical Immunology（EAACI）では，2カ月以上持続する咳嗽を呈する職業性慢性咳嗽について職業性喘息と同様に捉えて，職場環境で起こる咳嗽と職場で増悪する咳嗽とにまず分類し，職場環境で起こる咳嗽をさらにアレルギー性と刺激物質誘発性，過敏性肺炎とに分類しており，職業性咳嗽の分類の概念として参考となる[4]．なお，原因となる吸入性の刺激因子が職場環境以外の環境を汚染することにより咳嗽の原因となる環境因子となる場合もあり，"職業性・環境因子による咳嗽"（work-related or occupational/environmental cough）と捉えると，"仕事場の近くに粉塵がある"，"隣の工場から異臭がする"，"職場で喫煙者が多く，副流煙を絶えず吸入している"なども，咳嗽の原因因子として想定した医療面接を行うと，症例によっては原因の特定や診断の参考となる可能性がある[5]．

　本稿では，職業や環境が原因の咳嗽・喀痰の診断および治療について，典型的な症例を参考にしながら，ガイドラインにおける基本的な考え方を解説していく．

職業性・環境因子による咳嗽の特徴と診断は

1 ▪ 症例 1：労働環境との関連性が示唆された慢性咳嗽の症例

　症例は 21 歳の喫煙歴のない女性．文系の大学生で半年前から喫茶店でアルバイトをしている．これまでに喘息や数カ月以内の上気道炎症状を含めて既往歴はなく，部活動やほかにスポーツは行っていない．約 2 カ月前から持続する咳嗽を主訴に来院した．アルバイトをしている喫茶店は店内禁煙であり，主に接客とコーヒーなどの給仕が主な作業内容であっ

た．咳嗽は喀痰を伴わない咳嗽（乾性咳嗽）であり，運動時の呼吸困難や，咳嗽や呼吸困難による夜間覚醒の症状はなく，特に週末に咳嗽が出始めて，週明けには軽快するということを毎週繰り返す，ということであり，随伴する鼻や咽喉頭の症状は認められなかった．なお，本人はコーヒーは常飲していない．月曜日から金曜日までは授業があるため学校が終わった後の夕方からのみの勤務であり，土・日曜日は授業がないため終日勤務していた．学校やアルバイトのとき以外には通常は自宅で過ごしており，ペットの飼育歴はなく，特に趣味などで習慣的に何らかの物質に曝露されるエピソードもなかった．

　初診時（火曜日），患者は鼻声ではなく，頸部や胸部の聴診所見では深呼気時の喘鳴を含めた呼吸音，心音の異常所見は認めず，その他の身体所見の異常はみられなかった．また，胸部 X 線写真，血液検査，肺機能検査や気管支拡張薬吸入試験はすべて正常範囲内であり，もともと咳嗽自体が週明けには軽快傾向であったためか，気管支拡張薬により咳嗽症状が軽快傾向となるかどうかについてははっきりとしなかった．

　アルバイトを始めてから咳嗽が出現していること，咳嗽症状は毎週末に増悪して週明けには軽快することを繰り返していることから，職場環境の原因をさらに詳細に聴取したところ，金曜日の夕方に次の 1 週間分のかなりの量のコーヒー豆を挽く作業を毎週行っており，この作業と咳嗽との関連が疑われたため，同作業には関与しないように指導したところ，咳嗽は軽減・消失した．

解説

　職業性・環境因子による咳嗽の特徴としては，特定の職場環境やその他の環境因子により発症，または増悪し，その環境を離れると症状が消失，または軽快することや，増悪する環境に戻ると咳嗽が再発したり増悪したりする，ということを繰り返す特徴がある．このため，労働環境や環境因子との関連性を十分に考慮した詳細な医療面接により原因を特定することにより診断する．

　本症例では，医療面接により，まず，2 カ月以上持続する慢性咳嗽であり，乾性咳嗽であることがわ

かる．数カ月以内の上気道炎症状もないことから，頻度的には最も多い感染症に関連した咳嗽も否定的であった．鼻症状についても鼻声ではなく鼻症状もないため，鼻副鼻腔関連の咳嗽も肯定的ではない．頸部や胸部の聴診所見では，典型的な気管支喘息でみられるような呼気時喘鳴についても，深呼気時（頸部などで吐けなくなるまで息を吐いてもらい聴診する）でも喘鳴は聴取されていないこと，咳嗽や呼吸困難による夜間覚醒のエピソードがないこと，気管支拡張薬吸入試験も陰性であることなどから，咳嗽を呈する疾患で頻度の高い気管支喘息は肯定的ではないと考えられた．週末のみに乾性咳嗽が繰り返し起こり，増悪していたため，週末にのみ職場環境が変化している可能性がないかどうかを含めて職場環境と咳嗽との関連性を詳細に聞いたところ，金曜日夕方のコーヒー豆を大量に挽く作業が咳嗽の原因である可能性が高いと考えられた．診断を確かめるためにその作業から隔離したところ，咳嗽が軽快したため，この作業が原因環境（原因物質：本症例ではコーヒー豆の挽き粉の吸入曝露）と考えられ，推定された職場環境からの隔離が診断および治療に有用であった．なお，本症例においては咳喘息は鑑別疾患に挙がるが，気管支拡張薬に対する反応があまりはっきりしなかったことや，原因隔離の後には咳嗽が軽快しているため，慎重な経過観察は必要ではあるものの，治療介入は必要ないと考えられた．

2 ▪ 職業性・環境因子による咳嗽の原因物質について

職業性・環境因子による咳嗽の原因となる物質は有機・無機物質など多岐にわたり，原因物質の分布についても，その国や地域における産業や農業，漁業，畜産業などの背景の差が大きく，海外では農業や畜産業に関連したものなど多岐の分野の職業性・環境因子による咳嗽が報告されているが，わが国における系統的な咳嗽の原因物質についての研究は少ない．近年のスウェーデンの研究では，溶接工の24％に慢性咳嗽がみられたとの報告[6]もあり，職場環境によっては高頻度に咳嗽がみられる職場もあるため，患者本人のみならず，同僚にも同様の症状

がないかどうかなどの詳細な職歴や職場環境，咳嗽との関連性のありそうな状況についての詳細な医療面接が原因究明や診断に重要である．

職業性・環境因子による咳嗽の機序については，免疫学的機序の関与する感作物質誘発型と，免疫学的機序が関与しない刺激物質誘発型があり，両者が混在する場合もあることが知られている．免疫学的機序としては，好酸球性気道炎症の関与が指摘されている[7]．職業性・環境因子による咳嗽の原因物質の包括的な報告は少ないものの，職業性喘息や職業性過敏性肺炎の原因物質として多くの物質が報告されており[8,9]，職場で曝露される可能性のある物質については，Material Safety Data Sheet（MSDS）などを詳細に確認することに加えて，日本産業衛生学会による感作性物質についての勧告[10]なども参考にして原因となり得る物質を検索していく．また，例えば職業性喘息の原因として報告されている物質は毎年増加していることなどからみても，報告されていない物質でも咳嗽の原因となることも容易に想定されるが，あらゆる可能性を想定して原因物質を特定していく努力が必要である．ただし，実際には単一の物質への吸入曝露ではないことも多く，原因物質の特定が容易ではない事例も多い．さらに，特に感作型と考えられる咳嗽の原因物質の場合はごく低濃度でも咳嗽症状を来すこともあり，濃度依存性ではないことも原因物質の特定を困難にしている要因でもある．なお，環境因子としては室内での喫煙による副流煙を含めた喫煙関連の空気汚染や，近隣の工場や資材置き場などから移動する汚染物資による空気汚染なども咳嗽の原因となるため，症例によっては医療面接での聴取項目として考慮する[4]．

その他，職業性・環境因子による咳嗽の原因と関連する項目としては，呼吸器系の基礎疾患としての喘息[2]，咳喘息[3]，じん肺，過敏性肺炎[4]，鼻炎や鼻副鼻腔炎[9,11]などの鑑別や関連性が重要である．なお，実際には咳嗽患者では未診断の喘息や咳喘息，鼻炎や副鼻腔炎，慢性閉塞性肺疾患（chronic obstructive pulmonary disease；COPD）などが原因である場合も含まれている可能性があり，これらの疾患についても十分な注意が必要である．

職業性・環境因子による咳嗽の診断（質問紙票，免疫学的検査）

　職業性・環境因子による咳嗽の診断において最も重要なことは，前述の通り咳嗽の原因として職業性の因子や環境因子を原因の一つとして十分に考慮して問診（医療面接）を行うことであり，特に勤務日と休日での咳嗽の増悪・軽快などや，特定の作業内容や作業環境と咳嗽との関連性を含めた医療面接を中心とした評価を行うことが重要である[2]．咳嗽の持続期間や特定の曝露環境から咳嗽症状出現までの時間，職場を含めた高濃度刺激物質への曝露の既往（濃度に依存しない症例もあるため注意），喫煙歴や受動喫煙歴，アレルギー性疾患や鼻副鼻腔疾患合併の有無などの咳嗽と関連する医療面接を詳細に行う．また，職業性喘息・鼻炎，COPD などの鑑別も重要なため，可能な限り気管支拡張薬吸入試験や吸入曝露前後での呼吸機能検査，症状と作業環境を記録した日誌やピークフロー日誌，喀痰中の好酸球数，血中好酸球数や特異的 IgE，パッチテスト，胸部 X 線写真や胸部 CT なども参考となる[2, 4]．また，質問紙票は visual analogue scale（VAS）などの咳嗽の評価や咳嗽と生活習慣との関連を評価するのに簡便で有用である[12]．

　咳嗽の原因となる職場を含めた環境因子がある程度特定されれば，咳嗽の原因物質として疑われる物質がある場合は，特定されれば適切な治療に繋がるため，原因物質の探索を積極的に行うが，実際には非常に困難な場合が多いのが実情である．可能であれば免疫学的検査としてプリックテストなどの皮膚反応や血清による RAST 法などでの特異的 IgE 抗体の検出を試みるが，イソシアネートなどを除くと特異的 IgE 抗体が陽性となることは少なく，原因物質の同定は一般的には難しいことが多い[13]．このような客観的な原因物質の特定が困難であることもふまえて，実際には症例 1 の事例のように，咳嗽の原因と考えられる物質からの隔離による咳嗽症状の改善や，さらに再度曝露された際の症状の増悪が確認できれば，咳嗽の原因物質と考えて回避を指導する．

reactive airways dysfunction syndrome（RADS）の病態は

▪ 症例 2：塩素ガス吸入曝露により咳嗽と呼吸不全を来した症例

　症例は 52 歳の喫煙歴のない女性．これまでに気管支喘息や数カ月以内の上気道炎などの感染症状を含めて特記すべき既往歴はない．約 3 年前から清掃作業に従事していた．当日も特に朝から咳嗽などの症状はなかったが，A 病院の病棟のトイレの清掃作業中に，清掃で用いていた次亜塩素酸ナトリウムと塩酸ポリオキシンアルキレンアルクルエーテルを誤って混合し，大量に発生した塩素ガスをトイレ内の清掃用具入れの狭い室内で高濃度で吸入した．塩素ガス吸入曝露の直後から咳嗽が発生して急激に増悪し，喘鳴や呼吸不全も来したため院内の医師が呼ばれ，治療のため同院に緊急入院した．入院後，酸素投与とともにプロカテロール吸入，ヒドロコルチゾンコハク酸エステル，アミノフィリンの点滴静注により治療が行われ，咳嗽および喘鳴，呼吸不全は急速に軽快し，数日後に退院した．塩素ガス吸入曝露後しばらくして施行された気管支拡張薬吸入試験では軽度の気道可逆性と閉塞性障害が認められ，吸入ステロイド薬と長時間作用型気管支拡張薬の配合薬による治療が開始され，継続された．

解説

　これまで特に既往歴や喫煙歴のない中年女性が高濃度の塩素ガスの吸入曝露により咳嗽を伴う喘息を発症した症例である．reactive airways dysfunction syndrome（RADS）と考えられる症例であるが，RADS とは，高濃度の刺激性物質の吸入直後から咳嗽，喘鳴および呼吸困難で発症し，その後も非特異的な気道反応性亢進状態が続く病態であり，明らかな呼吸器疾患のない状態で，高濃度の次亜塩素酸ナトリウム，塩酸，塩素ガス，硫化水素，メチルイソシアネートなどの高濃度の刺激性物質の短時間の吸入曝露（1 日以内）から 24 時間以内に咳嗽，喘鳴，呼吸困難を来し，その後に非特異的な気道反応性亢進や閉塞性換気障害が一定期間（3 カ月）以上

持続する病態であり，一度の吸入曝露のみで疾患の発症が成立する[14, 15]が，繰り返しの吸入曝露でも来すことが知られている．2001年11月の米国における同時多発テロによるニューヨークの世界貿易センター（World Trade Center；WTC）崩壊後に崩壊時の粉塵の高濃度曝露者の8％に慢性咳嗽（WTC coughとも呼ばれる）が発生しており[16]，RADSは職業性喘息において刺激物質誘発型喘息の一種に分類されている．RADSの病態については，初期はリンパ球や好中球が主体であると考えられるが，WTC崩壊後の症例追跡の解析からも好酸球の増加が報告されており，経時的に好酸球性気道炎症が出現してくることが示唆されている．病態としては通常の気管支喘息とは必ずしも同一ではないとされるが，いったん喘息が発症した場合の治療については，RADSにおける経口ステロイド薬の効果は現時点ではやや否定的と考えられる．しかし，吸入ステロイド薬については現時点では治療効果は肯定的な意見が多いと考えられ，通常の喘息と同様に吸入ステロイド薬や気管支拡張薬を中心とした治療とされている．なお，上気道におけるRADSと同様の病態として，reactive upper airways dysfunction syndrome（RUDS）があり，高濃度の刺激物質の曝露を受けた後に鼻副鼻腔炎を来す疾患概念もあり，これも咳嗽の原因となる．

なお，症例2については，RADS以外の鑑別としては，潜在的な未治療の気管支喘息がもともとあり，塩素ガスの吸入曝露により喘息が顕在化して喘息の重篤な発作を来し，その後も喘息を発症した可能性は考えられるが，曝露前の詳細なデータがないため，本症例における鑑別自体は困難と考えられるが，いずれにせよ，治療方針自体は大きく変わらないと考えられる．

職業性・環境因子による咳嗽の治療と管理は

職業性・環境因子による咳嗽の治療としては，原因となる職場や環境などの原因物質の曝露の回避が第一選択であり，原因となる環境からの物理的な隔離や適切なマスク装着，換気などを行って，原因物質の吸入曝露を徹底的に回避することが最優先である[17]．また，原因物質の曝露の回避や咳嗽の早期診断・対策のためには，作業環境管理や作業管理，労働衛生教育は有用であり，職業性と判明した場合は，産業医がいれば産業医などに相談してもらい，配置転換による原因物質の曝露環境の回避や軽減を可能な限りはかる．原因の職場環境や特定の環境を離れると咳嗽が速やかに消失する場合は原因環境からの回避のみで良いが，職場環境や原因となる環境の改善が得られない場合で免疫学的機序で咳嗽を来している場合は，吸入ステロイド薬による治療も考慮する．なお，吸入曝露以外の感作経路としては皮膚による感作による喘息の増悪も報告されており[18]，原因物質への曝露経路として吸入曝露回避のみでは十分でない場合もあるため注意を要する．喘息や咳喘息，鼻炎などを新たに発症している場合では曝露環境を離れても速やかに症状が消失しないことも多く，これらの疾患に対する正確な診断と適切な治療介入が咳嗽症状の治療に必要となる[1, 19]．

職場環境が原因の咳嗽では職場との連携が重要となるため，職場環境の改善について十分に患者指導を行い，必要であれば産業医との連携も検討して，可能な限り原因物質からの曝露回避を達成するようにすることが最も重要である．ただし，医療面のみならず雇用関係に影響する症例も実際には多く，雇用条件にもよるが，一定以上の規模の職場では総括安全衛生管理者が選任されており，産業医などとも連携して労働衛生教育を行うことが可能であるため，あまり問題がない場合が多いものの，特に中小・零細企業であれば職場や職場環境を変えること自体が結果的に雇い止めに繋がってしまうこともある．そのため，このような場合には慎重に対応する必要があり，最大限の配慮が必要と考えられる．

職業性・環境因子による咳嗽に対する，作業環境管理としての各種マスクや防護服の着用の咳嗽に対する有用性については，限定された情報しかない．なお，ある程度同様に捉えることが可能な職業性喘息に関しては作業管理や労働衛生教育は推奨されており，咳嗽についても同様に有用であると考えられ

るため，原因物質からの曝露回避や咳嗽の原因物質についての情報の把握や共有，早期の曝露回避には有用である可能性があることから，これらを参考にする[20].

文献

1) Groneberg DA, Nowak D, Wussow A, et al : Chronic cough due to occupational factors. J Occup Med Toxicol 1 : 3, 2006

2) Tarlo SM, Altman KW, French CT, et al : Evaluation of Occupational and Environmental Factors in the Assessment of Chronic Cough in Adults : A Systematic Review. Chest 149 : 143-160, 2016

3) Lipińska-Ojrzanowska A, Marcinkiewicz A, Walusiak-Skorupa J : Usefulness of Biomarkers in Work-Related Airway Disease. Curr Treat Options Allergy 4 : 181-190, 2017

4) Moscato G, Pala G, Cullinan P, et al : EAACI Position Paper on assessment of cough in the workplace. Allergy 69 : 292-304, 2014

5) Castranov V, Frazer DG, Manley LK, et al : Pulmonary alterations associated with inhalation of occupational and environmental irritants. Int Immunopharmacol 2 : 163-172, 2002

6) Hedmer M, Karlsson JE, Andersson U, et al : Exposure to respirable dust and manganese and prevalence of airways symptoms, among Swedish mild steel welders in the manufacturing industry. Int Arch Occup Environ Health 87 : 623-634, 2014

7) Niimi A : Structural changes in the airways : cause or effect of chronic cough? Pulm Pharmacol Ther 24 : 328-333, 2011

8) 日本アレルギー学会：喘息予防・管理ガイドライン 2015. 協和企画，東京，2015

9) 日本職業・環境アレルギー学会：職業性アレルギー性疾患診療ガイドライン 2016. 協和企画，東京，2016

10) 日本産業衛生学会：許容濃度等の勧告（2016 年度）. 産衛誌 58 : 181-212, 2016

11) 鼻アレルギー診療ガイドライン作成委員会：鼻アレルギー診療ガイドライン─通年性鼻炎と花粉症 2016. ライフ・サイエンス，東京，2016

12) Leconte S, Ferrant D, Dory V, et al : Validated methods of cough assessment : a systematic review of the literature. Respiration 81 : 161-174, 2011

13) Tarlo SM, Lemiere C : Occupational Asthma. N Engl J Med 370 : 640-649, 2014

14) Brooks SM, Weiss MA, Bernstein IL : Reactive airways dysfunction syndrome（RADS）. Persistent asthma syndrome after high level irritant exposures. Chest 88 : 376-384, 1985

15) Chan-Yeung M : Assessment of asthma in the workplace. Chest 108 : 1084-1117, 1995

16) Prezant DJ, Weiden M, Banauch GL, et al : Cough and bronchial responsiveness in firefighters at the World Trade Center site. N Engl J Med 347 : 806-815, 2002

17) Raulf M, Buters J, Chapman M, et al : Monitoring of occupational and environmental aeroallergens─ EAACI Position Paper. Concerted action of the EAACI IG Occupational Allergy and Aerobiology & Air Pollution. Allergy 69 : 1280-1299, 2014

18) Yoshioka D, Ishii H, Hatano Y, et al : A case of eosinophilic pneumonia in a tobacco harvester. Allergol Int 60 : 551-554, 2011

19) Tanaka H, Saikai T, Sugawara H, et al : Three-year follow-up study of allergy in workers in mushroom factory. Respir Med 95 : 943-948, 2001

20) Baur X, Aasen TB, Burge PS, et al : ERS Task Force on the Management of Work-related Asthma. The management of work-related asthma guidelines : a broader perspective. Eur Respir Rev 21 : 125-139, 2012

MEDICAL BOOK INFORMATION ───────────── 医学書院

内科レジデントの鉄則 第3版

編　聖路加国際病院内科チーフレジデント

●B5　頁344　2018年
定価：本体3,800円＋税
[ISBN978-4-260-03461-6]

臨床現場で最も大事なこと──蓄えた知識を最大限に生かし，緊急性・重要性を判断したうえで，いかに適切な行動をとれるかということ。本書は，まさにここに主眼を置いて構成。よく遭遇する教育的な症例をベースに，絶対知っておきたい知識を整理するとともに，どのようにワークアップし，動くべきかということが一貫して強調されている。今回の改訂では，基本から少しアドバンスな内容，最新の知見も記載。参考文献もさらに充実。

特集 「咳嗽」と「喀痰」を診る
咳嗽・喀痰を来す主な疾患

人工呼吸器使用時の気道分泌管理はどうすべきか

倉橋清泰

> **Point**
> - 生理的には気道上皮の繊毛運動や咳嗽反射により気道浄化が行われているが，人工気道があるとそれらが障害され，気道の狭窄や閉塞，呼吸器感染のリスクとなる．
> - 侵襲的人工換気中は適宜気管吸引を行う．気管吸引に禁忌はないが，吸引に伴う有害事象があるため必要最小限にとどめる．
> - 吸引チューブのサイズ，挿入長，操作時間などには推奨されるものがあるので，それらを参照する．
> - 気道分泌物を適切に除去するためには，吸入気の加温加湿，無気肺の予防，体位ドレナージなど，吸引以外にも人工換気における基本的な配慮が重要である．

気管吸引が必要な訳

気道分泌物は気道粘膜の繊毛運動により中枢気道へと運ばれ，その後咳嗽反射などにより口腔へと排出される．気管チューブまたは気切チューブが挿入されている患者においては，この部分で繊毛運動が障害されること，および声帯を閉じているところから一気に呼気を生じさせるいわゆる咳嗽反射を十分に行うことができないため，気管痰の貯留を来す．気管痰は放置すれば気道狭窄や閉塞（図1），感染にも繋がるため，侵襲的人工換気中の患者においては必要に応じて気管痰吸引を行わなくてはならない．

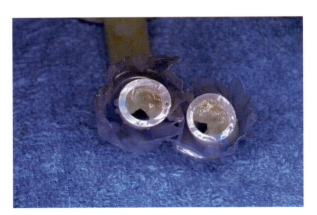

図1 気道分泌物による気切チューブの閉塞
加湿不足により気道分泌物が固着し，閉塞しかかった気切チューブの断面（横浜市立大学附属病院 山口修先生のご厚意により提供）．

気管吸引の適応と禁忌

気管吸引を行うタイミングについて，そのインターバルを規定するものはない．気管チューブ内に実際に分泌物が見える場合，理学的に痰の存在を疑う場合〔胸部聴診で副雑音が聴取される場合や胸部触診で呼吸（換気）に伴い振動を感知する場合〕な

くらはし きよやす 国際医療福祉大学医学部麻酔・集中治療医学講座（〒286-8686 千葉県成田市公律の杜4-3）

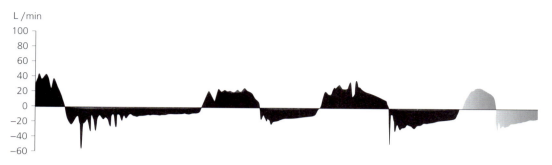

図2 典型的な「ノコギリ歯状の波形」
気道内の痰の存在を強く示唆する．（文献[2]より引用改変）

どに吸引の適応となる[1]．また誤嚥を認めた場合や，咳嗽の原因が気管痰であると考えられる場合にも行うことを検討する．さらには他の原因で説明のつかないガス交換能の低下を認める場合や，カプノグラムや気道内圧グラフィックモニターで特徴的な「ノコギリ歯状の波形」（図2）を認めた場合にも実施する．

気管痰吸引に禁忌はない．一方で気管痰吸引により誘発される有害事象が複数あることから，これらを十分に考慮して行われなくてはならない．気管痰吸引に伴い生じる有害事象には咳嗽反射による患者の苦痛，低酸素血症，気道損傷，出血，徐脈，不整脈，血圧上昇/低下，心負荷の亢進，頭蓋内圧上昇，気管支痙攣，誤嚥，声帯損傷，胸腔内圧/腹腔内圧上昇に伴う問題，などが挙げられる．

気管吸引の実際

1 ▪ 吸引カテーテルのサイズ

吸引カテーテルが細すぎれば吸引効率が悪くなり，太すぎると気道内に陰圧がかかりすぎて肺胞に障害を来す危険性がある．その数学的モデルによる論理的根拠は1960年代に遡る[3]．吸引カテーテルの外径と気管チューブの内径の比（OD/ID）は0.5を超えないことが推奨されている[4～6]．より実際的には，使用しても良い吸引チューブの最大フレンチサイズは気管チューブの内径（mm）に1.5を乗じて得られる値で近似される．また，新生児および若年小児においてはOD/IDは0.5～0.66が推奨され

ている[6,7]．ただし，これらの推奨にはエビデンスとなるほどの臨床研究はない．

2 ▪ 吸引カテーテルの挿入長

minimally invasive suctioning（最小侵襲吸引）という概念がある[8]．これは，食塩水を注入しない，（吸引前後に）過膨張や高濃度酸素吸入をしない，気管チューブ先端よりも先に吸引カテーテルを挿入しないという概念である．吸引カテーテルの挿入長については質の高い研究は乏しい．深く挿入したからといって吸引が優れているという結果は得られておらず，一方特に新生児や若年小児において吸引カテーテルによる気道の損傷が多く報告されていることから，吸引カテーテルの先端は特別な理由がない限り気管チューブの先端を越えないようにするのが好ましいと考えられる[6]．ただし，浅い位置までの吸引を繰り返した結果分泌物の固着による気管チューブ先端での閉塞を来す事例があることから，チューブ先端まで確実に吸引するという意識も重要である．気管チューブ先端を越えて挿入する場合でも，抵抗を感じた際には少し引き抜いてから吸引を開始することを強く推奨する．実験的に，吸引カテーテルを気道粘膜に接触させた状態で吸引すると粘膜が吸引カテーテル内に引き込まれ，その後粘膜下血腫ができることが示されている（図3）[9]．

3 ▪ 吸引にかける時間

自発呼吸のない患者において，吸引操作にかける時間は無呼吸時間となる．加えて吸引時間が長くなればその分肺胞はより潰れ，陰圧や機械的刺激によ

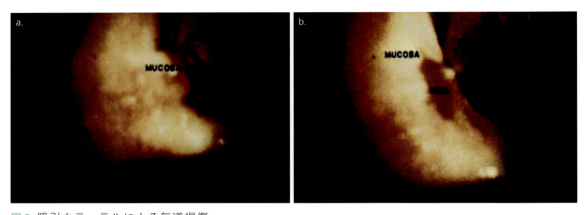

図3 吸引カテーテルによる気道損傷
犬の実験で，吸引カテーテルを気道粘膜に接触させた状態で吸引すると粘膜が吸引カテーテル内に引き込まれ（a），吸引直後に出血性びらん（HEM）が生じるのが観察される（b）．（文献[9]より引用改変）

る有害事象や合併症の頻度も高くなる．気管吸引により引き起こされる影響には，患者の苦痛，粘膜への直接的作用，胸腔内の陰圧による影響，咳嗽反射，これらによる自律神経を介した反応などが挙げられるが，最も重要なoutcomeは動脈血酸素分圧（飽和度）の低下である．動脈血酸素分圧（飽和度）に影響する因子は，患者要因として体格，機能的残気量，肺内のシャント率や死腔量，心拍出量，代謝量，自発呼吸の有無，咳嗽反射の有無などがあり，人工呼吸関連要素として吸入気酸素濃度，吸引カテーテル分を差し引いた気管チューブの内腔面積，気管チューブの長さ，吸引の要素として，吸引圧，開放式か閉鎖式か，そして吸引時間が関与する．これだけ多くの要素が関与するため，そのうちの一つの要素である吸引時間だけを規定することは科学的ではない．気管挿管中の気管吸引に関する研究は1960～70年代のものばかりであり新しいエビデンスは皆無である．しかしながらここでは，安全に吸引を行う指標を提供する必要があるため，過去のガイドラインを参考に数値を示すと，吸引操作は15秒以内，実際の吸引時間は10秒以内にすることが推奨されている[6, 10, 11]．

4 ▪ 吸引カテーテルの種類

吸引カテーテルには大きく分けて開放式と閉鎖式がある．それぞれ使いやすさやコストなどで一長一短がある．明確な基準はないが，以下の場合には閉鎖式吸引システムが推奨されている．

①換気（呼吸）において高いPEEP（CPAP）が必要とされる患者の場合．

②酸素化能が低く，換気の中断が致命的な場合．

③空気/飛沫で感染する病原体の気道内感染のある（疑いを含む）患者の場合．

③に関連し，重症急性呼吸器症候群（SARS）患者の研究のメタ解析では，挿管操作や非侵襲的人工換気とは異なり，開放式，閉鎖式にかかわらず気管吸引が医療従事者への感染の伝搬を増やすことはなかった[12]．しかしながら気管吸引の解析には1件のコホートスタディ[13]しか検討されておらずエビデンスとはなり得ない．事の重大性も鑑み，標準予防策に加えて閉鎖式の吸引を用いることを否定する根拠はない．

各群950例超のデータを集めたメタ解析では，閉鎖式吸引システムは開放式吸引システムに比べて，人工呼吸期間や死亡率には影響しないが，人工呼吸器関連肺炎を減らすことが示された[14]．上記①～③に加え，数日以上の人工呼吸管理が必要になると予測される場合には閉鎖式吸引システムの使用を考慮する意義があると考えられる．

容量規定換気を行っている際に閉鎖式吸引システムの吸引カテーテルを挿入すると，吸引を開始する前の段階では気管チューブの有効内腔が減少し，換気設定によっては過大な内因性PEEPが生じる可能性があることに留意する[15]．

5 ▪ その他吸引前後に注意すべき点

1) 吸引前

- 吸引操作前に患者にこれから行うことについて説明する
- 気管吸引前に口腔内（カフ上部）の分泌物を吸引しておく
- 吸引前に過換気や肺の過膨張は必要ない
- 気管吸引前に気管内に生理食塩水を注入することは推奨しない
- 気管吸引中に低酸素に陥る可能性がある患者においては，吸引前に吸入気酸素濃度を上げて酸素化を図ることは妨げない
- 標準予防策を講じる

2) 吸引中

- 心電図，血圧，パルスオキシメータなどのモニタ監視下に注意深く行う
- 吸引チューブ挿入時は吸引の陰圧を止めておく
- 吸引の陰圧は 20 kPa（150 mmHg）以下にする

3) 吸引後

- 一度使用した吸引カテーテルは廃棄する（開放式吸引の場合）
- 吸引の効果をアセスメントし，再度吸引が必要な場合は呼吸・循環のパラメータが許容範囲にあることを確認してから行う
- 肺胞リクルートメント手技は，必要に応じて注意深く行ってもよい

吸引以外の考慮事項

1 ▪ 加温加湿

　自然気道で呼吸中は吸入気が鼻腔を通る際に温められ，加湿される．挿管チューブや気切チューブを通る吸気はこの鼻をバイパスするため，他の方法で適切に加温加湿する必要がある．これが不適切だと気道分泌物が気道内，特に気管チューブ内で固着しやすくなり，気道閉塞のリスクとなる．

2 ▪ 無気肺の予防

　無気肺は文字通り吸気の入らない肺胞部分である．その部分の気道は可逆的に閉塞されている．その部位の分泌物は閉じ込められているため，広範囲の無気肺が解除された際には大量の気道分泌物が排出されることがある．人工換気中は縦隔臓器や肺自身の重さで下側肺に無気肺が生じやすい．無気肺を起こさないような換気戦略が重要である．

3 ▪ 体位ドレナージ

　日常活動では体位が様々に変化することにより，常に肺の一箇所に圧がかかることは防がれる．しかしながら人工換気中は一定の体位に置かれることが多く，重力の影響を受ける肺部分に気道分泌物が溜まりやすい．さらに無気肺が生じるとその部分の分泌物は容易には除去されなくなる．それを防ぐ方法は様々あるが，その一つとして体位変換がある．前述の無気肺の予防とも共通するが，重力の影響を大きく受けている肺部分や，理学所見などから分泌物が多いあるいは無気肺となっている肺部分を高い位置にして分泌物をドレナージするとともに無気肺を解除する．ただし，ドレナージされた分泌物がそれまで開いて健康であった肺部分に入り，病変を拡げたりガス交換能を下げたりすることのないように注意が必要である．

まとめ

　人工気道があることにより気道分泌物が排泄されにくくなる．これを適切に除去しないと無気肺を生じたり気道閉塞を来したりといった合併症を起こす．気道分泌物除去には気管吸引のほか，吸気の加温加湿，体位ドレナージなどに努める．気管吸引に禁忌はないが，有害事象を引き起こす可能性があるため適応を正確に判断し，推奨される方法で行う．

文献

1) Overend TJ, Anderson CM, Brooks D, et al : Updating the evidence-base for suctioning adult patients : a systematic review. Can Respir J 16 :

e6-17, 2009
2) Sole ML, Bennett M, Ashworth S : Clinical Indicators for Endotracheal Suctioning in Adult Patients Receiving Mechanical Ventilation. Am J Crit Care 24 : 318-324, 2015
3) Rosen M, Hillard EK : The effects of negative pressure during tracheal suction. Anesth Analg 41 : 50-57, 1962
4) Tiffin NH, Keim MR, Frewen TC : The effects of variations in flow through an insufflating catheter and endotracheal-tube and suction-catheter size on test-lung pressures. Respir Care 35 : 889-897, 1990
5) Vanner R, Bick E : Tracheal pressures during open suctioning. Anaesthesia 63 : 313-315, 2008
6) American Association for Respiratory Care : AARC Clinical Practice Guidelines. Endotracheal suctioning of mechanically ventilated patients with artificial airways 2010. Respir Care 55 : 758-764, 2010
7) Singh NC, Kissoon N, Frewen T, Tiffin N : Physiological responses to endotracheal and oral suctioning in pediatric patients : the influence of endotracheal tube sizes and suction pressures. Clin Intensive Care 2 : 345-350, 1991
8) Leur JP, Zwaveling JH, Loef BG, et al : Endotracheal suctioning versus minimally invasive airway suctioning in intubated patients : a prospective randomised controlled trial. Intensive Care Med 29 : 426-432, 2003
9) Sackner MA, Landa JF, Greeneltch N, et al : Pathogenesis and prevention of tracheobronchial damage with suction procedures. Chest 64 : 284-290, 1973
10) 日本呼吸療法医学会 気管吸引ガイドライン改訂ワーキンググループ：気管吸引ガイドライン 2013（成人で人工気道を有する患者のための）．人工呼吸 30 : 75-91, 2013
11) Day T, Farnell S, Wilson-Barnett J : Suctioning : a review of current research recommendations. Intensive Crit Care Nurs 18 : 79-89, 2002
12) Tran K, Cimon K, Severn M, et al : Aerosol generating procedures and risk of transmission of acute respiratory infections to healthcare workers : a systematic review. PLoS One 7 : e35797, 2012
13) Loeb M, McGeer A, Henry B, et al : SARS among critical care nurses, Toronto. Emerg Infect Dis 10 : 251-255, 2004
14) Kuriyama A, Umakoshi N, Fujinaga J, et al : Impact of closed versus open tracheal suctioning systems for mechanically ventilated adults : a systematic review and meta-analysis. Intensive Care Med 41 : 402-411, 2015
15) Stenqvist O, Lindgren S, Kárason S, et al : Warning! Suctioning. A lung model evaluation of closed suctioning systems. Acta Anaesthesiol Scand 45 : 167-172, 2001

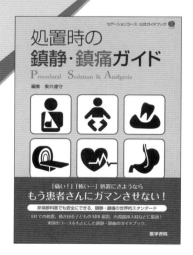

CCUおよび循環器科の日常診療で湧き上がる疑問に応える実践マニュアル

CCU レジデントマニュアル
第2版

編集　**高尾 信廣**　高尾クリニック院長
　　　西 裕太郎　元聖路加国際病院心血管センター循環器内科部長

CCUおよび循環器科で働く研修医、専門医をめざす循環器医のための実践マニュアル。膨大な臨床試験を背景とするガイドラインは、現時点における専門家の総意であり、本書ではさらに、聖路加国際病院心血管センターの循環器内科、心臓血管外科、成人先天性疾患分野のスタッフが、医学的、時間的、人的、社会的など多くの制約の下で創意工夫して行う診療の実際をまとめた。日々の臨床に役立つサイドメモ40題も収載。

■目次
- 第1章　急性期
  急性循環不全／急性心筋虚血／急性大動脈解離／肺塞栓症／感染性心内膜炎／致死的不整脈／急性下肢虚血／巨大血腫
- 第2章　慢性期
  慢性心筋虚血／心臓弁膜症／心筋症／慢性心不全／不整脈／慢性心筋炎／肺高血圧症／大動脈瘤および陳旧性大動脈解離／慢性心嚢液貯留／心臓腫瘍／下肢慢性動脈閉塞
- 第3章　動脈硬化
- 第4章　成人でよくみる先天性心疾患（adult congenitalを含む）
- 第5章　心臓病と他科疾患
- 第6章　検査
- 第7章　デバイス治療
- 第8章　循環器疾患と栄養

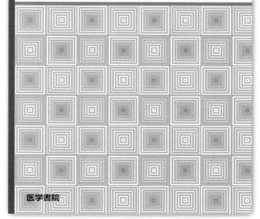

● B6変型　頁576　2016年
定価：本体5,600円＋税
[ISBN978-4-260-02412-9]

医学書院　〒113-8719　東京都文京区本郷1-28-23　[WEBサイト] http://www.igaku-shoin.co.jp
[販売部] TEL：03-3817-5650　FAX：03-3815-7804　E-mail：sd@igaku-shoin.co.jp

Dr. 長坂の身体所見でアプローチする呼吸器診療

第13回

Common disease の身体所見② 間質性肺炎とその周辺

長坂行雄 洛和会音羽病院／洛和会京都呼吸器センター所長

　間質性肺炎は 50 歳以上の比較的高齢者に多い予後不良な疾患である．近年，画像の進歩によって病理，臨床像との関連がより明確になるとともに抗線維化薬も登場し，診断，治療の進歩が著しい．2016 年には「特発性間質性肺炎　診断と治療の手引き　改定第 3 版」[1]，2017 年には欧州呼吸器学会（ERS）からレビュー[2]，2018 年も間質性肺炎の新しい診断基準（Fleishner Society 白書[3]）が提案され，本誌第 66 巻第 2 号にも特集が組まれた．間質性肺炎の分類には紆余曲折がある[4]が，本稿では特に診療現場の視点で問診，身体所見を呼吸生理との関連から解説する．

● 間質性肺炎とは

　本邦の診断と治療の手引き[1]の病理組織総論には「肺胞壁を病変の主座として両肺においてびまん性に炎症性病変が広がる病態をいい，しばしば肺線維症を起こす．」と簡潔に記載されている．肺胞間質とは，肺胞上皮と肺胞毛細血管の間のスペース，厳密には肺胞上皮の基底膜と肺毛細血管内皮の基底膜の間の部分をいう（**図 1，2**），正常の肺胞では気腔から毛細血管内までの厚みは 0.5 μm 以下で，0.3 秒以内にガス交換が行われる．正常では赤血球の肺胞通過時間は 0.75 秒ほどなので十分な余裕がある[5]．低酸素性肺血管攣縮の実験[6]では厚さ 2 mm のシリコンチューブや肺を覆うラップフィルムでも酸素を通し，低酸素の維持に苦労するほどで，薄い生体膜を通して速やかにガス交換が行われるのも不思議はない．間質性肺炎では肺胞間質を中心に炎症が起こり，急性期には炎症による毛細血管の透過性亢進で肺胞間質への水分漏出も増えて肥厚する．慢性期には間質は膠原線維の増生による肥厚が加わり，肺のガス交換を障害しコンプライアンスを低下させる．

　間質性肺炎の原因は様々で，最も多い特発性（原因不明）以外に，過敏性肺炎，膠原病関連，粉塵曝露（じん肺，超硬合金肺など），感染などがある．息

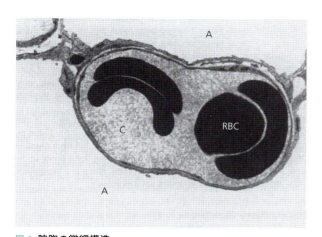

図1 肺胞の微細構造
A：肺胞，C：毛細血管，RBC：赤血球．

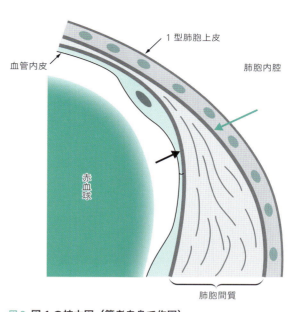

図2 図1の拡大図（筆者自身で作図）
緑矢印：1型肺胞上皮の基底膜，黒矢印：毛細血管内皮の基底膜．

表1 自覚症状，肺機能などからみた間質性肺炎の特徴—CPFE，COPD，びまん性肉芽腫性肺疾患（例：肺野型サルコイドーシス）との比較

	間質性肺炎	CPFE	COPD	肺野型サルコイドーシス
労作性呼吸困難	強い	やや軽い	やや強い	なし
主に使う頸部の呼吸補助筋	斜角筋	胸鎖乳突筋＋斜角筋	胸鎖乳突筋	なし
横隔膜の位置	高位	ほぼ正常	低位	正常
労作時低酸素血症	高度	きわめて高度	軽度	なし
肺コンプライアンス	低下	ほぼ正常	増加	正常
％肺活量	低下	軽度低下	進行すれば低下	正常
肺拡散能	低下	大きく低下	低下	正常
1秒率	増加	ほぼ正常	低下	正常
肺性心	やや多い	非常に多い	少ない	なし

切れには，原因にかかわらず形態と機能（症状）が関連する．例えば慢性過敏性肺炎では画像も通常型間質性肺炎（UIP）様の変化を示し，肺はUIPと同様に固くなる．労作時の息切れやクラックルが聴かれる頻度，拘束性換気障害，拡散障害もUIPとほぼ同じである[7]．一方，珪肺[*1]やサルコイドーシスのような肉芽腫性肺疾患では肺胞壁肥厚や線維化は細気道周囲に強いが，それ以外では正常な肺胞も多い．UIPに比べてクラックルは少なく，肺機能障害や労作時の息切れも軽度である．COPD（chronic obstructive pulmonary disease），CPFE（combined pulmonary fibrosis and emphysema）も含めて，それぞれの疾患の特徴を対比するとわかりやすい（表1）．

Comment
*1 珪肺患者には喫煙者が多く，COPDの合併のため強い息切れを訴えることがある．

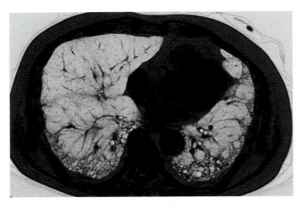

図3a 間質性肺炎のCT像（水平断）
胸膜に沿って蜂窩肺を伴う間質陰影を認める．病変は背部に強く，前胸部や心周囲では目立たない．

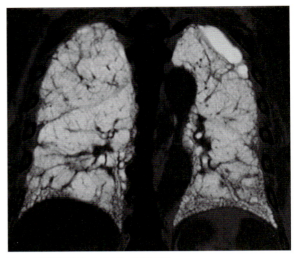

図3b 間質性肺炎のCT像（前額断）
蜂窩肺を伴う間質陰影横隔膜の直上と下部胸壁に沿って強い．

● 間質性肺炎の問診―原因疾患について―

　間質性肺炎の診断では画像（図3）が根拠になる．類似の陰影を示す慢性過敏性肺炎，膠原病関連の間質性肺炎とじん肺を念頭に置いて問診する．慢性過敏性肺炎は，画像もUIPに類似する．全国調査ではトリ抗原によるものが多い．トリ抗原はダウンジャケット，羽根布団，羽根枕，鳥の飼育や剥製のほか，家や職場近くで鳩が多いなどでも原因になる[8]．夏型過敏性肺炎は，真菌（主に *Tricosporon Asahii*）によるが急性発症が多い．築年数の古い木造家屋で台所，浴室などの床下の水漏れからカビが繁殖する[9]．加湿器では水の継ぎ足しで，エアコンも埃が長期にたまるとカビがつきやすいが，いずれも急性発症が多く，画像も所見もUIPとは異なる．

　じん肺は粉塵曝露が終わっても徐々に進行する．曝露が終わって10年以上後に発症することもあるのはCOPDが禁煙後長い年月を経ても発症するのと同様である．珪肺の画像は，びまん性の小粒状陰影でサルコイドーシスや粟粒結核，転移性肺癌などに近い．しかしCOPDと合併すると線状網状陰影との区別は困難になる．1978年の改正じん肺法の施行により職場環境は改善し，現在60歳以下の労働者のじん肺は少ない．最近，ビルの解体作業で，マスクが目詰まりするので外していた40代前半のじん肺症例（図4）を経験した．じん肺は減ったが，なくなったわけではない．じん肺には溶接工肺，炭鉱夫肺など作業別に病名があるが，実際に曝露する粉塵は多様である．溶接工でも鉄工所に金属熔解炉があると，古い炉の破壊で内張の石綿が飛散して石綿肺も発生する．炭鉱夫でも石炭層が比較的薄い日本では，岩盤も同時に掘り進むので珪肺に近い．

　膠原病に合併する間質性肺炎では関節症状，皮膚症状なども聴く．肺病変が関節病変や全身的な症状に何年も先行し，数年後に膠原病とわかることもあり，疑いがあれば半年に一度程度の定期的な自己抗体（特に抗核抗体，

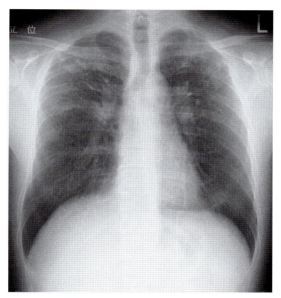

図 4a　43 歳　じん肺の胸部 X 線写真
びまん性の小粒状陰影と肺尖部には両側対称性の大陰影を認める．

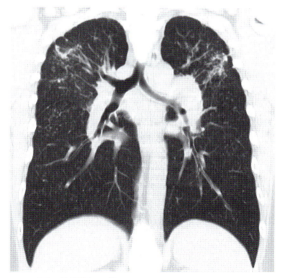

図 4b　同　前額面 CT 像
びまん性の小粒状陰影と肺尖部には両側対称性の大陰影を認める．小粒状陰影は全肺野に散布しているが上肺野に強い．大陰影を形成する上肺野では肺の縮みがみられる．肺尖部以外では胸膜から中心に向かう小葉間間質の肥厚はない．下肺野に向かう血管気管支陰影はすっきりと広がっており牽引性気管支拡張もないことから，肺胞は固くなく，間質性の変化は軽微と推定できる．

ANCA，抗 CCP 抗体など）測定が必要である．薬剤性では，近年急速に普及拡大している広義の抗がん剤（細胞障害性抗がん薬，分子標的薬，免疫チェックポイント阻害薬）など免疫をコントロールする薬剤では間質性肺炎の発症リスクが高い．それ以外にも多くの薬剤が間質性肺炎様の肺障害の原因となる[10]．

● 間質性肺炎で，なぜ胸膜に沿って下肺野に強い陰影になるのか？

胸膜腔は非常に狭いスペースで，内部の圧は均等ではない[i]．正常でも呼吸による吸気時の胸腔内（肋膜腔）の陰圧と圧変動が大きい部位で，間質性肺炎の病変が強い．呼吸による往復運動（伸び縮み）も同様で，正常でも大きく動く部位で，間質病変が強い．日常生活で多くの時間を過ごす座位または立位では尾側，特に肺底部で大きな陰圧，圧変動と呼吸運動があり，物理的ストレスがかかる[ii]．

肺胞の質量は正常でも dependent zone で大きい．肺底部の肺胞には重力の影響で肺胞の含水量（血管内水分量と間質の水分量）が大きくなる．局所の血管内圧（Pc；capillary pressure）が間質圧（ほぼ 0）を超えるような部位は，立位では肺底部，臥位では最背側である．Pc が高ければ毛細血管が拡張し血管内水分ボリュームが増加する[iii]．Pc が高いと間質の含水量も増え[iv]，血管内水分ボリューム増加も併せて肺の質量が大きくな

Reference
[i] Agostoni, E. & D'Angelo, E. (1969) Thickness and pressure of the pleural liquid at svarious heights and with various hydrothoraces. Resp. Physiol., 6, 330-342.

[ii] J Appl Physiol. 1969 Dec；27（6）：863-73. Distribution of pleural surface pressure in dogs. Hoppin FG Jr, Green ID, Mead J.

[iii] Elasticity of the pulmonary alveolar sheet. Fung YC, Sobin SS. Circ Res. 1972 Apr；30（4）：451-69.

[iv] Interstitial pressure of the lung. Mellins RB, Levine OR, Skalak R, Fishman AP. Circ Res. 1969 Feb；24（2）：197-212.

る．質量の大きい部位ではコンプライアンスが低下[ii]し，より物理的ストレスの影響が大きくなる，と考えられる（※本誌第65巻第3号の本連載第9回「スターリング曲線とスターリングの式」を参照）．

この呼吸運動の動きは，水平断でみれば胸膜に近い部分で大きく，縦隔側では小さい．また，縦隔側では，リンパが肺門に向かい比較的に処理されやすく，また心臓の規則的な動きがリンパの流れを促進し，水分や炎症関連物質の貯留も起こりにくいのではないか，と考えられる．このように，肺と肺血管のメカニクスが間質性肺炎の病変分布に大きく関わっていると考察している．

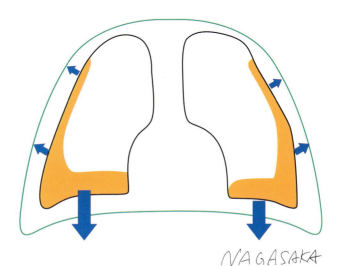

図 間質性肺炎の病変分布（橙色）と胸腔内陰圧（矢印の太さで表す）と，呼吸運動の大きさ（矢印の長さで表す）
陰圧が大きい部位，呼吸運動が大きい部位ほど肺胞に物理的ストレスが加わり，肺胞障害も大きいことがわかる．実際にはこれに肺胞の含水量（≒肺胞の固さ）が加わり，ストレス部位による強い障害が発生する．肺全体に内因性（自己免疫など）により一定の障害が加わったとき，このような物理的ストレスが強い部位により間質性肺炎の病変が強く出る，と考えれば間質性肺炎の病変分布が説明しやすい．吸入物質などによる肺障害は，このメカニズム以外に吸入物質の分布などの影響も受けるため病変の分布が異なる．

● 間質性肺炎の問診―自覚症状について―

間質性肺炎の最も多い自覚症状は労作時の呼吸困難である．急性発症例を除き，数カ月から数年以上の経過で徐々に進行する．肺が線維化と炎症により固くなり（コンプライアンスの低下）換気に大きな力を要するのと，拡散障害で低酸素血症を来しやすいことによる．労作時の呼吸困難は，どちらかといえば低酸素血症の程度よりも肺の固さによる．肺機能では，肺の固さは %VC に，拡散能は %DLco に反映される．間質性肺炎では，肺が固くなるのと，拡散能が低下するのは同程度で，%VC が 60% 程度なら %DLco も 60% くらいのことが多い．このバランスが崩れていれば合併症を考える．例えば，%VC が 90% で %DLco が 40% なら CPFE の可能性が高い．肺が固くなった程度の割

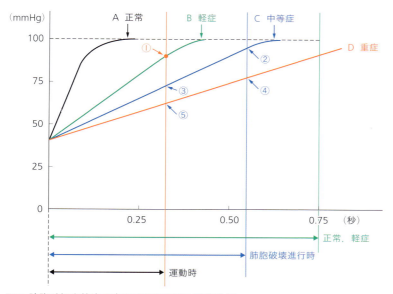

図5 肺胞毛細血管床の赤血球通過時間と酸素分圧
正常（A）では肺胞の通過時間は0.75秒，酸素が飽和されるのは0.3秒以下である．間質性肺炎では肺胞破壊によって肺毛細血管床が減少し，若干通過時間が短くなる（図下段）．また，運動時には肺血流量が増加し，肺胞の通過時間は正常でも短くなるが，すでに肺毛細血管床が減っている間質性肺炎ではより短くなる（図最下段）．軽症の間質性肺炎（B）では，若干酸素化が遅れるが，安静時には酸素が飽和されるので低酸素血症はみられない．しかし，運動時には低酸素血症がみられる（①）．中等症（C）では，安静時も軽度の低酸素血症がみられ（②），運動で著明になる（③）．重症（D）では，安静時でも低酸素血症がみられ（④），運動では著しくなる（⑤）．この病態はCOPDでは低酸素血症の程度が軽くなるが，ほぼ同様と考えられる．（概念的な作図で，実際の計測データによるものではない）

に肺胞破壊が大きすぎる，と考えられるからである（表1）．

　肺が固くなると労作時の呼吸努力はより大きくなり，呼吸運動に要する酸素消費量も増加する．肺胞拡散障害のために酸素の取り込みに安静時でも0.3秒以上の時間を要するが，労作時には心拍出量増加によって肺血管床の通過時間が0.75秒よりもずっと短縮するので十分な酸素化が得られなくなる（図5）．低酸素血症の悪化は，さらに換気を刺激する．このような呼気努力の増加→酸素消費量の増加→酸素化の障害の悪循環で労作時の呼吸困難が悪化する．間質性肺炎でも安定期にはほとんど無症状の時期が数年以上続く．労作時の息切れが徐々にでも進行すると予後が悪化していく．これは6分間歩行試験の経時変化でも示されている[11]．

　CPFEではCOPDによる肺のコンプライアンスが大きい部分と線維化でコンプライアンスが小さい部分が併存し全体としてのコンプライアンスは正常に近くなる．いずれも呼吸運動がしやすく，息切れは比較的に軽い．CPFEでは肺胞破壊＋壁肥厚と毛細血管床の減少でガス拡散障害は著しく，息切れの程度に比べて強い低酸素血症を認める．肺胞毛細血管床の減少に低酸素性肺血管攣縮も加わって肺性心を来す．食思不振（肝うっ血，消化管うっ血による），下腿浮腫，顔面の浮腫（腫れぼったさ．活動量の多い症例でみられる）などの右心不全所見もよくみられる．が，高度な低酸素血症を伴うので持続的な運動は難

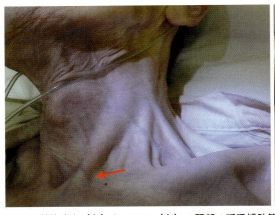 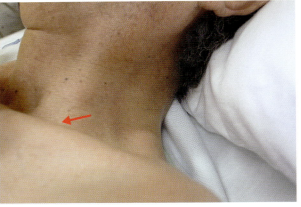

図6 間質性肺炎（左）とCOPD（右）の頸部の呼吸補助筋
2例とも同じような呼吸困難があり，鎖骨が呼吸に伴って大きく上下する．左の間質性肺炎患者では胸鎖乳突筋の胸骨や鎖骨への付着部（矢印）がはっきり見えない．右のCOPD患者では胸鎖乳突筋の胸骨，鎖骨への付着部（矢印）が盛り上がっている．鎖骨上窩の矢印の部分を指で触れると斜角筋の動きがわかる．

しい．びまん性肉芽腫性肺疾患では，陰影は広範に見えるが線維化が末梢気道周囲に限局（図4b，前額面のCT像）し，肺全体のコンプライアンスや拡散能が保たれ，ガス交換の障害も軽い．このため陰影が高度な割には自覚症状に乏しい（表1）．

咳も比較的多くみられる症状だが，痰は少ない．男女差，年齢差はないが重症例ほど多く，予後を反映する独立因子という報告もある[12]．間質性肺炎では，原因は不明だが喫煙歴のない患者で咳が多いといわれている．咳の治療への反応は不良なことが多い．間質性肺炎では逆流性食道炎，睡眠時無呼吸症候群，COPDや慢性副鼻腔炎の合併も高頻度で，これらが咳の多い一因ともなっている[13]．

●間質性肺炎患者の身体所見

身体所見では，まず頸部を診る．間質性肺炎でもCOPDと同様に吸気で鎖骨が持ち上がるが，主に斜角筋が使われる．間質性肺炎では肺が固くなって横隔膜が挙上し，吸気時に，肺は強い力で下方へ引っ張られる．頸部の呼吸補助筋は，頸椎と第1肋骨，第2肋骨を幅広くつなぐ斜角筋が踏ん張るように働く．斜角筋の動きは見えにくいが，胸鎖乳突筋の動きが小さいのに鎖骨が呼吸に伴って上下するし，鎖骨上窩に指を当てれば吸気で斜角筋の収縮を触れる．ストロークが長く比較的に細い胸鎖乳突筋はCOPDのときのように大きな働きはしないが，呼吸に伴う動きはみられる（図6）．

ばち指は，爪の付け根の窪みがなくなるのが特徴だが，軽微でわかりにくいときには検者の拇指と示指の指先で挟んで爪床を押さえるとぶかぶかした感じになる．ばち指は微小血管の増生によって指尖が腫大しているためである．自分の指と比べればわかりやすい．重症例では四肢末梢がやや冷たいことも多い．心拍出量が低いことを示す．この状態でも呼吸に伴って鎖骨が上下しており，酸素消費量を抑えて換気の負荷が軽減するように身体が対応していると考

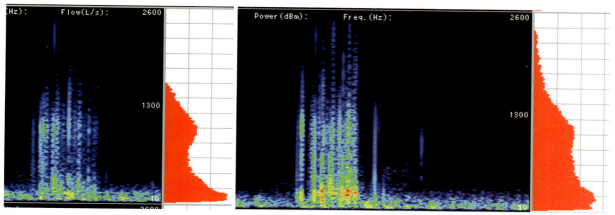

図7 ファイン・クラックルのサウンドスペクトログラム
横軸が時間，縦軸が 2600 Hz までの周波数で音の強さは色の明るさで示す．縦線の1本1本がクラックルを示す．図の右にある赤い曲面は周波数と音の強さの関係を示す．通常は左図のように 1 kHz 辺りにピークを持ち，パチッとした乾いた音感になる．悪化時（右図）には全体にクラックル音が増強し，1 kHz のピークは目立たない．聴診でもバリバリというコース・クラックルに近い音色になる．

えられる．

聴診では両側の肺底部でクラックルを聴く．肺底部の位置は意外と低い（尾側寄り）ので，クラックルが聴こえない（？）と思ったらもう 5〜10 cm ほど下げ深呼吸させて確認する．軽症例では聴診器のチェストピースの幅くらいでしかクラックルが聴こえないことがある．クラックルは一定の肺気量で発生するので，浅い呼吸では聴かれない．深く吸気させて聴診する[*2]．普段よりも深い吸気をすると正常でもクラックルが聴かれることがあるが，数回咳をさせれば消失する．腸雑音はクラックルと紛らわしい時は，呼吸停止させても聴かれれば腸雑音である．腸骨稜の近くまでクラックルが聴こえるときは肺の過膨張があり，CPFE を疑う所見になる．

間質性肺炎では，典型的には吸気の後半まで続くファイン・クラックルが聴かれる[14]．しかし，急性増悪時にはコース・クラックルとまぎらわしい音になる（図7）[15]．胸部の画像でもエアブロンコグラムも見えるような実質陰影に近い陰影となるのと同じで，肺胞を埋め尽くすような浸出物のために音源の性状も細菌性肺炎と近い状態になるためと考えられる．間質性肺炎ではクラックルのみでなく，肺が固くなることによって呼吸音（肺胞音）の胸壁への伝導が大きくなり呼気もはっきり聴こえるようになる気管支音化も重要な所見である．

● おわりに

間質性肺炎では，40年の歴史がある大阪の「びまん性肺疾患研究会」が大きな役割を果たしてきた．200 名ほどの参加者があるが，10 名足らずで集まった第1回から参加しているのは京都大学の泉孝英名誉教授と筆者など数名になった．研究会としては長い歴史のなかで臨床，病理，画像の専門家が全国から集まり，さらに諸外国からの多くの間質性肺疾患の研究者，臨床家を招

Comment
***2** クラックルが発生するような呼吸は，固くて開きにくい気腔を開くことになるので余分な労力を必要とする．副雑音がある患者は，副雑音が出ない範囲（肺が軟らかくて伸縮しやすい正常に近い部分）の楽な呼吸をすることが多い．間質性肺炎では浅い呼吸をする．喘息や COPD では，ウィーズが発生しないようなゆっくりした呼吸を自覚なしにしている．「少し深く」とか，「少し早く」のような指示をしながら聴診すると軽微なクラックルやウィーズを聴き逃さない．

いて検討を重ねた．現在，国際的に提唱されている MDD（multi-disciplinary discussion）の基となっていると思う．この活動が，わが国発の Pirfenidone の国際的な研究[16]のきっかけとなり，さらに京都大学の呼吸器外科から間質性肺炎患者の手術による増悪リスクのスコア化[17]も提案されるなど世界的な研究も発信されている．このような集学的なアプローチがガイドラインとして集成されたが，ベッドサイドでは本稿で解説したような病態の理解も診療に役に立つかと期待している．

文献

1) 日本呼吸器学会　びまん性肺疾患診断・治療ガイドライン作成委員会編：特発性間質性肺炎　診断と治療の手引き　改定第 3 版．南江堂，2016

2) Robbie H, Daccord C, Chua F, Devaraj A：Evaluating disease severity in idiopathic pulmonary fibrosis. Eur Respir Rev 26：pii：170051, 2017

3) Lynch DA, Sverzellati N, Travis WD, et al：Diagnostic criteria for idiopathic pulmonary fibrosis：a Fleischner Society White Paper. Lancet Respir Med 6：138-153, 2018

4) 田口善夫：画像からみる特発性間質性肺炎の分類．呼吸器ジャーナル 66：206-213, 2018

5) Pulmonary gas diffusion. In：Comroe JH. Physiology of respiration, pp 139-146, Year Book Medical Publishers, London, 1965

6) Nagasaka Y, Bhattacharya J, Nanjo S, et al：Micropuncture measurement of lung microvascular pressure profile during hypoxia in cats. Circ Res 54：90-95, 1984

7) Chung JH, Oldham JM, Montner SM, et al：CT-Pathologic Correlation of Major Types of Pulmonary Fibrosis：Insights for Revisions to Current Guidelines. Am J Roentgenol 210：1034-1041, 2018

8) Okamoto T, Miyazaki Y, Ogura T, et al：Nationwide epidemiological survey of chronic hypersensitivity pneumonitis in Japan. Respir Investig 51：191-199, 2013

9) Lee YS, Nagasaka Y, Kitatani F：Prevention from recurrence of summer-type hypersensitivity pneumonitis. Chest 87：272-273, 1985

10) 日本呼吸器学会　薬剤性肺障害の診断・治療の手引き作成委員会編：薬剤性肺障害の診断・治療の手引き．メディカルレビュー社，2012

11) Du Bois RM, Albera C, Bradford WZ, et al：6-Minute walk distance is an independent predictor of mortality in patients with idiopathic pulmonary fibrosis. Eur Respir J 43：1421-1429, 2014

12) Ryerson CJ, Abbritti M, Ley B, et al：Cough predicts prognosis in idiopathic pulmonary fibrosis. Respirology 16：969-975, 2011

13) van Manen MJ, Birring SS, Vancheri C, et al：Cough in idiopathic pulmonary fibrosis. Eur Respir Rev 25：278-286, 2016

14) 断続性ラ音が聴かれる病気，工藤翔二（編）：聴いて見て考える肺の聴診，pp 70-94，アトムス，2014

15) Tsuchiya M, Nagasaka Y, Sakaguchi C, et al：Lung sounds in patients with interstitial pneumonia during acute exacerbation triggered by various causes. Ann Jpn Respir Soc 5：s S366, 2016

16) Taniguchi H, Ebina M, Kondoh Y, et al；Pirfenidone Clinical Study Group in Japan：Pirfenidone in idiopathic pulmonary fibrosis. Eur Respir J 35：821-829, 2010

17) Sato T, Kondo H, Watanabe A, et al：A simple risk scoring system for predicting acute exacerbation of interstitial pneumonia after pulmonary resection in lung cancer patients. Gen Thorac Cardiovasc Surg 63：164-172, 2015

MEDICAL BOOK INFORMATION ───────── 医学書院

病歴と診察で診断する感染症
System1とSystem2

編集　志水太郎・忽那賢志

●B5　頁236　2018年
定価：本体4,200円＋税
[ISBN978-4-260-03538-5]

近年、感染症診断法の進歩はめざましい。しかし、検査が充実すればするほど、臨床現場では「病歴」と「診察」が軽視されているように感じなくもない。本来、感染症の診断で最も重要なのは、感染臓器・病原微生物を突きつめることである。そしてこれは、病歴と診察で可能なかぎり検査前確率を高めることによってなされるべきである。「病歴」と「診察」にこだわった執筆陣による"匠の技"を伝授したい。

悩める研修医、コメディカルスタッフに捧げる！ 救急診療の新バイブル

多くの研修医がERで経験すること──。
救急車で搬送された患者の緊急対応についていけず置いてけぼり。ウォークイン患者の問診に時間がかかり、検査治療計画が立たずあっという間に1時間。
イライラする看護師、患者、家族──。
ところが上級医は、ごく短時間でそれらを組み立て解決し、その上系統だったフィードバックまでこなす。
本書は研修医時代の荒隆紀医師の問題意識から生まれた書。上級医は頭の中でこう考えこうアプローチしている！

[目次] CONTENTS

- I. 原則編
- II. 検査編
- III. トリアージで考える　主訴別アプローチ編
  - トリアージ赤
  - トリアージ黄
  - トリアージ緑
- IV. 治療編
- V. 特殊分野編
- VI. 使える！　ERの覚え書き

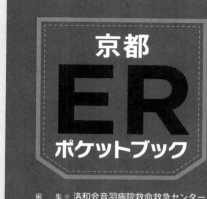

京都
ER
ポケットブック

編集 洛和会音羽病院
　　　救命救急センター・京都ER

宮前 伸啓　責任編集
洛和会音羽病院救命救急センター・京都ER副部長

荒 隆紀　執筆
関西家庭医療学センター

悩める研修医，コメディカルに捧げる！

**救急診療の新たなバイブルとして，
ぜひポケットに！**
時間のない診療現場で，アタマの中で何を考え，
どうアプローチするかを解説します

医学書院

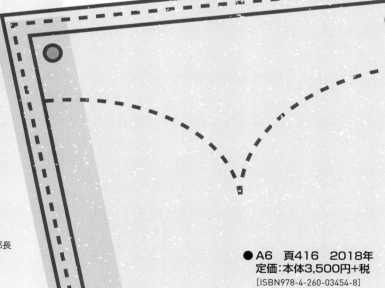

● A6　頁416　2018年
定価：本体3,500円+税
[ISBN978-4-260-03454-8]

医学書院　〒113-8719　東京都文京区本郷1-28-23　　[WEBサイト] http://www.igaku-shoin.co.jp
[販売・PR部] TEL:03-3817-5650　FAX:03-3815-7804　E-mail:sd@igaku-shoin.co.jp

Dr. 長坂の 身体所見でアプローチする呼吸器診療

第14回
Common disease の身体所見③

肺炎か気管支炎か，それとも気管支肺炎か？

本号では第13回・第14回を掲載いたします．

長坂行雄 洛和会音羽病院／洛和会京都呼吸器センター所長

急性の肺感染症で，胸部X線に浸潤影あるいはすりガラス陰影（ground glass opacity；GGO）が認められれば肺炎（図1, 2），まったく認められなければ気管支炎で，部分的に，いくらか肺紋理が不鮮明で肺区域より小さいGGOがあれば気管支肺炎（図3），というのは，呼吸器科医のほぼ共通した認識であろう．日本呼吸器学会の「成人肺炎診療ガイドライン2017」でも，『胸部X線検査では気管支透亮像を伴う浸潤影が細菌性肺炎を示唆する所見である．』と総論に書かれている[1]．

Heitzman は著書「The Lung[2]」で，soft X-ray と大切片の病理を対比し，気管支肺炎は気管支に沿った肺の二次小葉単位で病変があるとしている．区域単位以上の広がりがあれば肺炎，広がりが二次小葉よりも小さければ気管支炎となる．図4に示す症例は，気管支肺炎と気管支炎の中間くらい（2次小葉1～2個くらい）の広がりだが，胸部X線では異常の指摘は困難で，通常は急性気管支炎とされよう．現在ではHRCT（high-resolution computed tomography）でこの区別は明瞭にできるが，胸部X線でほとんど所見がない例でのCT撮影には，他の胸部X線異常が指摘されたなどの必要性がなければならない[1]．

非定型肺炎でも多様な胸部X線像を示すと報告[3]され，以下に示すような肺炎，気管支肺炎，気管支炎のいずれと決めがたい症例もある（図5）．さらに，画像で細菌性肺炎のようでも結核（図6）であったり，器質化肺炎や，悪性リンパ腫など感染ではない症例もある．

以下，それぞれの代表的な画像所見を示した症例を提示する．CT画像とも対比するので，何らかの合併症が存在する症例である．

● 肺炎

発熱，喀痰，咳嗽を伴って発症する．肺炎球菌性肺炎では炎症が胸膜に波及しやすく胸膜痛（胸膜の伸展に伴う胸痛）が出やすい．上気道炎症状の2日

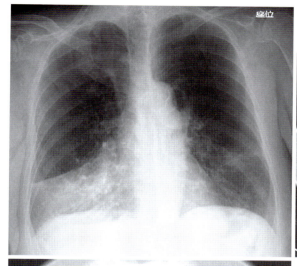
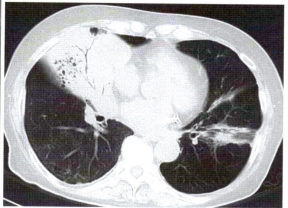
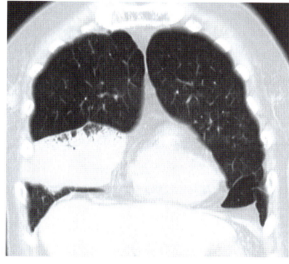

図1 右中葉肺炎の胸部X線像とCT（水平断，前額断）
COPDが基礎疾患としてある75歳女性．右中葉の肺炎で左肺にも区域性の肺炎像を認める．CTではair bronchogramとair alveologramがはっきりと認められる．肺炎の広がりは葉間でくっきりと境されている．胸部X線では病変部の上縁はわずかに下に凸で，無気肺を伴うかとも考えたが，CTではむしろ膨張している．

ほど後に発症する例が多い．大葉性肺炎（図1）は，肺葉全体に広がる肺炎で，それ以外にも病変が散在する．胸部X線，CTでair bronchogramとair alveologramを認める．肺区域以上の広がりがあれば画像で肺炎（図2）として認められる．聴診でもクラックルを聴取する．気管支音化もある（とされている）が，クラックルに集中して聴いていると気が付くことは少ない．打診でconsolidationがわかるのは，経験的には肺葉以上の広がりがある場合だけである．胸部X線が必要な所見の多くを提示してくれるので，クラックルや打診上の濁音のような身体所見は画像所見の確認に使う感覚である．

図1はCOPDが基礎疾患としてある75歳女性の右中葉の大葉性肺炎である．38℃の発熱と咳嗽，呼吸困難で救急を受診した．肺炎部位にクラックルを聴取した．胸部X線では，右下肺野に一様な浸潤影を認める．縦隔の右2弓がシルエットアウトしているので中葉の陰影と推定できる．左肺にも区域性の浸潤影を認める．CTではair bronchogramとair alveologramを認める．胸部X線では，肺炎の広がりは葉間で境され，病変部の上縁はわずかに下に凸で無気肺を伴うかとも考えた．しかし，CTではむしろ葉間が張り出し，肺

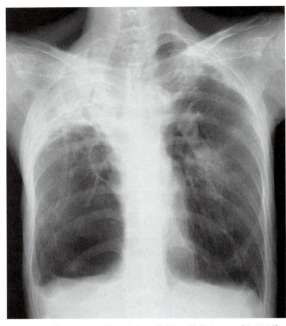
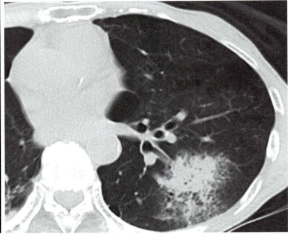

図2 左下葉の亜区域性の肺炎：胸部 X 線像と CT（水平断）
COPDと右肺尖のアスペルギルス感染が基礎疾患としてある64歳女性．1週間前から咳と痰が増えてきて，当日39.1℃の発熱で救急受診．左肺門の下に浸潤影を認める．CTで肺炎陰影の中央に入っていくB10aの気管支が認められる．

炎部分は膨張しており典型的な肺炎でよいと思われる．血液検査では，CRP 18 mg/L，白血球14,900/μl，好中球72%であった．尿中肺炎球菌抗原は陰性で，喀痰のグラム染色では陽性球菌だが，双球菌ではなく，培養結果からMSSA（メチシリン感受性ブドウ球菌）と考えられた．

図2は，COPDと右肺尖のアスペルギルス感染が基礎疾患としてある64歳女性．1週間前から咳と痰が増え，当日39.1℃の発熱で救急受診した．左肺門の下に浸潤影を認める．CTではB10aが肺炎陰影の中央に入る．血液検査では，CRP 2 mg/L，白血球10,300/μl，好中球90%であった．聴診では肺炎部位に深吸気でわずかにクラックルを聴取した．入院治療翌日には自覚症状は改善したが，クラックルはより大きく聴こえた．

この2例でもわかるように，発熱，咳嗽，喀痰を伴って急性発症する例が多い．陰影のある部位でクラックルを聴取する．同じような陰影でクラックルが聴かれなければ肺結核や非定型肺炎を疑うが，逆に肺結核でもクラックルが聴かれる場合（図6）があり，注意を要する．明らかな浸潤影を認める肺炎症例ではCRPが5 mg/L以上のことが多いが，図2の例のように亜区域性の肺炎では炎症反応も軽度の上昇にとどまる．最近では，肺炎の重症度評価にCRPは用いられないが，臨床的には有用な指標と考えられる[1]．

● 気管支肺炎

図3はCOPDと肺アスペルギルス症（右上葉）が基礎疾患としてある78歳男性．5日前から咳嗽，喀痰と倦怠感があった．当日，急に呼吸困難感が強くなり救急を受診した．聴診では，全肺野で呼気のウィーズとロンカイを聴取し

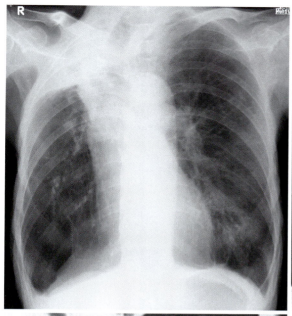
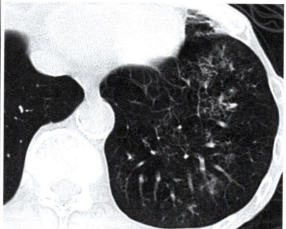
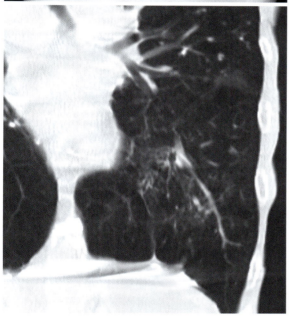

図3 左下葉気管支肺炎の胸部X線像とCT（水平断，前額断）
COPDと肺アスペルギルス症（右上葉）が基礎疾患としてある78歳男性．5日前から咳嗽，喀痰と倦怠感があった．当日，急に呼吸困難感が強くなり救急受診．正面像では左下肺野，心陰影の外側の肺紋理が不鮮明でGGOがある．CTでは気管支に沿って2次小葉単位の陰影を認める．肺気腫によるLAA（low attenuation area）のために，陰影の辺縁はわかりにくい．

た．左下肺野で気を付けて聴診してもクラックルは聴取しない．正面像では左下肺野，心陰影の外側の肺紋理が不鮮明で，GGOがある．CTでは気管支に沿って2次小葉単位の陰影を認める．肺気腫によるLAA（low attenuation area）のために，陰影の辺縁はわかりにくい．血液検査では，CRP 7.7 mg/L，白血球11,800/μl，好中球92%であった．画像上は，図2の例よりも淡い陰影に見えるが，COPDによる肺胞破壊があるので肺炎でも濃厚な陰影になりにくい．

　この例は咳嗽，喀痰と呼吸困難を伴って発症した．COPDの急性増悪でウィーズ，ロンカイがある．肺炎陰影のある部位でもクラックルを聴取しなかった．ウィーズ，ロンカイのためにクラックルが聴こえにくい可能性もある

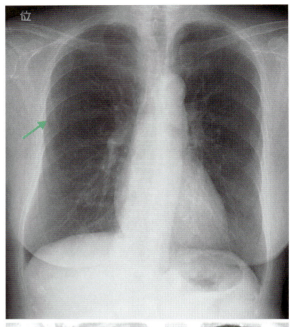
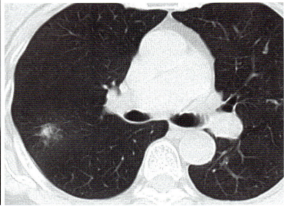
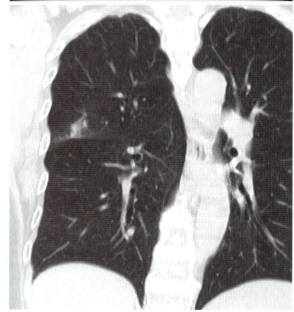

図4 急性気管支炎の胸部 X 線像と CT（水平断，前額断）
基礎疾患のない 72 歳女性．胸部 X 線では矢印の先に病変があるはずだが，肋骨，肩甲骨との重なりもあり，異常は明らかではない．CT では右 S2b の一部に陰影を認める．

が，ウィーズが発生しにくいようにゆっくり呼吸させたり，クラックルが出やすいように深く吸気させてもクラックルは聴こえなかった．

2次小葉単位の肺炎ではクラックルが発生しにくい，あるいは肺炎病巣が胸壁近くまで連続していないためにクラックル音の伝播が悪い，などが原因と考えられる．この例だけでなく気管支肺炎ではクラックルは聴取しないことが多い．打診でも同様で濁音界は認めない．

CRP は一桁の上昇を認める．図3 の例では 7.7 mg/L とやや高値である．気管支肺炎では，陰影は淡いが，2 次小葉単位の病変の広がり（ボリューム）としては図2 の亜区域性の肺炎よりも大きくなる場合もある．

● 急性気管支炎

図4は，特に基礎疾患のない72歳女性．健診の胸部X線で腫瘤陰影がある，として紹介受診した．偶然，数日前より発熱，咳嗽があったという．聴診では肺野全体に軽度の吸気ランブルがあった．胸部X線では図中の矢印の先に病変があるはずだが，肋骨，肩甲骨との重なりもあり，異常は明らかではなかった．CTでは右S2bの一部に陰影を認めた．指摘された陰影は認めなかった．CRPは4.3 mg/L，白血球は9,000/μl，好中球83%（半年前の平常時にはCRP 1.9 mg/L，白血球3,100/μl，好中球35%）と軽度の炎症所見を認めた．胸部X線異常で撮影したCTで二次小葉単位の肺炎を認めたが，通常の胸部X線までの検査では急性気管支炎と診断するはずである．

急性気管支炎では，気道炎症による過分泌のためにランブルを聴取することが多い．低いピッチ（<100 Hz）の連続音で，「ゴロゴロ」を一番低い音で，喉の奥で発声してみた感じである．多くは吸気だが，呼気に聴かれることもある．部分的なことも多いが，図4の例のように広範に聴かれることもある．クラックルは聴かれない．気管支炎でクラックルがあれば，気管支拡張症の合併を疑う．

急性気管支炎では，CRPは高くても5 mg/Lを超えない印象がある．この例のようなわずかな上昇が多い．COPDの急性増悪では，CRPが1 mg/L以下でも強い喘鳴，息切れを伴う呼吸不全となり，入院加療を要することも多い．

気管支は，ボリュームとしてはごく小さな組織なので，強い炎症を起こしていてもCRPの上昇は軽微である．しかし，激しい呼吸困難の原因になる．気管支を道路，肺胞を市街地と考えれば，簡単な道路工事（気管支炎）でも，複数個所で起これば激しい渋滞（換気困難）を起こす．つまり，酸素の運搬にも支障を来す．市街地（肺胞）が既に障害（COPD）されていれば（＝拡散能の障害），市街地の活動（酸素化）の障害もさらに強くなるので低酸素血症も一段と悪化する．

● びまん性の陰影（気管支拡張症の増悪）

図5は，42歳女性の来院時の画像である．1週間前からの感冒症状，全身倦怠感を主訴に救急外来受診．外来通院中だが内服薬が途切れ2週間ほど断薬状態であった．体温38.4℃，心拍数130/分，血圧120/70 mmHg，呼吸数25/分，SpO$_2$ 97%（O$_2$：3 L/分，鼻カニューレ）頸静脈怒張なし．呼吸補助筋の発達は目立たない．呼吸音は両側全肺野で吸気のクラックルと呼気時のウィーズあり．肺野全体にびまん性の陰影があり重篤な呼吸不全状態と推定した．

6年前から気管支拡張症で外来通院中だが，子育てで忙しく服薬は不安定で内服薬がなくなると体調を崩して外来受診することが多かった．画像をみて今回の増悪ばかりは乗り切れないかもと思いながら急いで救急外来に駆け付けたが，酸素吸入をしてトイレは自分で行けたという．肺のどの部分でそれだけのガス交換ができるのだろうか．

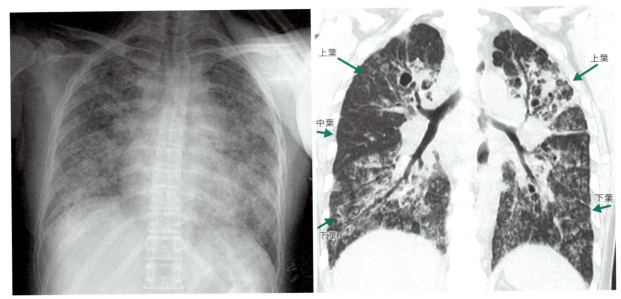

図5 気管支拡張症増悪時の胸部X線正面像とCTの前額断
42歳女性．気管支拡張症で通院治療中．1週間前からの感冒症状，全身倦怠感を主訴に救急外来受診．
胸部X線正面像では，びまん性の粒状影が全体にある．心縦隔陰影や下降大動脈の辺縁が不鮮明なので，肺炎と同様の陰影濃度である．右肩の辺りには蛇腹が写っており，インスピロン™か，ネブライザーの使用中とわかる．左腕の位置から顔に向かって手が映り込んでおり，良い状態ではない．乳房陰影もあり，椎体の形はしっかりと保たれて皮下脂肪の層もある．消耗性の重篤な基礎疾患はなさそうである．
CT像（前額断）では，主気管支から葉気管支，区域気管支はほぼ正常で亜区域よりも末梢の気管支に多数の囊状の気管支拡張と末梢気管支の壁肥厚を認める．状態が安定していたときの画像と比べると，上葉の陰影は軽度の増強で，中葉は陰影の増強がなく，両側下葉，特に右下葉の陰影増強が目立った．それでも若干の気腔は残されている．

　胸部CTをみると，主気管支から葉気管支，区域気管支はほぼ正常で亜区域レベルの気管支に囊状の気管支拡張があり，それよりも末梢の気管支壁は肥厚している．前回のCTと比べると，両下葉の陰影は増強しているが，上葉，中葉にはさほどの変化はなく，悪化した下葉にも末梢気管支周囲の含気は認められる．これでガス交換はできているようである．
　CRPは34 mg/L，白血球は27,000/μlと増加していた．画像では判定困難だが，総合的に考えれば右下葉を主とした肺炎であろう．喀痰グラム染色では多数の好中球とグラム陽性球菌，グラム陰性桿菌が認められたが病原菌は同定できなかった．ステロイド，抗菌薬の投与で軽快退院した．在宅酸素療法も開始した．この入院と在宅酸素治療で家族も患者の病態をよく理解できたようで，家事にも協力が得られ，外来通院には夫が付き添って定期的にできるようになった．

●肺炎と間違えやすい疾患（結核）

　図6は，20本/日×55年間の喫煙歴のある72歳男性．43歳で胃潰瘍のため胃切除．2週間前から労作時息切れ，ふらつきがあり，1週間後より発熱，乾性咳嗽，息切れも出現し近医受診．胸部X線で肺炎として紹介され入院．来診時は，身長161 cm，体重48 kg．呼吸音は全体では減弱しているが，左背側中下肺野でクラックルを聴取した．白血球 7,700/μl，CRP 14.1 mg/L.

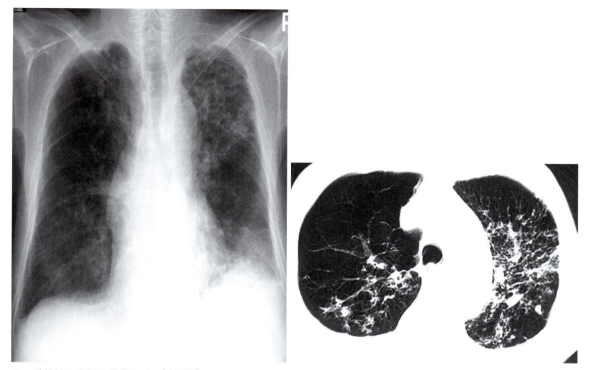

図 6 肺結核の胸部 X 線像と CT（水平断）
20 本/日×55 年間の喫煙歴のある 72 歳男性．2 週間前から労作時息切れ，ふらつきがあり，1 週間後より発熱，乾性咳嗽，息切れも出現した．胸部 X 線では，両側，特に左肺の上肺野と下肺野に肺門から扇形に広がる陰影は，多数の辺縁不明瞭な粒状陰影の集合か，air bronchogram と air alveologram の多い浸潤影かが判然としない．胸部 CT では気道周囲の陰影が目立ち，注意深くみれば，一部は確かに小結節陰影である．

　少量の胸水があったので穿刺すると，pH 7.5 の滲出性胸水で，単核球優位であった．入院当日の喀痰は抗酸菌塗抹陰性，Tbc-PCR（－），培養も 6 週まで陰性であった．尿中肺炎球菌抗原（－）．

　クラックルもあり，CRP も高値なので肺炎として入院加療した．しかし，解熱せず，画像所見も改善を認めなかったので，8 日目に喀痰と胃液の抗酸菌の再検査を行った．胃液では，抗酸菌塗抹陰性，Tbc-PCR（＋）で，喀痰でも抗酸菌塗抹陰性，Tbc-PCR（＋），抗酸菌培養でも 4 週目で（＋），結核菌と同定された．胸水も ADA（adenosine deaminase）50.8 U/L と高値を示した．

　肺結核はクラックルが聴こえにくい疾患ではあるが，聴こえることもある．CRP の上昇も軽度な例が多いが，この例のように 10 mg/L を超えることもある．肺結核の画像上の特徴である結節陰影も，この例のように気腫肺で LAA（low attenuation area）が目立つと，結節陰影なのか，LAA に囲まれているだけなのか判断に困る．最近では典型的な肺尖部の空洞を伴う結節陰影で巣門結合（病巣と肺門部を結ぶ気管支拡張と壁の肥厚）も認める例は少なく，本例のように肺炎と紛らわしい陰影を示す例が多い．このような画像を示す例ではクラックルが聴こえることが多い．入院時の抗酸菌検査を 3 日連続でしなかったのは，クラックルが聴こえ CRP も高値だったので肺炎の可能性が高いと思いこんだ誤りがあった．

　結核性肺炎（乾酪性肺炎）については，結核診療ガイドライン[4]にも記載が

あり画像も示されている．結核病学会の病型分類ではⅡ型（非広範空洞型），Ⅲ型（不安定非空洞型）とされているが，CTでも穴あきチーズのカット面のようで確かに乾酪（＝チーズ）壊死があると思われるような画像が選ばれている．筆者も研修医には，CTをみて穴あきチーズの割面と似ていると思ったら必ず結核を考えるように，と指導してきた．しかし，本例のように肺気腫に合併し，チーズのカット面に見えないような症例でも結核性肺炎は否定できないので注意が必要である．

● まとめ

最近ではあまり読まれることのなくなったHeitzmanの「The Lung[2]」で示された肺炎と気管支肺炎の対比は，現在の診療でも基本的な考え方として引き継がれている．この対比を中心に筆者が経験した症例をもとに肺，気道感染の画像と身体所見，臨床所見の関連を解説した．

文献
1) 日本呼吸器学会成人肺炎診療ガイドライン2017作成委員会（編）：成人肺炎診療ガイドライン2017. メディカルレビュー社，2017
2) Pneumonia and lung abscess. In : Heitzman ER, ed. The Lung 2nd Edition, pp 194-234, C.V. Mosby, St. Louis, 1984
3) 伊藤功朗, 石田 直, 橋本 徹, 他：Chlamydia pneumoniae肺炎, オウム病, マイコプラズマ肺炎の胸部X線所見の比較検討. 感染症誌 74：954-960, 2000
4) 結核の診断. 日本結核病学会（編）：結核診療ガイドライン 改訂第3版, pp 9-40, 南江堂, 2015

ビビらず当直できる 内科救急のオキテ

坂本 壮
順天堂大学医学部附属練馬病院救急・集中治療科／西伊豆健育会病院内科（非常勤）

ひとり当直でも大丈夫!
救急外来で"いま何をすべきか"正しい判断力が身につく

ひとり当直でも大丈夫！必要なのは「いま何をやるべきか」の正しい"判断"。15症例をベースに救急外来で必要な考え方を学ぶことで、正しい判断力が身につく。「心筋梗塞の初期症状は？」「肺血栓塞栓症を見逃さないためには？」あなたは自信を持って答えられますか？

目次
帰してはいけない患者を見逃さないための5つのポイント
- **1章** よく出会う疾患は非典型的症状も理解しよう！ Common is common！
- **2章** バイタルサインを正しく解釈しよう！ 火のないところに煙は立たぬ
- **3章** 検査の選択は適切に！「検査の3種の神器+1」を極めよう
- **4章** 重症度を正しく評価しよう！ 診るべきポイントを誤らない
- **5章** 原因検索を怠るな！ 臭いものに蓋をするべからず

救急外来で備えておくべき心構え

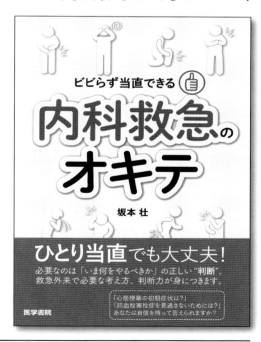

● A5 頁180 2017年 定価：本体3,600円＋税 [ISBN978-4-260-03197-4]

医学書院
〒113-8719 東京都文京区本郷1-28-23　[WEBサイト] http://www.igaku-shoin.co.jp
[販売部] TEL：03-3817-5650　FAX：03-3815-7804　E-mail：sd@igaku-shoin.co.jp

症例で学ぶ 非結核性抗酸菌症　　第16回

過敏性肺炎型の肺MAC症

- 聞き手　八木一馬[*1]
- 回答者　長谷川直樹[*2]，森本耕三[*3]，中川 拓[*4]，森野英理子[*5]

症例　60代男性，175 cm，60 kg（図1〜7）

【現病歴】X-2年に肺MAC（*Mycobacterium avium* complex）症（*M. avium*）と診断され無治療経過観察中であった．X-1年8月および同年12月の胸部CTにおいて右下葉に空洞影とその周囲の陰影の増悪傾向を認め，肺MAC症の増悪が疑われた．同時期より37℃台の発熱および咳嗽を認め，X年1月の胸部CTで右肺野優位の気道散布性陰影およびすりガラス陰影，浸潤影の新たな出現を認め入院した．身体所見や血清学的に膠原病を示唆する所見は得られなかったが，肺MAC症単独の画像所見の推移としては非典型的と考え，第8病日に主にすりガラス陰影に対する原因精査目的で気管支鏡検査を施行した．気管支肺胞洗浄液（bronchoalveolar lavage fluid；BALF）の肉眼的所見からは肺胞出血は否定的で，細胞分画ではリンパ球優位（65.5%）の細胞数増多およびCD4/CD8比高値（7.4）を示した．経気管支肺生検では，リンパ球主体の炎症細胞浸潤とその周囲の類上皮肉芽腫を認めた．気管支洗浄液の抗酸菌塗抹検査は陽性でMAC-PCR（*M. intracellulare*）陽性が判明し，すりガラス陰影は肺MAC症が主体と判断した．検査翌日より，クラリスロマイシン（CAM）+リファンピシン（RFP）+エタンブトール（EB）による治療を開始して第15病日に退院した．その後，気管支鏡検査より得られた検体のすべてより抗酸菌培養で *M. intracellulare* が検出された．治療開始後の胸部X線，胸部CTでの陰影は経時的に改善傾向にあり，喀痰抗酸菌培養は陰性化して経過良好である．

【既往歴】2型糖尿病（X-18年〜，腎症あり），慢性腎臓病（G3A3），高血圧症，狭心症（X-3年）．
【喫煙歴】40本/日×48年間（入院3カ月前より禁煙）．
【飲酒歴】缶ビール350 ml/日程度．
【アレルギー歴】なし．
【職業】医療用白衣の販売業．
【家族歴】姉（非同居）が肺MAC症（当科外来に通院中）．

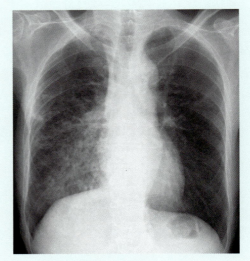

図1　胸部X線（入院時）

[*1]：東京医療センター呼吸器科　[*2]：慶應義塾大学医学部感染制御センター　[*3]：複十字病院呼吸器センター　[*4]：東名古屋病院呼吸器内科
[*5]：国立国際医療研究センター病院呼吸器内科

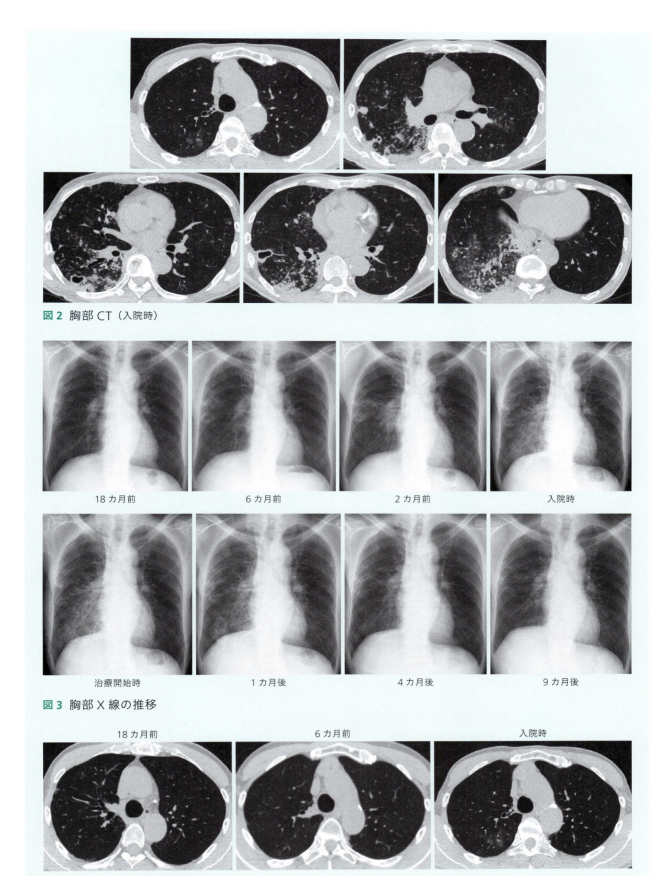

図2 胸部CT（入院時）

18カ月前　　6カ月前　　2カ月前　　入院時

治療開始時　　1カ月後　　4カ月後　　9カ月後

図3 胸部X線の推移

18カ月前　　6カ月前　　入院時

図4 胸部CTの推移（1）（次頁につづく）

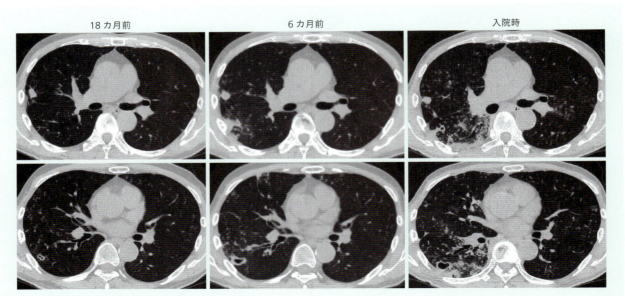

図4 胸部CTの推移（1）（前頁のつづき）

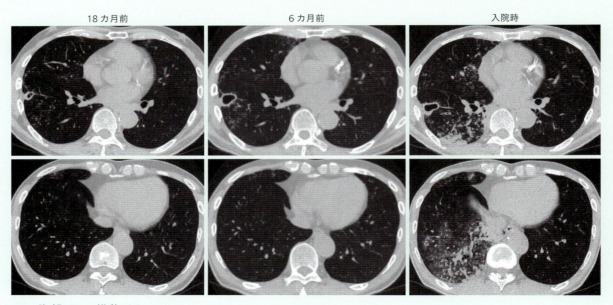

図5 胸部CTの推移（2）

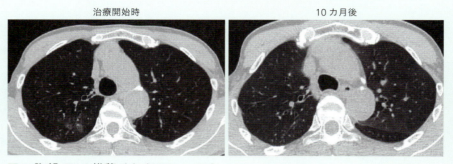

図6 胸部CTの推移（3）（次頁につづく）

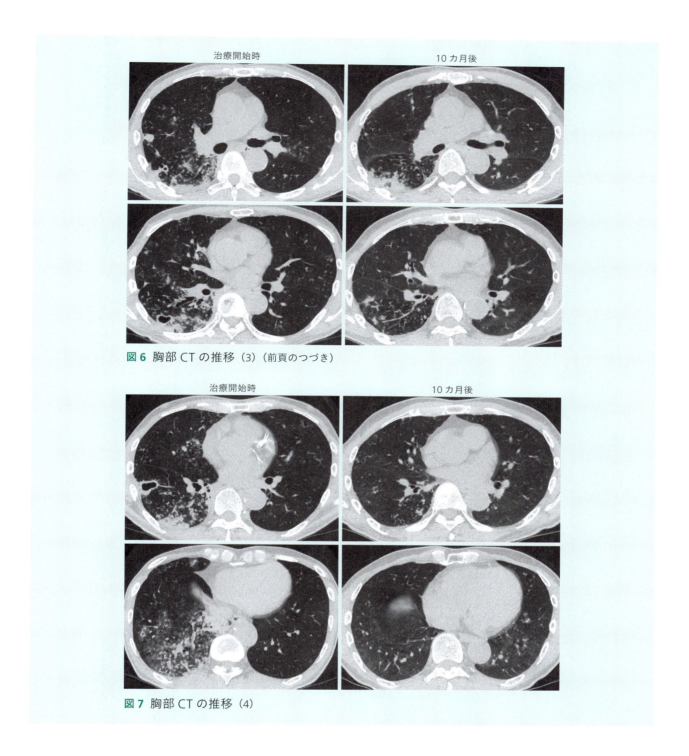

図6 胸部CTの推移（3）（前頁のつづき）

図7 胸部CTの推移（4）

🎤**八木**：過敏性肺炎型の肺MAC症について，経験はありますでしょうか？ やはり稀な病態でしょうか？

中川：あまり経験はないですね．肺MAC症の術後に経過観察中に過敏性肺炎パターンとも捉えることができる両側肺野の小葉中心性のびまん性粒状影が出現した1例を経験したことがあります．1年間のCAM＋RFP＋EBによる内服治療終了3カ月後に出現しました．気管支鏡検査を施行したほうがよいと思いましたが，術後の影響で肺が完全に拡がっておらず，結局施行しませんでした．

🎤**八木**：発熱や呼吸困難などの自覚症状はあったのでしょうか？

中川：自覚症状の悪化はありませんでした．

八木：どのように対応したのでしょうか？

中川：CAM＋RFP＋EB による治療を再開したところ，内服再開 1 カ月程度で胸部 X 線所見の改善を認めました．

八木：森野先生や森本先生は過敏性肺炎型の肺 MAC 症の診療経験はありますでしょうか？

森野：経験はないですね．過敏性肺炎の鑑別疾患で肺 MAC 症を積極的に挙げることは少ないですね．

森本：私もありません．肺 MAC 症患者さんで胸部 CT のすりガラス陰影を認めたことがありましたが，薬剤性肺炎による陰影であったと記憶しています．

八木：なるほど．稀な病態とはいえ，過敏性肺炎をみたときに肺非結核性抗酸菌症の関与を少し疑ってみる，ということも日常診療で大切になってくるかもしれないですね．

長谷川：私もあまり見たことはないです．この症例では，陰影の悪化が右側に強くみられています．右肺下葉に空洞性陰影があるので，菌量が多いことが病勢悪化の原因と捉えることもできるかと思います．肺結核症で認められるようなシューブ[注]のような病態をみている可能性もありますね．

森本：直前の画像検査において空洞影内の液体貯留はありましたか？

八木：入院前の胸部 X 線や胸部 CT では空洞影内の液体貯留は認めませんでした．

森本：空洞影内の液体貯留があって，その後に液面の低下とともに他の部位にすりガラス影を主体とする陰影の悪化を認めたとしたら，よりシューブによる病勢悪化の可能性が高まるかなと思いました．

八木：次は治療の話題に移りたいと思います．hot tub lung（HTL）をはじめとする過敏性肺炎パターンを呈する肺 MAC 症の病態についてですが，現在でも感染症が主体なのか，炎症が主体なのか，という議論が続いておりはっきり定まっていません．その病態についての議論に応じ，抗 MAC 治療を行うのか，副腎皮質ステロイド薬による治療を行うのか，その両方行うのか，無治療経過観察するのか，といった選択肢が挙げられると思いますがいか

注 シューブ（*Schub*）：主病巣から散布された結核菌が気管支を経て離れた部位に新規の病変を惹起する現象で，主に肺結核においてみられる．

がでしょうか．2007 年の米国胸部学会（ATS）/米国感染症学会（IDSA）のガイドラインにおいても確立された治療法はないようです．

中川：症例によると思います．この症例では，気管支鏡検査の検体すべてで *M. intracellulare* 培養陽性であったため，感染症の要素が大きいと考えます．抗 MAC 治療を優先して行いたいです．ちなみに，急性過敏性肺炎のときにみられるような抗原回避での改善はなかったのでしょうか？

八木：もともと発熱や咳嗽などの自覚症状も軽微であったため，入院後の症状の変化，改善は特に認めませんでした．

中川：病理所見は肺 MAC 症で説明できるのでしょうか？

八木：類上皮肉芽腫とともに経気道的な小葉中心性のリンパ球主体の炎症細胞浸潤があり，肺 MAC 症自体でも，過敏性肺炎自体でも説明できる病理所見でした．

この病態で副腎皮質ステロイド薬による治療を考慮するのはどのようなときでしょうか？　発熱，呼吸困難などの自覚症状が強い例や，呼吸不全を呈するような重症例あたりでしょうか？

森本：肺結核症でシューブを呈している場合，抗結核薬による治療がほぼ確実に奏効することがわかっているので，病勢制御のために副腎皮質ステロイド薬による治療を併用して行うことはありますが，肺 MAC 症の場合は経験や症例報告がほとんどないので，はっきりとした効果はわかりません．やはり呼吸不全があれば副腎皮質ステロイド薬による治療を考慮するかもしれませんが，まずは CAM＋RFP＋EB による治療を優先させると思います．

八木：この症例では，CAM＋RFP＋EB による治療を開始して比較的速やかに陰影の改善を認めています．ATS 2007 Statement においても通常の肺 MAC 症と比較すると病勢改善が速く，通常よりも短い治療期間 3〜6 カ月間でもよいのではないかと記載されています．

森本：BALF では CD4/CD8 比は上昇し，10 を超えることもあるとされています．この症例でも CD4/CD8 比 7.4 と上昇していますね．

中川：器質化肺炎を呈するという報告もありますね．宿主の免疫応答やアレルギー反応の有無も関与しているのでしょうね．

🎤**八木**：この患者も入院する数カ月前に体幹部と四肢に蕁麻疹が出現して近医皮膚科で抗アレルギー薬治療を受けていたというエピソードがありましたので，そういった機序も関係しているかもしれません．

森本：日本ではいわゆる HTL の報告は少ないですが，これは hot tub の使用が海外に比べて少ないことによるかもしれませんね．

長谷川：患者の同意が得られて環境調査ができ，喀痰や気管支鏡検査検体から検出された MAC と同一株かどうかわかると面白いですね．

森本：HTL を引き起こす菌種はほとんどが MAC かつ *M. avium* と報告されているので，この症例において増悪時に検出されたのが *M. intracellulare* という点が興味深いです．

🎤**八木**：環境調査についても積極的に検討していこうと考えております．本日はありがとうございました．

症例のまとめ

- 肺 MAC 症（*M. avium*）と診断され，無治療経過観察されていた 60 歳台の男性が，遷延する発熱，咳嗽，陰影の悪化（右肺野優位の気道散布性陰影およびすりガラス陰影，浸潤影の出現）のために精査加療目的で入院した．気管支鏡検査では，BALF の肉眼的所見からは肺胞出血は否定的で，細胞分画ではリンパ球優位の細胞数増多および CD4/CD8 比高値を示した．経気管支肺生検では，リンパ球主体の炎症細胞浸潤とその周囲の類上皮肉芽腫を認めた．気管支洗浄液の抗酸菌塗抹検査は陽性で MAC-PCR（*M. intracellulare*）陽性が判明し，すりガラス陰影は肺 MAC 症が主体と判断した．検査後に，CAM＋RFP＋EB による治療を開始して退院した．気管支鏡検査より得られた検体のすべてより抗酸菌培養で *M. intracellulare* が検出された．治療開始後，自覚症状は改善傾向にあり，胸部 X 線・CT での陰影も経時的に改善傾向を認め，喀痰抗酸菌培養は陰性化して経過良好である．過敏性肺炎様の陰影を伴い増悪した肺 MAC 症の一例と考えられる．

● エビデンス

- 肺非結核性抗酸菌症（肺 NTM 症）は画像所見により病型分類されており，2007 年の ATS/IDSA ガイドラインでは，①結節類似型（fibro-cavitary type：FC 型），②小結節・気管支拡張型（nodular/bronchiectatic type：NB 型），③孤立結節型，に大別されており，そのほかに播種型による肺病変および過敏性肺炎型（hypersensitivity-like disease）の HTL が報告されている[1]．

- HTL はエアロゾル状の NTM 吸入による hypersensitivity-like disease のことで，hot tub（24 時間循環型ジャグジー浴槽）の使用に関連した免疫正常者に発症する肺 NTM 症として 1997 年に初めて報告され，多くは MAC（*M. avium*）である[2,3]．hot tub では浴槽内の水を長期間交換しないため，NTM が増殖しやすい環境になり強力エアージェットにより NTM がエアロゾル化され吸入して発症に至ると推測されている．本邦では hot tub を使用する生活習慣はないが，シャワー・サウナ・工事用シャワー使用などによる HTL に類似した病態が報告されている[4~8]．

- 画像所見では，HRCT（高分解能 CT）においてすりガラス様陰影，小葉中心性多発結節影を呈することが多い[9,10]．

- BALF 所見では，リンパ球増多を伴い，CD4/

- CD8 比が上昇して CD4 優位となることが多く [9,10]，>10 となることもある [9]．
- HTL の確定診断には，患者検体と環境検体（hot tub，シャワー，サウナなど）の両方から NTM が検出されることが必要である．厳密には，RFLP（restriction fragment length polymorphism）法や VNTR（variable number of tandem repeats）法などによる遺伝子相同性の確認が必要である．最近，本患者検体と環境検体の MAC が同一であることを VNTR 法により証明した症例報告が本邦から発表されている [11]．
- HTL は NTM による感染症なのか過敏性肺炎様の反応なのかについては様々な議論がある [2,12,13]．

- 治療についても定まったものはない．抗原回避をしたうえで，副腎皮質ステロイド薬治療，CAM＋RFP＋EB などによる抗菌薬治療，もしくはその両者の併用が行われている．抗原回避のみで改善する症例もある．抗菌薬を含めた治療のほうが副腎皮質ステロイド薬単独よりも治癒率は高いとされている〔11/13 例（85％）vs. 1/6 例（17％）〕．予後は良好である [9]．
- 抗菌薬治療を行う場合，肺 NTM 症の他の病型よりも短期間（3〜6 カ月）の治療で臨床的な改善が得られる可能性がある [1]．
- 重症例や呼吸不全例においては，副腎皮質ステロイド薬（プレドニゾロン 1 mg/kg/日から開始して 4〜8 週間かけて漸減）の使用を考慮するよう記載されている [1]．

● エキスパートオピニオン

- 日常診療で診る機会は少ないが，過敏性肺炎を考慮した際の鑑別の一つに肺非結核性抗酸菌症を挙げてもいいかもしれない．
- CAM＋RFP＋EB による治療が通常の肺 MAC 症と比較して早期に奏効する症例がある．
- 重症例や呼吸不全を呈していなければ副腎皮質ステロイド薬は使用しないことが多い．

文献

1) Griffith DE, Aksamit T, Brown-Elliott BA, et al : An official ATS/IDSA statement : diagnosis, treatment, and prevention of nontuberculous mycobacterial diseases. Am J Respir Crit Care Med 175 : 367-416, 2007
2) Embil J, Warren P, Yakrus M, et al : Pulmonary illness associated with exposure to Mycobacterium-avium complex in hot tub water. Hypersensitivity pneumonitis or infection? Chest 111 : 813-816, 1997
3) Mangione EJ, Huitt G, Lenaway D, et al : Nontuberculous mycobacterial disease following hot tub exposure. Emerg Infect Dis 7 : 1039-1042, 2001
4) 大橋里奈，赤川志のぶ，倉島篤行，他：過敏性肺炎類似のびまん性陰影を呈した肺 Mycobacterium avium 症の 1 例．結核 81 : 19-23, 2006
5) 小山正平，貫和敏博：Hot tub lung が疑われた過敏性肺炎の症例．治療学 40 : 1251-1254, 2006
6) 榊原智博，貫和敏博：非結核性抗酸菌の過敏性肺臓炎．分子呼吸器病 13 : 102-105, 2009
7) 山内浩義，坂東政司，小松　有，他：自然冷媒ヒートポンプ給湯器の貯湯タンクユニット使用中に発症した hot tub lung の 1 例．日呼吸誌 3 : 525-529, 2014
8) 佐藤長人，河端美則，永田　真，他：Hot Tub Lung が強く疑われた肺 Mycobacterium avium complex 症の 1 例．日呼吸誌 44 : 962-967, 2006
9) Marras TK, Wallace RJ Jr., Koth LL, et al : Hypersensitivity pneumonitis reaction to Mycobacterium avium in household water. Chest 127 : 664-671, 2005
10) 釼持広知，小倉高志：Hot tub lung. 日胸 66 : 580-590, 2007
11) Katsuda R, Yoshida S, Tsuyuguchi K, Kawamura T : A case report of hot tub lung : identical strains of Mycobacterium avium from the patient and the bathroom air. Int J Tuberc Lung Dis 22 : 350-352, 2018
12) Khoor A, Leslie KO, Tazelaar HD, et al : Diffuse pulmonary disease caused by nontuberculous mycobacteria in immunocompetent people（hot tub lung）. Am J Clin Pathol 115 : 755-762, 2001
13) Aksamit TR : Hot tub lung : infection, inflammation, or both? Semin Respir Infect 18 : 33-39, 2003

学会編集の信頼！最新のエビデンスに基づく診療マニュアル

非結核性抗酸菌症 診療マニュアル

編集　日本結核病学会

減少する結核に対して、増える非結核性抗酸菌症の基礎知識、診断、治療をまとめた1冊。これまで蓄積されてきた研究データをもとに、最新のエビデンスを踏まえた診療エッセンスを紹介。非結核性抗酸菌症の多くを占める肺MAC症を中心に、標準治療のみならず、最新の検査法にまで言及。臨床医に向けた初めての診療マニュアル。

■目次

- **第1章　非結核性抗酸菌症の現状**
  日本と世界の疫学と動向について
- **第2章　非結核性抗酸菌の細菌学**
  細菌検査／NTMの分子疫学解析と感染源
- **第3章　肺非結核性抗酸菌症の診断**
  臨床症状・画像診断／血液検査（血清診断）／NTM症の診断基準とその運用
- **第4章　肺非結核性抗酸菌症の治療**
  肺MAC症の治療／肺カンサシ症の治療／その他の肺非結核性抗酸菌症の治療／肺NTM症の外科療法／主な薬剤の解説と副作用対策
- **第5章　特殊な病態における非結核性抗酸菌症**
  HIV感染／関節リウマチと生物学的製剤

●B5　頁152　2015年　定価：本体3,000円＋税 [ISBN 978-4-260-02074-9]

医学書院　〒113-8719　東京都文京区本郷1-28-23　［WEBサイト］http://www.igaku-shoin.co.jp
［販売部］TEL：03-3817-5650　FAX：03-3815-7804　E-mail：sd@igaku-shoin.co.jp

症例で学ぶ 非結核性抗酸菌症 第17回

孤立肺結節型の肺非結核性抗酸菌（NTM）症について

※本号では第16回・第17回を掲載いたします．

- 聞き手　朝倉崇徳[*1]
- 回答者　中川 拓[*2]，森野英里子[*3]，森本耕三[*4]，長谷川直樹[*5]

症例1　60代女性（図1）

現病歴：糖尿病（HbA1c 7.0%）で内服加療中．X年7月の健康診断で胸部異常陰影を指摘され，当院を受診した．CT画像では右S6に空洞を伴う結節影がみられた．T-SPOT®.TBおよび抗GPL-core IgA抗体（キャピリア®MAC抗体）は陰性であった．抗酸菌感染症・肺癌などの鑑別を目的に呼吸器外科で胸腔鏡下生検を施行した．右下葉部分切除術が施行され，迅速病理検査では肉芽腫病変を認めた．切除検体の抗酸菌塗抹検査は陽性，抗酸菌培養・MAC-PCR（*Mycobacterium avium* complex 核酸増幅同定）検査で*M. avium*が同定された．病巣は根治的に摘出されたと判断し，抗菌化学療法を行わずに経過観察とした．2年後の現在も再発なく経過している．

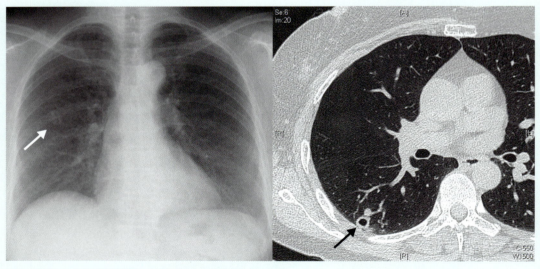

図1 症例1の胸部単純X線写真および胸部CT画像

[*1]：慶應義塾大学医学部呼吸器内科/国立感染症研究所ハンセン病研究センター　[*2]：国立病院機構東名古屋病院呼吸器内科
[*3]：国立国際医療研究センター呼吸器内科　[*4]：結核予防会複十字病院呼吸器内科　[*5]：慶應義塾大学医学部感染制御センター

症例2　50代男性（図2）

現病歴：慢性閉塞性肺疾患の指摘を受けている方．X年6月の健康診断で胸部異常陰影を指摘され，当院を受診した．CT画像では右S1に結節影を指摘された．X年9月のCTで結節影が緩徐に増大したため，CTガイド下肺生検を施行した．生検の組織で肉芽腫，針洗浄液培養で *M. avium* が検出されたため，クラリスロマイシン（CLA），リファンピシン（RIF），エタンブトール（EMB）による治療が開始された．X+2年6月のCT画像で結節影があまり縮小しなかったため，他疾患の可能性を考慮し，呼吸器外科で右上葉楔状切除術を施行した．組織病理検査では肉芽腫・少数の抗酸菌，組織培養検査では *M. avium* が検出され，陰影は肺 *M. avium* 症によるものと考えられた．抗菌化学療法を術後半年間継続し，CTで新規陰影がないことを確認し化学療法を終了した．その後再発は認めていない．

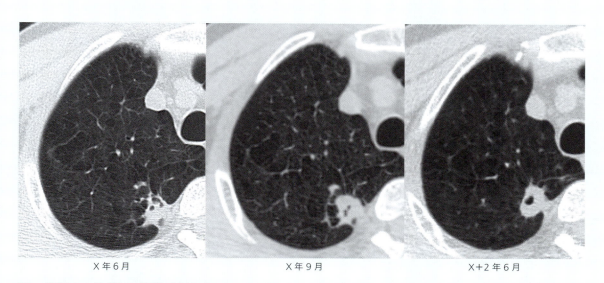

図2　経過中の胸部CT画像（症例2）

症例3　30代男性（図3）

現病歴：特に既往はなし．X年5月に吸気で増悪する左胸痛を自覚し近医を受診した．胸部単純X線写真で異常陰影を指摘され，胸部CT画像で左S10に石灰化を伴う結節影がみられた．2週間の経過で陰影が増大するためCTガイド下生検が施行された．肉芽腫病変を認めたが，診断には至らず，胸痛・陰影が持続するため当院を紹介受診した．T-SPOT®.TB，抗GPL-core IgA抗体，寄生虫抗体スクリーニングは陰性であった．診断確定のため，胸腔鏡下左下葉楔状切除術を施行した．病理組織では肉芽腫を認めたが，組織の抗酸菌塗抹検査は陰性であった．結核の可能性を考え，抗結核薬を開始のうえ退院した．2週間後，組織抗酸菌培養検査が陽性となり，*M. avium* が同定された．抗結核薬は中止し，*M. avium* に対する治療を勧めたが同意が得られず無治療で経過観察とした．その後2年間再発を認めていない．

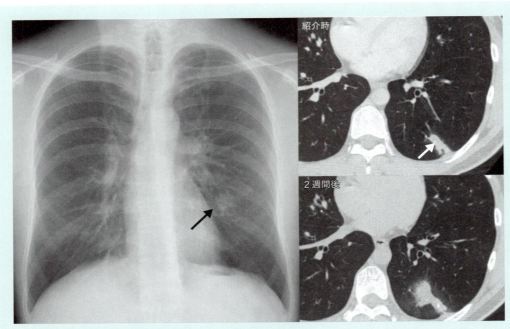

図3 症例3の胸部単純X線写真および胸部CT画像

孤立肺結節型の肺NTM症の特徴

🎤朝倉　頻度は少ないですが，時折遭遇する孤立肺結節型の肺NTM症の発見契機はどのようなものがありますか．また，どのような人に発症しやすいなどはありますか．

中川・森野　基本的には無症状で，検診での指摘が多いです．

森本　年齢分布として，肺NTM症に多い中高年女性だけではなく，今回の症例のように若い男性にも起こりますね．病変の分布はランダムで，検診では肺癌が鑑別に挙げられることが多いです．

長谷川　症状に関して無症状がほとんどですが，われわれは胸痛を伴う症例を経験しました（**症例3**）[1]．病理組織で胸膜炎があり，胸痛の原因と考えられました．確かに，**症例1**のような中高年女性だけではなく，**症例2**のように肺基礎疾患のある男性，**症例3**のように特に既往のない男性と幅広く起こりますね．典型的な肺NTM症とは異なるので，中葉舌区に病変が出る頻度は少なくなります．

🎤朝倉　菌種に関してはどうでしょうか．

森本　MACによる報告が多いですが，*M. kansasii*, *M. abscessus* complex（MABC）など他の菌種もありえますね．

孤立肺結節の鑑別診断

🎤朝倉　鑑別診断は何がありますか．

中川　結核腫や肺癌の鑑別が頻度的には重要ですね．**症例2**のような経過では特に肺癌が問題になります．

森野　海外渡航歴がある人はコクシジオイデスやヒストプラズマといった輸入真菌症が問題になります．これらの真菌は，体内に侵入すると結核と同様に処理しきれず，石灰化を伴う結節を作ります．（病原性が強く，検査室内での感染を起こすため）検査室で培養してはいけないので注意が必要です．専門施設（千葉大学真菌医学研究センター）に依頼すれば血清学的な診断もできます．

長谷川　当院で経験したヒストプラズマ症も石灰化した孤立性結節を伴っていました．ほかに稀ではありますが，孤立肺結節を呈するサルコイドーシスも鑑別になりますので，リンパ節などの他病変も参考にします．

🎤朝倉　画像検査は鑑別に役立ちますか．

森本　経験的ですが，結核では小葉単位の大きさ以上の結節にはならないとされています．一方，NTM の結節は小葉以上に大きくなることもあります．造影 CT では，結核腫の場合は壊死が多く，三日月状の造影効果がありますね．肺 NTM 症では結節が造影で均一に染まる傾向があるので，癌との鑑別は難しいです．このため，気管支鏡検査などで病理組織・培養検査が必要とされることが多いです．

中川　気管支鏡検査で MAC が検出されたにもかかわらず，最終的な診断は肺癌であった症例を経験しました．気管支鏡で MAC が検出されたので，CLA，RIF，EMB による標準治療を開始しました．しかし，病変は増大し，再検の結果は扁平上皮癌でした．生検組織検体では肉芽腫成分はなく，すべて癌でした．

森本　癌のまわりに定着した NTM か，検査時の汚染を検出していたのかもしれませんね．

長谷川　命に関わる肺癌の見落としは気を付ける必要がありますね．

森本　NTM は環境中に存在する菌ですので，気管支鏡検体で陽性でも慎重に診断する必要があります．孤立肺結節型以外では，弱毒菌，希少菌種の診断には注意しています．

中川　孤立肺結節型の場合は抗 GPL-core IgA 抗体陰性の場合が多いですね．

🎤朝倉　PET-CT 検査は診断に役立ちますか．（注：癌鑑別目的の PET-CT 撮影は保険適用外）

森野　FDG の集積は，鑑別には役立たないとされています．

長谷川　通常の気管支結節拡張型の症例でも集積がある結節とない結節がありますね．孤立肺結節型でも FDG の集積がみられる場合があり，私も鑑別が難しいと思います．

森本　肺癌と肺 MAC 症を合併している患者で PET-CT を撮影することがありますが，肺 MAC 症の病変は FDG の集積部位が撮影のたびに変化することを経験します．

🎤朝倉　診断は気管支鏡検査もしくは CT ガイド下生検のどちらを用いますか．

森野　アプローチ可能であれば気管支鏡検査で診断を試みます．

森本　症例 1 や症例 2 の場合は CT 生検でもよいかもしれません．気管支鏡検査で難しければ CT ガイド下生検も選択肢になりますが，菌だけ生えて，組織診断では肉芽腫が検出されない症例では NTM が原因で良いのか悩みます．

長谷川　診断困難例や増大傾向である例は診断的治療を兼ねて外科的切除も選択肢になります．

治療方針について

🎤朝倉　治療はどうしていますか．

森本　孤立結節型は経過観察で縮小することもありますが，空洞を形成すると改善しないことがあるので基本的には NTM に対する治療を行います．

森野　患者によっては経過観察を希望される場合もありますが，治療を勧めています．

長谷川　孤立結節型の場合，治療を行うと空洞を有する場合でも縮小することもあります．まずは薬物治療を行い，陰影の大きさを経過観察します．3 カ月程度の治療で縮小しない場合には手術を考えます．

🎤朝倉　結節は肺癌の可能性が否定できないと手術による診断，治療となる場合もありますね．

森本　手術の結果で NTM による結節と診断され，当院へ紹介されることも多いです．

中川　症例 2 のように治療を行っても反応しない症例ではどこまで抗菌化学療法で経過をみるか悩ましいですが，増大傾向があれば早めに手術を検討し，同程度であれば慎重に手術の時期を検討する，という形が現実的かもしれません．

🎤朝倉　手術の際に，結核腫との鑑別で問題なることはありますか．

森野　術前に喀痰検査・気管支鏡検査を必ず行いますが，術前に Interferon-Gamma Release Assay（IGRA）陽性の場合など，結核が鑑別になる場合は陰圧の手術室・N95 マスク対応で手術しています．IGRA 陰性の場合には，通常対応しています．しっかりと組織培養を出してもらうように外科の先生にお願いしています．

朝倉　組織で肉芽腫があり，PCR で結核の診断がつかない（TB-PCR 陰性）場合は，結核の治療を行いますか．

森野　培養の結果待ちの間に，治療を行うことが多いです．

森本　手術ができない症例や手術をして肉芽腫が検出された症例では結核の治療を行うことが多いです．結核菌が培養で検出されず，PCR のみ陽性のこともよくあります．その場合は結核と診断して良いと思います．

朝倉　なぜ培養では生えにくいのでしょうか．

森本　菌量が少なく，免疫反応が強い影響なのかもしれません．リンパ節結核でも同様に経験します．

朝倉　NTM の話に戻りますが，手術を行い，病巣が取り切れた場合も NTM に対する治療は行っていますか．治療を行わなくても問題ないというデータもあります．

中川　培養から検出されるようであれば，半年程度は内服治療をしてその後終了することが多いです．

長谷川　症例 3 のように同意が得られない場合はそのまま注意深く経過観察します．

朝倉　切除後はいつまで経過観察していますか．

再発はしますか．

長谷川　これまでの経験では再発はないです．

森本　再発のリスクは高くないと思います．

中川　しかし，いつ再発するかわからないので，定期的に経過観察しています．

症例のまとめ

症例 1：外科手術で診断された孤立肺結節型の肺 MAC 症．切除後経過観察のみで再発なく経過した．

症例 2：慢性閉塞性肺疾患患者に出現した右 S1 の結節陰影．MAC が検出され，抗菌化学療法を行うも増大したため，肺切除術を施行した．結果的には MAC による結節と考えられた．術後半年間抗菌化学療法を行い，その後再発していない．

症例 3：若年男性に発症した，胸痛を伴う胸部異常陰影に対して CT ガイド下生検で確定診断が得られず，肺切除術を施行した．組織検査は肉芽腫を示したが抗酸菌塗抹検査は陰性であったため結核の治療を開始したが，最終的に MAC が検出された．術後，MAC に対する抗菌化学療法は行わずに再発なく経過した．

• エビデンス

〈孤立肺結節型の肺 NTM 症に関する近年の報告を表 1 に示す．〉

● 発症頻度に関して，Hong らは 388 例の肺 NTM 症のうち，14 例が結節もしく腫瘍様の濃厚陰影を呈し肺癌に似た陰影を呈したと報告している[2]．

● 男女比に関しては報告により幅があり，通常の結節気管支拡張型の肺 NTM 症のように女性が優位ではない．年齢に関しても報告に幅があり，30 代の若年者から 70 代の高齢者まで起こりうる．

● 症状に関しては無症状の健診発見が多く，なかには血痰や痰などの呼吸器症状を有する症例もある．

● 菌種に関しては MAC によるものが多いが，*M. kansasii*，MABC による症例もあり，症例報告ではその他の希少菌種によるものも報告されている．

● 画像上の鑑別は困難である．PET-CT による FDG 集積の SUV max は中央値（四分位範囲）で結核腫 2.2（2.0〜4.5），孤立肺結節型肺 MAC 症 8.5（4.4〜9.7）と一定の集積がみられることが報告されている[3]．結核腫に比べて SUVmax は高値を示す傾向にあるものの，肺癌との鑑別は難しい．

● 孤立肺結節で NTM が検出された 11 例中 3 例に肺癌が合併していたとする報告がある[6]．

● Ose らの報告では 28 例中 9 例（32%）に外

表 1 2010 年以降の孤立肺結節型の肺 NTM 症に関するケースシリーズ

	年	国	男/女	年齢	菌種（同定可能症例）	治療（症例数）
Hahm, et al[3]	2010	韓国	8/7	59	MAC（15）	症例毎（自然縮小例あり）
Hong, et al[2]	2016	韓国	4/10	60	MAC（10） MABC（1） *M. kansasii*（1）	抗菌化学療法（5） 楔状切除（4） 部分切除（1） （自然縮小例あり）
Ose, et al[4]	2016	日本	12/16	59	MAC（27） *M. kansasii*（1）	楔状切除（22） 部分切除（1） 葉切除（5）
Sakakibara, et al[5]	2017	日本	4/4	69	MAC（8）	NA
Watanabe, et al[6]	2017	日本	9/2	65	MAC（2） *M. kansasii*（3）	抗菌化学療法（2） 経過観察（9）

科手術後の抗菌化学療法が行われた．中央値21 カ月の観察で，再発がみられたのはわずか2 例（7％）であった．この 2 例はいずれもCLA＋RIF＋EMB に対する治療でアレルギー反応があり，治療が中断されていた[4]．

● 抗菌化学療法を行わずに改善している症例も散見された．

● エキスパートオピニオン

- 孤立肺 NTM 症は無症状，検診発見が多いが稀に症状を伴うことがある．
- 鑑別として肺癌，結核腫，真菌症（輸入真菌症含む）が重要である．
- 画像検査（CT や PET–CT）では鑑別が難しい．
- 気管支鏡や CT ガイド下生検で NTM が検出されても，肺癌の可能性を念頭に置いておく．
- 気管支鏡や CT ガイド下生検で診断がついた場合，NTM に対する抗菌化学療法を行うことが多い．
- 反応しない場合は肺癌の可能性も含め，外科的治療を検討する．
- 外科手術を行う場合には，結核の可能性に留意する．
- 外科切除検体で NTM が検出されない場合は，肺結核を念頭に加療することが多い．NTM が検出された場合は NTM に対する治療を行うことが多いが，経過観察する症例もある．

文献

1) Asakura T, Ishii M, Haraguchi M, et al : Dry pleurisy complicating solitary pulmonary nodules caused by Mycobacterium avium : a case report. J Med Case Rep 9 : 238, 2015

2) Hong SJ, Kim TJ, Lee JH, Park JS : Nontuberculous mycobacterial pulmonary disease mimicking lung cancer : Clinicoradiologic features and diagnostic implications. Medicine（Baltimore）95 : e3978, 2016

3) Hahm CR, Park HY, Jeon K, et al : Solitary pulmonary nodules caused by Mycobacterium tuberculosis and Mycobacterium avium complex. Lung 188 : 25–31, 2010

4) Ose N, Maeda H, Takeuchi Y, et al : Solitary pulmonary nodules due to non-tuberculous mycobacteriosis among 28 resected cases. Int J Tuberc Lung Dis 20 : 1125–1129, 2016

5) Sakakibara Y, Suzuki Y, Fujie T, Akashi T, Iida T, Miyazaki Y, et al. Radiopathological Features and Identification of Mycobacterial Infections in Granulomatous Nodules Resected from the Lung. Respiration 93 : 264–270, 2017

6) Watanabe H, Uruma T, Seita I, et al : Solitary pulmonary caseating granulomas : A 5-year retrospective single-center analysis. Mol Clin Oncol 6 : 839–845, 2017

バックナンバーのご案内

年4冊刊（2月・5月・8月・11月）　1部定価　本体 4,000 円＋税

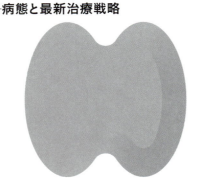

66巻2号（2018年5月号）
症例から考える
難治性びまん性肺疾患
―病態と最新治療戦略

企画：本間　栄

Ⅰ．総論／Ⅱ．特発性間質性肺炎／Ⅲ．その他の難治性びまん性肺疾患

66巻1号（2018年2月号）
呼吸器救急診療
ブラッシュアップ
―自信をもって対応できる

企画：西川正憲

65巻4号（2017年11月号）
肺癌
―最新の治療戦略と失敗しないための秘訣

企画：高橋和久

65巻3号（2017年8月号）
呼吸器感染症治療薬の
上手な使い方
―症例から紐解く達人の技

企画：門田淳一

65巻2号（2017年5月号）
若手医師のための呼吸器
救急診療ブラッシュアップ
―苦手意識を克服しよう

企画：青島正大

65巻1号（2017年2月号）
呼吸器画像診断
―エキスパートの視点

企画：藤田次郎

お得な『年間購読』がオススメです！

① 1冊ずつ購入するよりも
　割安な購読料でお求めいただけます．

冊子版	15,480 円＋税
電子版	15,480 円＋税
冊子＋電子版／個人	20,480 円＋税

② 発行後すぐに**送料無料**でお届けします．

③ 「電子版」なら，1年分の購読料で
『呼吸と循環』(旧誌名) 2000年（48巻）からの
バックナンバーがすべて**読み放題**！

お申し込みは，
▶ 医学書院ホームページ　http://www.igaku-shoin.co.jp/mag/kokyu
または弊社販売部まで　TEL 03-3817-5659／FAX 03-3815-7804

次号予告

呼吸器ジャーナル 2018 Vol. 66 No. 4

特集

結核・非結核性抗酸菌症
—エキスパートが教える実臨床に役立つ最新知見

企画：佐々木結花（結核予防会複十字病院呼吸器センター呼吸器内科）

Ⅰ．結核・非結核性抗酸菌症の臨床

グローバル化と日本への影響
加藤 誠也

本邦における非結核性抗酸菌症の疫学
長谷川 直樹

抗酸菌症の診断法の進歩
御手洗 聡

結核の画像
伊藤 春海

非結核性抗酸菌症の画像診断
黒﨑 敦子

結核の治療 感受性菌から耐性菌まで
露口 一成

潜在性結核
猪狩 英俊

結核の蔓延対策
阿彦 忠之

抗 GPL 抗体の基礎と臨床
北田 清悟

肺 MAC 症 治療開始の目安と終了の目安
中川 拓

肺 M. abscessus 症の治療方針
森本 耕三

非結核性抗酸菌症（MAC, M. abscessus を除く）の治療
朝倉 崇徳

非結核性抗酸菌症治療薬剤の副作用と対策
佐々木 結花

肺非結核性抗酸菌症の外科
白石 裕治

Ⅱ．結核・非結核性抗酸菌症の基礎研究

結核免疫防御機能
松本 壮吉

結核菌の薬剤耐性獲得
鈴木 定彦

環境からの曝露は予防すべきなのか
伊藤 穰

非結核性抗酸菌に対する免疫応答
佐野 千晶

非結核性抗酸菌症 菌の遺伝子的研究で判明したこと
星野 仁彦

Ⅲ．臨床におけるトピックス

下気道と抗酸菌感染
倉島 篤行

肺外非結核性抗酸菌症
菊地 利明

非結核性抗酸菌症における疾患感受性遺伝子
南宮 湖

連載

症例で学ぶ非結核性抗酸菌症

編集委員（五十音順）

髙橋和久　順天堂大学大学院医学研究科呼吸器内科学教授
巽　浩一郎　千葉大学大学院医学研究院呼吸器内科学講座教授
橋本　修　湘南医療大学学長補佐・保健医療学部教授

今後の特集テーマ（予定）

Vol. 66 No. 4　結核・非結核性抗酸菌症
Vol. 67 No. 1　非侵襲的呼吸管理の実践講座

年間購読のお申込みについて

・年間購読お申し込みの際は，最寄りの医書店または弊社販売部へご注文ください．
　また，弊社ホームページでもご注文いただけます．http://www.igaku-shoin.co.jp
　［お問い合わせ先］　医学書院販売部　電話：03-3817-5659

呼吸器ジャーナル Vol. 66 No. 3

2018 年 8 月 1 日発行（年 4 冊発行）

本誌は，2017 年に『呼吸と循環』誌をリニューアルしたものです．巻号はそのまま引き継ぎ，本誌と『循環器ジャーナル』の 2 誌に分けて継続発行いたします．

定価：本体 4,000 円＋税
2018 年年間購読料（送料弊社負担）
冊子版 15,480 円＋税，電子版／個人 15,480 円＋税，冊子＋電子版／個人 20,480 円＋税

発行　株式会社 医学書院
　　　代表者　金原　俊
　　　〒 113-8719　東京都文京区本郷 1-28-23

担当　吉冨・今田
　　　電話：編集室直通 03-3817-5703　　FAX：03-3815-7802
　　　E-mail：kotojun@igaku-shoin.co.jp　　Web：http://www.igaku-shoin.co.jp

振替口座　00170-9-96693

印刷所　三美印刷株式会社　電話 03-3803-3131

広告申込所　㈱文京メディカル　電話 03-3817-8036

ISBN　978-4-260-02890-5

Published by IGAKU-SHOIN Ltd. 1-28-23 Hongo, Bunkyo-ku, Tokyo ©2018, Printed in Japan.
・本誌に掲載された著作物の複製権・翻訳権・上映権・譲渡権・貸与権・公衆送信権（送信可能化権を含む）は㈱医学書院が保有します．
・本誌を無断で複製する行為（複写，スキャン，デジタルデータ化など）は，「私的使用のための複製」など著作権法上の限られた例外を除き禁じられています．大学，病院，診療所，企業などにおいて，業務上使用する目的（診療，研究活動を含む）で上記の行為を行うことは，その使用範囲が内部的であっても，私的使用には該当せず，違法です．また私的使用に該当する場合であっても，代行業者等の第三者に依頼して上記の行為を行うことは違法となります．
・**JCOPY**〈出版者著作権管理機構　委託出版物〉
本誌の無断複製は著作権法上での例外を除き禁じられています．複製される場合は，そのつど事前に，出版者著作権管理機構（電話 03-3513-6969，FAX03-3513-6979，info@jcopy.or.jp）の許諾を得てください．
＊「呼吸器ジャーナル」は，株式会社医学書院の登録商標です．

Introducing Palliative Care Fifth edition

トワイクロス先生の 緩和ケア

QOLを高める症状マネジメントとエンドオブライフ・ケア

編集　Robert Twycross・Andrew Wilcock
監訳　武田文和　前・埼玉県立がんセンター・総長
　　　的場元弘　青森県立中央病院・副院長

緩和ケアのすべてを見通せる類い稀な1冊。
定評ある教科書の初邦訳

緩和ケアの標準テキストとして世界中で読み継がれてきた名著 "Introducing Palliative Care" の最新第5版の完訳。緩和ケアの泰斗 Dr.Robert Twycross と Dr.Andrew Wilcock 編集。進行がんのみならず、非がん疾患、小児ケアも網羅し、緩和ケアのすべてを見通せる1冊。

●A5　頁440　2018年　定価：本体3,400円＋税　[ISBN978-4-260-03550-7]

IPC5：Introducing Palliative Care Fifth edition
Robert Twycross, Andrew Wilcock

トワイクロス先生の
緩和ケア
QOLを高める症状マネジメントとエンドオブライフ・ケア
監訳
武田文和
的場元弘

Dr. Robert Twycross（オックスフォード大学 緩和ケア講座初代教授）の
50年間に及ぶ臨床経験から編まれた
テキストの決定版
緩和ケアに携わる世界中の人々の必読書
進行がん，非がん，小児を網羅
医学書院

■関連書

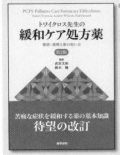

トワイクロス先生の
緩和ケア処方薬
薬効・薬理と薬の使い方（第2版）

緩和ケアの薬を使うための必携書

【編集】Robert Twycross
　　　　Andrew Wilcock
　　　　Paul Howard
【監訳】武田文和・鈴木 勉

●A5　頁928　2017年　定価：本体5,500円＋税　[ISBN978-4-260-03031-1]

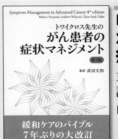

トワイクロス先生の
がん患者の
症状マネジメント（第2版）

末期がん、進行がん患者の
諸症状管理のためのバイブル

【著】Robert Twycross
　　　Andrew Wilcock
　　　Claire Stark Toller
【監訳】武田文和

●A5　頁528　2010年　定価：本体3,800円＋税　[ISBN978-4-260-01073-3]

 医学書院

〒113-8719　東京都文京区本郷1-28-23　　[WEBサイト] http://www.igaku-shoin.co.jp
[販売・PR部] TEL：03-3817-5650　FAX：03-3815-7804　E-mail：sd@igaku-shoin.co.jp

論文を正しく読むのはけっこう難しい

診療に活かせる解釈のキホンとピットフォール

植田真一郎 琉球大学大学院医学研究科臨床薬理学・教授

アブストラクトと図の斜め読みで大丈夫?

寝ころんで読める

臨床研究論文 読み方ガイド

ランダム化比較試験には実に多くのバイアスや交絡因子が潜んでいる。"結果を出す"ために、それらはしばしば適切に処理されない、あるいは確信犯的に除去されない。一方で、臨床研究を行う際の規制は年々厳しさを増している。臨床研究の担い手として、実施する側のジレンマも熟知した著者が、それでもやっぱり見逃せない落とし穴を丁寧に解説。本書を読めば、研究結果を診療で上手に使いこなせるようになる!

臨床研究の弱点を知ろう
「週刊医学界新聞」の人気連載、待望の書籍化

目次
- 第1章　導入
- 第2章　RCTと観察研究
- 第3章　臨床試験の結果を適用する
- 第4章　臨床試験のエンドポイントを読む
- 第5章　二重盲検法とオープン試験
- 第6章　中間解析と早期終了
- 第7章　サブグループ解析
- 終　章　論文における不適切な記述

●A5　頁240　2018年　定価:本体3,200円+税　[ISBN978-4-260-03587-3]

医学書院　〒113-8719　東京都文京区本郷1-28-23　[WEBサイト] http://www.igaku-shoin.co.jp
[販売・PR部]TEL:03-3817-5650　FAX:03-3815-7804　E-mail:sd@igaku-shoin.co.jp

内科レジデントの鉄則 第3版

聖路加国際病院内科チーフレジデント 編

聖路加国際病院の屋根瓦式教育のエッセンスが詰まった1冊

臨床現場で最も大事なこと――蓄えた知識を最大限に生かし，緊急性・重要性を判断したうえで，いかに適切な行動をとれるかということ。本書は，まさにここに主眼を置いて構成。よく遭遇する教育的な症例をベースに，絶対知っておきたい知識を整理するとともに，どのようにワークアップし，動くべきかということが一貫して強調されている。今回の改訂では，基本から少しアドバンスな内容，最新の知見も記載。参考文献もさらに充実。

● B5　頁344　2018年　定価：本体3,800円＋税
[ISBN 978-4-260-03461-6]

目次

A 当直で呼ばれたら
1. 発熱―解熱剤で様子をみるその前に
2. ショック―血圧そのものより循環が大事
3. 酸素飽和度低下―バイタルサイン異常でいちばん怖い！
4. 意識障害―失神じゃなければAIUEOTIPS
5. 頻脈・徐脈―安定？　それとも不安定？
6. 胸痛―4 killer chest painを見逃すな！
7. 腹痛―急性腹症をまず除外！
8. 血糖異常―低くても高くても注意
9. 嘔気・嘔吐―「NAVSEA」で鑑別を
10. 不眠・せん妄―睡眠薬にも落とし穴が……
11. 病棟で経験するアレルギー
　　―アナフィラキシーと重症薬疹を忘れるな
12. その他（転倒，点滴・経鼻胃管・胃瘻自己抜去，点滴漏れ）
　　―どんなコールも油断大敵

B 内科緊急入院で呼ばれたら
13. 肺炎―起炎菌を想定した診療を
14. 喘息発作・COPD憎悪―wheeze＝喘息発作とは限らない
15. 急性心不全―wet or dry？ cold or warm？
16. 脳梗塞―発症後4.5時間が勝負
17. けいれん―あせらずまずはABC確保
18. 急性腎障害（AKI）―AKIに強くなる！
19. 低ナトリウム血症―血漿浸透圧 High or Low？
20. 高カリウム血症―男はだまって再検と心電図
21. 肝機能障害―「肝なのか，胆なのか」
22. 急性膵炎―膵炎の沙汰も水次第
23. オンコロジック・エマージェンシー―進行がん患者を救おう

C 入院患者の管理で困ったら
24. 輸液―たかが輸液，されど輸液
25. 栄養―計算せずして食わせるべからず
26. ペインコントロール―痛みは第5のバイタルサイン
27. 慢性腎臓病（CKD）―クレアチニンだけが腎機能じゃない
28. 動脈血液ガス分析の解釈―隠れた病態を導き出そう
29. ステロイドの使用法―副作用を最小限に
30. 抗菌薬の使い方―抗菌薬は狙いを定めて使用する
31. 抗菌薬の使い方 応用編―抗菌薬が効かない可能性を考える

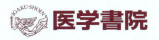

第3版のリーダーズガイドです。
作り込まれた構成が一目瞭然

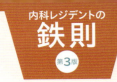
内科レジデントの
鉄則
第3版

鉄則の一覧
該当する症例や疾患に関する必須のポイントがまとまっています。

プラクティスとQ&A
厳選したプラクティスで実践的に学習することができます。

鉄則の解説
対応する鉄則の根拠を詳しく解説。より深い理解につながります。

本症例での対応
プラクティスの症例で実際に行った対応を例示しています。

プラクティスの教訓
復習のポイントがまとまっています。

もっと知りたい
【2週目以降・後期研修医以降対象】
最新のトピックや議論が分かれる部分など，発展的な内容も収載しています。

最終チェック
内容の総まとめを穴埋め問題で確認することができます。

参考文献
【2週目以降・後期研修医以降対象】
秀逸なレビューやガイドラインがピックアップされています。

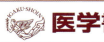
医学書院　〒113-8719　東京都文京区本郷1-28-23　[WEBサイト] http://www.igaku-shoin.co.jp
[販売・PR部] TEL:03-3817-5650　FAX:03-3815-7804　E-mail:sd@igaku-shoin.co.jp

これからの臨床医に求められる診療基本手技を確かなものに！

ジェネラリストの養成に注目が集まっている現在、これからの臨床医には一定水準の診察、基本検査、救急を含めた手技の習得が欠かせない。本書は各領域のより確実な診察、基本検査、手技について、研修医が躓きやすいポイントを踏まえつつ、専門医ならではのコツを解説したもの。豊富な写真とシェーマにより、明日から使える基本診察法、ベッドサイドの手技が確実に学べる。

● B5 頁304　2018年　定価：本体5,000円＋税
[ISBN978-4-260-03026-7]

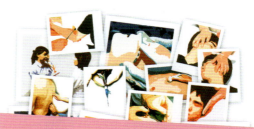

専門医が教える 研修医のための診療基本手技

編集
大村和弘　東京慈恵医科大学耳鼻咽喉科
川村哲也　東京慈恵会医科大学腎臓内科
武田　聡　東京慈恵会医科大学救急救命科

目次

I　医療面接
医師のプロフェッショナリズム／Medical Interview／診療録記載／温度表／リスクマネジメント／小児の診察のしかた／臨終の立会い方／フィードバック

II　基本診察法
頭頸部：頸部診療／頭頸部：口腔内／眼科／歯科／胸部：心臓／胸部：肺／乳房診察／腹部／四肢：関節・腰痛／四肢：むくみ・浮腫／神経／皮膚／小児／産婦人科／精神科

III　基本的な臨床検査
血液型判定／心電図・負荷心電図／超音波検査／ベッドサイドの画像診断

IV　基本的手技
末梢静脈路の確保／動脈血採決・ライン／血液培養／グラム染色／中心静脈穿刺のコツ／腰椎穿刺／胃管挿入／導尿・尿道カテーテル挿入／直腸診／胸腔ドレーン挿入のコツ／腹腔穿刺

V　外科・救急手技・ベッドサイド手技
酸素投与法／挿管／緊急気道確保：非侵襲的／緊急気道確保：侵襲的／気管カニューレの入れ替えのしかた／心肺蘇生法／カテコラミンの使いかた／局所麻酔のしかた／針・糸の選びかた／道具の持ちかた・使いかた／皮膚縫合／創部の消毒とガーゼ交換／術後の診察のポイント／外傷・熱傷の処置／包帯法と捻挫の基礎

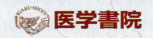

各科の専門医が、研修医にとって特に必要な診察手技を書いた本です

専門医が教える 研修医のための診療基本手技

Sample Page

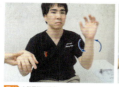
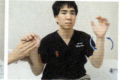
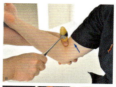
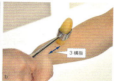
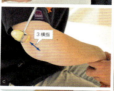

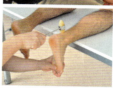
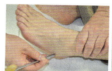
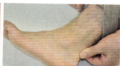

基本的診察法　神経
目で見て、理解して、明日から実践できる

研修医が必ず困るポイントに、専門医ならではの的確なアドバイス

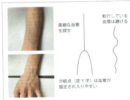
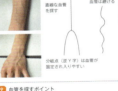
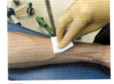

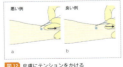
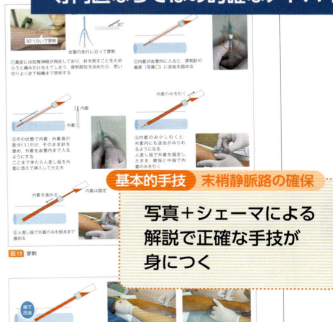

基本的手技　末梢静脈路の確保
写真＋シェーマによる解説で正確な手技が身につく

明日から使える基本診察法、ベッドサイドの手技が確実に学べます

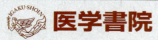

〒113-8719　東京都文京区本郷1-28-23　［WEBサイト］http://www.igaku-shoin.co.jp
［販売・PR部］TEL：03-3817-5650　FAX：03-3815-7804　E-mail：sd@igaku-shoin.co.jp

医学生・研修医のための
画像診断リファレンス

山下康行 熊本大学大学院生命科学研究部放射線診断学分野 教授

重要所見はシェーマでわかりやすく図解！

講義、国試、臨床研修で出会う疾患の画像を網羅した最強のリファレンスブックが遂に登場！読影するうえで理解が欠かせない画像解剖も丁寧に解説。医学生や研修医のみならず、画像診断に関心を持つジェネラリストや診療放射線技師にも役立つ1冊。

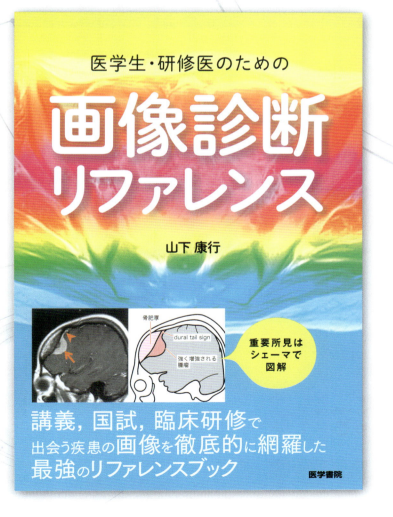

講義，国試，臨床研修で出会う疾患の画像を徹底的に網羅した最強のリファレンスブック

目次 Contents >>>

- 第1章　脳・脊髄
- 第2章　頭頸部
- 第3章　胸部
- 第4章　心血管
- 第5章　消化管
- 第6章　肝胆膵
- 第7章　泌尿器
- 第8章　女性
- 第9章　骨軟部

● B5　頁304　2018年
定価：本体4,200円+税
[ISBN978-4-260-02880-6]

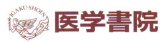
医学書院

SAMPLE PAGES

16 多発性硬化症
multiple sclerosis (MS)

POINT
▶ 脳室周囲や脳梁，脳幹，脊髄のT2WI高信号（脱髄斑）
▶ 視神経脊髄炎は視神経炎＋脊髄炎＋脳室周囲の脳病変

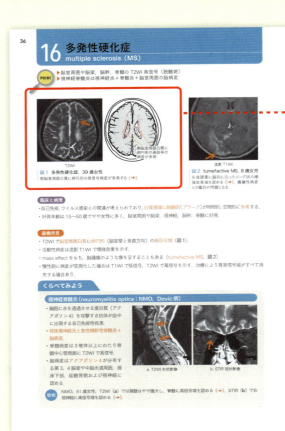

臨床と病理
- 自己免疫，ウイルス感染との関連が考えられており，白質領域に脱髄巣（プラーク）が時間的，空間的に多発する．
- 好発年齢は15～50歳でやや女性に多く，脳室周囲や脳梁，視神経，脳幹，脊髄に好発．

画像所見
- T2WIで脳室周囲白質に卵円形（脳室壁と垂直方向）の高信号域（図1）．
- 活動病変は造影T1WIで増強効果を示す．
- mass effectをもち，脳腫瘍のような像を呈することもある（tumefactive MS, 図2）．
- 慢性期に病変が空洞化した場合はT1WIで低信号，T2WIで高信号を示す．治療により異常信号域がすべて消失する場合あり．

くらべてみよう

視神経脊髄炎（neuromyelitis optica；NMO, Devic病）
- 細胞に水を通過させる蛋白質（アクアポリン4）を攻撃する抗体が血中に出現する自己免疫性疾患．
- 球後視神経炎と急性横断性脊髄炎＋脳病変．
- 脊髄病変は3椎体以上にわたり脊髄中心周囲にT2WIで高信号．
- 脳病変はアクアポリン4が分布する第3, 4脳室や中脳水道周囲，視床下部，延髄背側および視神経に認める．
- NMO, 51歳女性，T2WI (a) では脊髄はやや腫大し，脊髄に高信号域を認める（→）．STIR (b) で右視神経に高信号域を認める（→）．

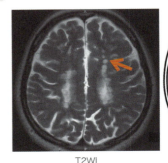

図1 多発性硬化症，39歳女性
側脳室周囲白質に卵円形の高信号病変が多発する（→）．

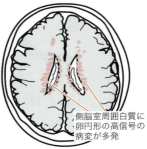

図2 tumefactive MS, 8歳女児
右後頭葉に脳回に沿ったリング状の増強効果を認める（→）．腫瘍性病変との鑑別が問題となる．

重要所見は矢印で示すだけでなく，シェーマで徹底図解！

子宮，卵巣画像のアプローチ

画像解剖のポイント
- 産婦人科領域の画像診断は，USがまず施行され，必要に応じてMRI, CTが行われる．
- 子宮の大きさは女性ホルモンに依存し，性成熟期女性で大きいが，ホルモン産生腫瘍やホルモン製剤投与があれば若年者や高齢者でも腫大する．
- 生殖可能年齢では，T2WI矢状断像で子宮は体部と頸部，内腔と筋層を区別でき，体部には3層構造（高信号の内腔，子宮筋層の最内層とされる低信号のjunctional zone，中等度の信号を呈する筋層）がみられる（図1a）．T1WIでは層構造はみられない．
- 子宮頸部と骨盤壁の間には円靭帯がみられ（図1b），子宮両側の骨盤壁への進展経路である．
- 卵巣は，❶表面を覆う円柱上皮，❷性索間質と呼ばれるホルモンをつくる細胞，❸胚細胞（卵細胞），❹結合組織から成る卵巣間質から構成され，胚細胞の周りを性索間質細胞が取り囲んで卵胞を形成している（図2）．
- MRIでは，卵巣は性成熟期に90％程度で認識可能．子宮両側にある間質の辺縁低～中等度の信号を示した数個の小さな囊胞状の卵胞や黄体が並ぶ2～3 cmの構造として描出される（図3）．
- 粘膜下筋腫は筋層由来であるが，子宮内腔に発育するため，要注意．
- 子宮頸部病変はナボット囊胞などの良性病変を除けば，多くは子宮頸癌である．

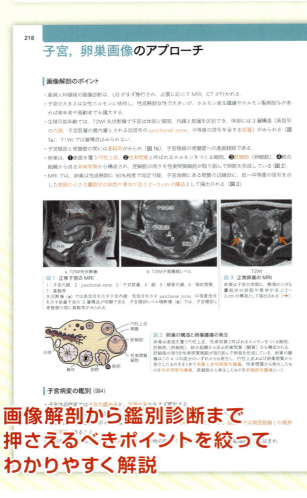

図1 正常子宮のMRI
1：子宮内腔，2：junctional zone，3：子宮筋層，4：卵管，5：卵管内腔，6：卵巣間質，7：基靭帯
矢状断像 (a) では高信号を示す子宮内腔，低信号を示すjunctional zone，中等度信号を示す筋層の3層構造が明瞭である．子宮頸部レベル横断像 (b) では，子宮頸部と骨盤壁の間に基靭帯がみられる．

図2 卵巣の構造と卵巣腫瘍の発生
卵巣は表面を覆う円柱上皮，性索間質と呼ばれるホルモンをつくる細胞，胚細胞（卵細胞），結合組織から成る卵巣間質から構成されている．胚細胞の周りを性索間質細胞が取り囲んで卵胞を形成している．卵巣の腫瘍はこの4つの成分のいずれからも発生し，円柱上皮および卵巣間質から発生したものをまとめて表面上皮性間質性腫瘍，性索間質から発生したものを性索間質性腫瘍，胚細胞から発生したものを胚細胞性腫瘍という．

子宮病変の鑑別（図4）

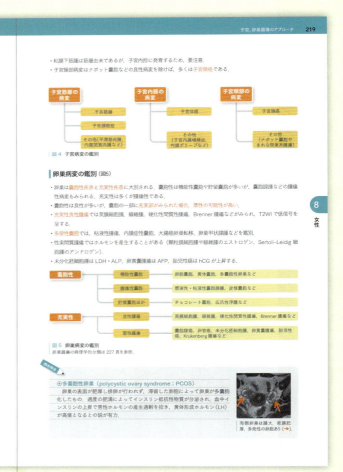

図4 子宮病変の鑑別

卵巣病変の鑑別（図5）
- 卵巣は囊胞性疾患と充実性疾患に大別される．囊胞性は機能性囊胞や貯留囊胞が多いが，囊胞腺腫などの腫瘍性病変もみられる．充実性は多くが腫瘍性である．
- 囊胞性は良性が多いが，囊胞の一部に充実部がみられた場合，悪性の可能性が高い．
- 充実性良性腫瘍では莢膜細胞腫，線維腫，硬化性間質性腫瘍，Brenner腫瘍などがみられ，T2WIで低信号を呈する．
- 多房性囊胞では，粘液性囊胞腫，内膜症性囊胞，大腸癌卵巣転移，卵巣甲状腺腫などを鑑別．
- 性索間質腫瘍ではホルモンを産生することがある（顆粒膜細胞腫や線維腫のエストロゲン，Sertoli-Leydig細胞腫のアンドロゲン）．
- 未分化胚細胞腫はLDH・ALP，卵黄嚢腫瘍はAFP，胎児性癌はhCGが上昇する．

図5 卵巣病変の鑑別
卵巣腫瘍の病理学的分類は227頁を参照．

多嚢胞性卵巣（polycystic ovary syndrome；PCOS）
卵巣の表面が肥厚し排卵が行われず，滞留した卵胞によって卵巣が多嚢胞化したもの．過度の肥満などによってインスリン抵抗性物質が分泌され，血中インスリンの上昇で男性ホルモンの産生過剰を招き，黄体形成ホルモン（LH）が高値となるとの説が有力．
両側卵巣は腫大，被膜肥厚，多発性の卵胞あり（→）．

画像解剖から鑑別診断まで押さえるべきポイントを絞ってわかりやすく解説

救急レジデントマニュアル 第6版

監修 堀 進悟
前慶應義塾大学教授・救急医学

編集 佐々木 淳一
慶應義塾大学教授・救急医学

救急診療のポイントを押さえた初期研修医・救急に携わる若手医師、必携のマニュアル

救急・ERの現場で求められる実践的な情報をコンパクトな判型に詰め込んだ定番のマニュアル。①症状から鑑別診断と治療を時間軸に沿って記載、②診断・治療の優先順位を提示、③頻度と緊急性を考慮した項目立て、④教科書的な記述は思い切って省略し救急診療のポイントに絞った内容で、救急室で「まず何をすべきか」「その後に何をすべきか」がわかる！ 初期研修医・救急に携わる若手医師、必携のマニュアル、待望の第6版。

救急臨床で必要な要点に絞ってまとめた初期研修医・救急レジデント必携のマニュアル
救急室で「まず何をすべきか」「その後に何をすべきか」がわかる
①症状を中心に鑑別診断と治療を時間軸に沿って記載
②診断・治療の優先順位を提示
③頻度と緊急性を考慮した実践的な項目立て

医学書院

● B6変型 頁594 2018年
定価：本体 4,800円＋税
[ISBN978-4-260-03539-2]

目次

- 第1章 救急患者の診療にあたって
- 第2章 救急診療の進め方
- 第3章 救急蘇生法
- 第4章 症候からみた救急診療
- 第5章 外傷・熱傷
- 第6章 中毒・環境障害
- 第7章 各科救急
- 第8章 救急治療手技
- 第9章 救急検査
- 資料

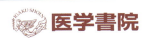

- 「まず何をすべきか」「その後に何をすべきか」がわかる！
- 診断・治療の優先順位を提示
- 頻度と救急性を考慮した実践的な項目立て

救急レジデントマニュアル 第6版
Sample Page

第4章 症候からみた救急疾患 より

31 腹痛の鑑別と緊急処置

POINT
- 突然発症は消化管の穿孔・閉塞血管病変(出血,虚血)を示唆する病歴であり,緊急性が高い.
- 身体所見の腹膜刺激徴候は外科処置の必要性を示唆する.
- 急性胃腸炎を疑った場合は,常に急性胆嚢炎・急性虫垂炎を見逃していないか考える.

1 最初の処置
- バイタルサインチェックとモニター装着.
- 酸素投与：低酸素血症が示唆される場合.
- (末梢)静脈路確保：ショック状態,薬剤投与を要する場合.
- 鎮痛：疼痛が強ければ速やかに開始.

2 重症度の判定
- バイタルサイン：ショック状態は緊急かつ重症を示唆.
- 病歴聴取：突然発症は緊急かつ重症を示唆.
- 身体所見：腹膜刺激徴候は緊急かつ重症を示唆.

3 病態の把握,診断の進め方
1) 病歴聴取
(1) 発症様式：突然発症の有無〔消化管の穿孔・閉塞血管病変(出血,虚血)を示唆〕.
(2) 症状の緩和：食事(食後痛は胃潰瘍,空腹時痛は十二指腸潰瘍,脂肪食は胆石胆嚢炎・膵炎,アルコール摂取は膵炎を示唆),薬剤(ステロイドホルモン・NSAIDsの服用は胃潰瘍・十二指腸潰瘍,バルビツール酸系薬の服用は急性ポルフィリン症,避妊ピルの服用は血栓症を示唆),術後(ストレス性潰瘍…

(5) 疼痛：陰部・会陰部(尿管結石).
(6) 疼痛の程度：一般に腸管由来より尿管由来のほうが強い疼痛.NSAIDs・ステロイドは症状をマスクする.
(7) 時間経過：6時間以上(長時間)持続する場合は重症な疾患を示唆.
(8) 随伴症状

発熱	炎症性疾患	血尿	尿管結石,急性虫垂炎(顕微鏡的血尿),大動脈解離
嘔吐	内臓痛性疼痛,中枢神経疾患,妊娠,心疾患	貧血	消化管出血,腹腔内出血(異所性妊娠,動脈瘤破裂,肝臓癌破裂)
下痢	感染性腸炎,骨盤腹膜炎,アナフィラキシー,甲状腺クリーゼ	黄疸	閉塞性黄疸(総胆管結石,膵頭部腫瘍),肝炎
吐血	上部消化管出血(食道,胃,十二指腸)	月経	月経時痛(2日目に最強),排卵痛(月経周期を確認),卵巣出血,子宮内膜症
下血	憩室出血,大腸癌,内痔核出血		
血便	炎症性腸疾患,虚血性腸炎		
粘血便	腸重積	性交渉・不正出血	骨盤腹膜炎,正常妊娠,異所性妊娠,流産,婦人科疾患
排便・排ガス停止	腸閉塞,イレウス		

(8) 既往症
- 胃潰瘍・十二指腸潰瘍(再発を示唆)
- 胆石症(胆石発作,急性胆嚢炎,胆管炎,膵炎,胆石イレウス)
- 膵炎(再発を示唆)
- 尿管結石症(再発を示唆)
- 大腸憩室症(憩室炎,憩室出血,憩室穿孔)
- 開腹歴(腸閉塞)
- 全身性疾患(糖尿病性ケトアシドーシス,アルコール性ケトアシドーシス,急性副腎不全,急性間欠性ポルフィリン症,家族性地中海熱,鎌状赤血球クリーゼ,Henoch-Schönlein 紫斑病,鉛中毒,ヒ素中毒)の腹部症状の可能性

2) 身体所見
(1) 視診
- 腹部膨隆：腹水,腹腔内出血,鼓腸…

9 気管支鏡

POINT
- SpO_2 モニターや心電図モニターは必ず装着する.気管支鏡操作は,患者の呼吸状態や装着したモニターを確認しながら行う.気管支鏡操作中,できるだけ粘膜への接触は避ける.

1 適応(救急領域)
- 気道異物,気道熱傷,内腔観察.

2 必要な器具・備品
- 気管支鏡,光源,テレビモニター
- 酸素,心電図・SpO_2 モニター,吸引器
- リドカイン塩酸塩(2%キシロカイン®) 10 mL×2本,ジャク…
- ソン型手動スプレー,マウスピース
- 鉗子類
- ミダゾラム(ドルミカム®, 10 mg/2 mL)1A+生理食塩液8 mL(総量10 mLに調製)

3 実際の手順
1) キシロカイン®アレルギーやドルミカム®アレルギーがないことを確認.
2) 末梢静脈路確保.
3) ジャクソン型手動スプレーを用いて 2% キシロカイン® 10 mL を患者の呼吸に合わせ,咽喉頭部に噴霧.
4) 患者を仰臥位にし,心電図・SpO_2 モニター装着.マウスピース装着.
5) ドルミカム® 0.08～0.1 mg/kg を緩徐に静注(バイタルサインが…ていることが条件).
…kgの場合,4～5 mg/50 kgが予想投与量.
…(10 mg/2 mL)1A+生理食塩…

第8章 救急治療手技 より

図1 気管支鏡による観察の順番の例
①〜⑩から見えうる一般的な形状の簡略図を示した.

右と左のB1〜10を観察する(図1).
2分岐部 観察す…

▼好評姉妹書

マイナー外科救急レジデントマニュアル
監修：堀 進悟　編集：田島康介
専門医以外のための
マイナー外科救急本の決定版！
● B6変型　頁322　2016年　定価：本体3,800円+税
[ISBN978-4-260-02545-4]

救急整形外傷レジデントマニュアル
監修：堀 進悟　執筆：田島康介
整形外科医以外のための
整形外科当直マニュアル！
● B6変型　頁192　2013年　定価：本体3,500円+税
[ISBN978-4-260-01875-3]

医学書院
〒113-8719　東京都文京区本郷 1-28-23　[WEBサイト] http://www.igaku-shoin.co.jp
[販売・PR部] TEL:03-3817-5650　FAX:03-3815-7804　E-mail:sd@igaku-shoin.co.jp

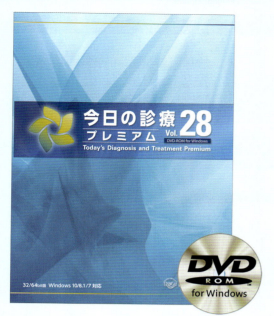

国内最大級の総合診療データベース
診療に関する最新情報を簡単に検索できます

医学書院のベストセラー書籍15冊、約100,000件の収録項目から一括検索

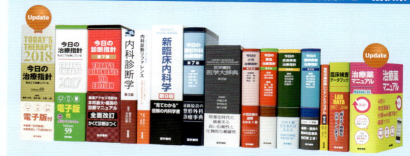

スマートフォンやタブレット端末でも利用可能な「Web閲覧権」付

『今日の診療プレミアムWEB』をスマートフォンやタブレット端末でも利用できる「Web閲覧権」が付いています。

※『今日の診療プレミアムWEB』をご利用にあたって、「医学書院ID」に本商品の登録が必要です。「Web閲覧権」の有効期間は、登録から1年間です。登録は、2019年4月30日で締め切らせていただきます。

※『今日の診療プレミアムWEB』ご利用時は、インターネットに常時接続する必要があります。

DVD-ROMドライブをお持ちでなくても、インストール用ファイル一式をダウンロードし、ハードディスクにインストールすることができます。

＊この場合も、パッケージ（DVD-ROM）をお買い求めいただく必要がございます。
＊ダウンロードにあたって、「医学書院ID」への本商品の登録が必要です。

今日の診療プレミアム
Vol.28
DVD-ROM for Windows

● DVD-ROM版　2018年
価格：本体78,000円＋税
［JAN4580492610261］

収録書籍一覧

今日の治療指針 2018年版 Update

治療薬マニュアル 2018 Update

今日の治療指針
2017年版

臨床検査データブック
2017－2018

今日の診断指針
第7版

新臨床内科学
第9版

今日の整形外科治療指針
第7版

内科診断学
第3版

今日の小児治療指針
第16版

ジェネラリストのための
内科診断リファレンス

今日の救急治療指針
第2版

急性中毒診療レジデントマニュアル
第2版

今日の皮膚疾患治療指針
第4版

医学書院 医学大辞典
第2版

今日の精神疾患治療指針
第2版

※書籍とは一部異なる部分があります

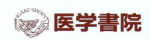

優れた検索機能

日常診療の各段階に応じて、的確な情報を提供。
診療業務を強力にサポートいたします。

キーワードから一括検索

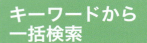

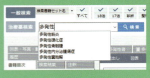

検索語の先頭数文字を入力すれば、候補の一覧が表示される「インクリメンタルサーチ」機能を搭載

検索結果から該当項目の解説を表示

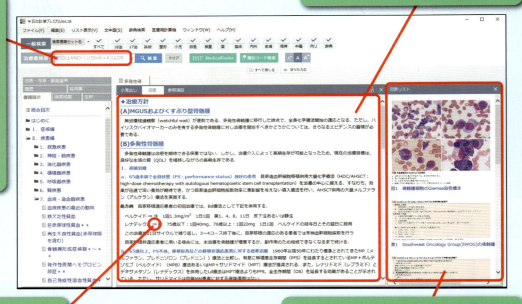

処方例から治療薬情報にワンクリックでリンク

該当項目リストや本文中のアイコンから図表を表示

充実のコンテキストメニュー

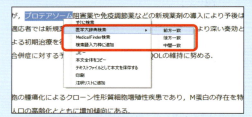

文中の文字列を選択し右クリックすると、コンテキストメニューが表示されます。「すぐに検索」「医学大辞典検索」など、便利な機能をワンクリックで表示します。

◀選択した文字列を『医学大辞典』で検索

『医学書院 医学大辞典 第2版』を収録

診療の場面で遭遇する難解用語をその場で検索
（解説項目数：約52,000語）

詳しくは、『今日の診療』特設サイトへ **todaysdt.com** 『今日の診療プレミアム』試用版をご利用ください。

骨格をなす8冊を収録した『今日の診療 ベーシック Vol.28』もご用意しております

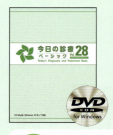

今日の診療ベーシック Vol.28
DVD-ROM for Windows

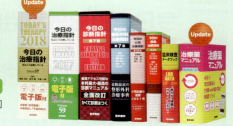

● DVD-ROM版　2018年　価格：本体59,000円＋税　[JAN4580492610285]

※『今日の診療 ベーシック Vol.28』には、Web閲覧権は付与されません。

収録書籍

① 今日の治療指針 2018年版 Update
② 今日の治療指針 2017年版
③ 今日の診断指針 第7版
④ 今日の整形外科治療指針 第7版
⑤ 今日の小児治療指針 第16版
⑥ 今日の救急治療指針 第2版
⑦ 臨床検査データブック 2017-2018
⑧ 治療薬マニュアル 2018 Update

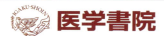　〒113-8719　東京都文京区本郷1-28-23　[WEBサイト] http://www.igaku-shoin.co.jp
[販売・PR部] TEL：03-3817-5650　FAX：03-3815-7804　E-mail：sd@igaku-shoin.co.jp